caros pais

Franco Panizon
caros pais
a saúde da criança da concepção à adolescência

tradução
Roberta Barni

revisão técnica e adaptação brasileira
Dra. Thais Della Manna

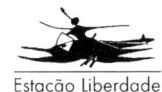
Estação Liberdade

Título original: *Cari genitori. Piccola guida alla salute del bambino*
© Gius. Laterza & Figli, 1998
© Editora Estação Liberdade, 2004, para esta tradução

Preparação de texto	Tulio Kawata e Graziela Costa Pinto
Revisão	Agnaldo Alves, Marise Leal e Luciana Maia
Composição	Marcelo Higuchi e Ronaldo Chagas
Capa	Nuno Bittencourt / Letra & Imagem
Editor	Angel Bojadsen

CIP-BRASIL. CATALOGAÇÃO NA FONTE
Sindicato Nacional dos Editores de Livros, RJ

P219c

Panizon, Franco, 1925-
  Caros pais : a saúde da criança da concepção à adolescência / Franco Panizon ; tradução Roberta Barni ; revisão técnica e consultoria Thais Della Manna. – São Paulo : Estação Liberdade, 2003.

  Tradução de: Cari genitori. Piccola guida alla salute del bambino
  Anexo
  ISBN 85-7448-084-3

  1. Crianças – Saúde e higiene. 2. Crianças – Cuidado e tratamento. 3. Crianças – Formação. I. Título.

03-2489.   CDD 649.1

Os dados referentes à vacinação no Brasil
são de outubro de 2003

Copiar este livro por quaisquer meios é ilegal
e viola os direitos patrimoniais do autor

Todos os direitos reservados à
Editora Estação Liberdade Ltda.
Rua Dona Elisa, 116 – 01155-030 – São Paulo – SP
Tel.: (11) 3661 2881   Fax: (11) 3825 4239
e-mail: editora@estacaoliberdade.com.br
http://www.estacaoliberdade.com.br

SUMÁRIO

PREFÁCIO À EDIÇÃO BRASILEIRA   13

INTRODUÇÃO   17

1. UM OLHAR DE CONJUNTO   23
   1. O DNA E OS CROMOSSOMOS   24
      Genes e cromossomos   26
      A transmissão dos caracteres genéticos   27
      As doenças hereditárias   28
      Os cromossomos sexuais e os caracteres ligados ao sexo   29
      As "quase doenças", ou seja, a predisposição para adoecer   30
   2. GENÉTICA E EPIGENÉTICA   30
      O genoma humano e a memória do gene   30
      A infinita variabilidade genética   32
      O aprendizado epigenético   33
      Epigênese do homem: o gene e o *meme*   34
      Quem somos, de onde viemos, para onde vamos   37

2. PROGRAMAR UM FILHO   39
   1. PREVENIR: DO PROJETO GENOMA À GENÉTICA APLICADA   40
      Há uma doença genética na família   41
      Os *screenings* para algumas doenças genéticas menos raras   42
      Outras condições de risco genético   44
      A interrupção da gravidez   44
   2. VAMOS BRINCAR DE FAZER PREVISÕES: SERÁ ALTO, SERÁ GORDO, SERÁ INTELIGENTE, SERÁ MENINO OU SERÁ MENINA?   46
   3. À ESPERA DA CONCEPÇÃO: TEMOS DE FAZER ALGUMA COISA?   53

3. A GRAVIDEZ ... 55
1. A FECUNDAÇÃO E A NIDAÇÃO ... 55
2. O DESENVOLVIMENTO DO EMBRIÃO NO PRIMEIRO TRIMESTRE ... 56
   A ontogênese recapitula a filogênese ... 56
   A história peculiar de um sistema que nunca pára de se modificar: o sistema nervoso ... 60
   Outro sistema sempre aberto: o sistema imunitário ... 63
3. O SEGUNDO E O TERCEIRO TRIMESTRES DA GRAVIDEZ ... 65
4. OS RISCOS E OS ERROS DE PERCURSO ... 66
   O aborto do primeiro trimestre ... 66
   As causas das más-formações ... 66
   As infecções durante a gravidez ... 67
   Fármacos e gravidez ... 68
   Álcool, fumo e droga ... 69
   O retardo do crescimento intra-uterino devido a causas útero-placentárias ... 70
   O parto pré-termo e o dano cerebral por asfixia ... 71
5. PATOLOGIA DO EMBRIÃO E DO FETO: PODEMOS FAZER ALGUMA COISA? ... 73
6. NASCEU ... 75

4. O PARTO: O QUE ESTAVA UNIDO SE DIVIDE, O QUE ESTAVA DIVIDIDO TORNA A SE UNIR ... 77
1. ESTÁ NA HORA DE PARAR COM ISSO: OS PREPARATIVOS DA VIAGEM ... 77
2. EIS O MOMENTO: COMEÇOU O PARTO ... 80
3. O NASCIMENTO ... 83
4. SERVIR, NÃO MANDAR; APOIAR, NÃO PRESCREVER ... 86
5. TRISTÃO E ISOLDA ... 87

5. A CRIAÇÃO: O PRIMEIRO ANO DE VIDA ... 91
1. AS "COMPETÊNCIAS" DO RECÉM-NASCIDO ... 91
2. A PRIMEIRA ESCOLHA IMPORTANTE: O ALEITAMENTO MATERNO ... 94
   O aleitamento materno é um fato cultural ... 95
   As vantagens nutricionais do leite materno ... 96
   As vantagens imunológicas do leite materno ... 97
   Os prováveis efeitos relacionais do aleitamento materno ... 98

	Aleitamento materno: e a mãe?	99
	Aleitamento materno: até quando?	100
3.	NUTRIR-SE NO PRIMEIRO ANO DE VIDA: O QUE, QUANTO E COMO. O DESMAME	102
	A sopinha	104
	As vitaminas e o ferro	105
4.	A FREQÜÊNCIA DAS REFEIÇÕES, O RITMO DO SONO E A AQUISIÇÃO DA CICLICIDADE	106
5.	O SONO (O CHORO, AS CÓLICAS)	109
6.	A POSIÇÃO NO SONO E A MORTE SÚBITA	110
7.	A CHUPETA	111
8.	A AQUISIÇÃO DO SORRISO, DA LINGUAGEM, DO MOVIMENTO FINALIZADO E A POSIÇÃO ERETA	113
9.	CONCLUSÕES	117

6. VACINAR, NÃO VACINAR — 121

1. COMEÇANDO DO ZERO: A HISTÓRIA ÉPICA DA VACINA CONTRA A VARÍOLA — 121
2. DIFTERIA E TÉTANO — 123
3. A VACINA CONTRA A POLIOMIELITE — 124
4. A VACINAÇÃO CONTRA A HEPATITE B — 126
5. AS VACINAS NÃO-OBRIGATÓRIAS, MAS ACONSELHADAS: COQUELUCHE, SARAMPO, PAROTIDITE OU CAXUMBA, RUBÉOLA — 127
6. AS OUTRAS VACINAS — 133
7. ALGUMAS CONSIDERAÇÕES — 137

7. A CRIAÇÃO: O SEGUNDO E O TERCEIRO ANOS — 141

1. "THE TERRIBLE TWO" — 142
2. OS ESTILOS EDUCATIVOS, OS ESTILOS DE APEGO — 147
3. O TERCEIRO ANO: O NASCIMENTO DO EU — 150
   Contar histórias — 151
4. OS DISTÚRBIOS DA LINGUAGEM — 152
5. PEQUENAS APREENSÕES ORTOPÉDICAS — 152
6. O PENICO — 154
7. O APETITE — 155
8. OS DENTES — 156

8. AS DOENÇAS DURANTE A IDADE DO DESENVOLVIMENTO ... 159
   1. O PRIMEIRO ANO ... 161
      O vômito habitual ... 161
      A diarréia ... 162
      A hipersensibilidade alimentar ... 163
      A intolerância ao glúten: a doença celíaca ... 165
      A bronquiolite ... 166
      As doenças da nutrição: anemia e raquitismo ... 167
   2. A IDADE DO DESMAME: A ESCOLA MATERNAL ... 168
      A alergia respiratória ... 170
   3. A IDADE ESCOLAR: A CRIANÇA COMEÇA A SE TORNAR ADULTA ... 171
      A cefaléia, as dores abdominais, as dores do crescimento ... 172
      A enurese ... 175
      A encoprese ... 177
      O vômito do aluno, a fobia escolar, as últimas doenças febris ... 178
      O conflito e a patologia psicossomática ... 178
   4. A PATOLOGIA DA PUBERDADE ... 184
      A baixa estatura ... 185
      As irregularidades menstruais ... 186
      A varicocele ... 187
      A anemia ... 188
      A escoliose ... 188
      A patologia dolorosa do esqueleto ... 189
      A acne ... 191
   5. A PATOLOGIA DA ADOLESCÊNCIA ... 191
      A anorexia nervosa ... 192
      A bulimia ... 195

9. ALGUMAS OBSERVAÇÕES SOBRE NUTRIÇÃO ... 197
   1. OS COMPONENTES DA ALIMENTAÇÃO E AS NECESSIDADES CORRESPONDENTES ... 198
      A água ... 198
      Os açúcares ... 200
      As gorduras ... 201
      As proteínas ... 203

	Os minerais	204
	As vitaminas	208
	As fibras	209
2.	O APETITE E A CAPACIDADE NATURAL DE ESCOLHA DO ALIMENTO	210
3.	MONTAR E AVALIAR UMA DIETA	215
	Um lactente	216
	Após o primeiro ano	217

10. UM OLHAR DE CONJUNTO SOBRE O DESENVOLVIMENTO — 219

1. AS PARTES E O TODO. A HETEROCRONIA — 220
2. AS CURVAS DE CRESCIMENTO — 223
   - A estatura: cada qual segue sua trilha — 224
   - A estatura: aspectos genéticos e sociais — 228
   - As células adiposas e a distribuição da riqueza — 230
   - Peso e estatura: o que fazer? — 231
3. FUNÇÕES E DESENVOLVIMENTO DE DOIS SISTEMAS "ABERTOS" — 234
   - O sistema imunológico — 235
   - O sistema nervoso — 237
4. O DESENVOLVIMENTO DA MENTE: AFETOS, INTELIGÊNCIA, ÉTICA — 239
   - O desenvolvimento cognitivo. Piaget — 239
   - A evolução dos afetos. Freud — 243
   - O desenvolvimento do senso moral no gênero humano — 245
   - Desenvolvimento da empatia e raciocínio ético na criança — 249
5. TORNAMO-NOS HOMENS, TORNAMO-NOS MULHERES — 252

11. O PROCESSO EDUCACIONAL E SEUS AGENTES — 257

1. A EDUCAÇÃO DENTRO DA FAMÍLIA — 257
2. SOCIALIZAÇÃO E EDUCAÇÃO — 260
3. OS DEGRAUS DA EDUCAÇÃO: A PASSAGEM DA FAMÍLIA À ESCOLA OBRIGATÓRIA — 262
   - A creche — 264
   - A escola maternal — 266
4. A ESCOLA OBRIGATÓRIA E O RENDIMENTO ESCOLAR — 267
   - Sucesso e insucesso escolar — 268
   - O efeito Pigmalião: o aprendizado através de sucessos

e confirmações	271
5. AS CAUSAS "FORTES" DO INSUCESSO ESCOLAR	272
O retardo mental leve	272
A dislexia	274
A discalculia	275
O *deficit* de atenção com hiperatividade	275
6. ESCOLA E VIDA: BONS PROFESSORES E MAUS COLEGAS; A INTIMIDAÇÃO	280
7. "PERTENCER": ASSOCIACIONISMO, ESCOTISMO, CLUBES ESPORTIVOS	281

12. O FINAL DA ADOLESCÊNCIA 283

1. AS NECESSIDADES DE SAÚDE DO ADOLESCENTE 284
2. DEPRESSÃO, VIOLÊNCIA, FUGA DA SOCIEDADE 286
3. OS FATORES DE RISCO 287
4. A SAÍDA DA FAMÍLIA E A PASSAGEM DO MAR VERMELHO 289

APÊNDICE 291

1. SOBRE O APÊNDICE 293
2. OS PERCENTIS DO PESO E DA ESTATURA 294
3. O TESTE DE DENVER 296
   Instruções para o uso do teste de Denver 297
4. TABELAS DIETÉTICAS 302
5. AS TEORIAS DA EDUCAÇÃO 303
6. CALENDÁRIO BÁSICO DE VACINAÇÃO (BRASIL) 315

Prefácio à edição brasileira

A publicação de *Caros Pais* no Brasil me causou muito prazer e uma certa emoção. Além disso, provocou uma sutil preocupação, já que o meu livro foi escrito para um país em parte diferente do Brasil, para uma realidade em parte diferente, para famílias em parte diferentes e para crianças em parte diferentes também.

Embora conheça o Brasil apenas de viagens para participar de congressos, conheço bem os dois povos, o meu e o povo angolano, que contribuíram para dar raízes ao Brasil moderno ao longo de duas migrações seculares; uma delas, a africana, impelida pela violência de outros homens, e a outra, a italiana, incitada pela pobreza.

A Clínica Pediátrica de Trieste, instituto que esteve sob minha direção, teve e ainda tem relações de permuta e de amizade com um grande instituto pediátrico brasileiro, em Recife. Enviamos para lá os nossos alunos de especialização para trabalhar e aprender uma pediatria em parte desaparecida entre nós e, digamos também, para revigorar o espírito deles.

Meus alunos colaboraram, ali, na elaboração e difusão mundial de protocolos de terapia. Eu, pessoalmente (para mim isto é o mais importante), trabalhei nos últimos anos, por alguns meses, em Luanda, Angola, próximo ao local de onde tantos angolanos partiram para a "costa da frente", num hospital religioso, o Hospital da Divina Providência, dirigido pelos confrades de uma congregação nascida há 50 anos na Itália e que se desenvolveu no Brasil entre os filhos de imigrantes italianos (e também entre brasileiros "puro sangue", ou melhor, de sangue misto).

Esta congregação se difundiu entre todos os países pobres de língua portuguesa, e em Luanda (como em outros lugares) tem dado ótimos frutos, quase milagrosos. Tendo como ponto de partida o trabalho de apenas um confrade, alojado em um contêiner, passou-se para um hospital, quatro postos de saúde, duas creches infantis e uma escola profissional. Aqui tenho, como um velho, fortificado as minhas idéias, sem mudá-las. Posso dizer que quero um bem especial ao Brasil e à sua língua, que falo o português do Brasil o bastante para dar aulas aos médicos ou aos enfermeiros, e para saber de uma mãe há quantos dias o seu filho tem febre ou tosse. E mesmo que eu não conheça o país de vocês, penso poder me dirigir aos brasileiros como a irmãos.

Os brasileiros não são todos iguais entre si (como não são iguais entre si os italianos), mas, além disso, as diferenças de qualidade de vida, relacionadas à geografia e à distribuição de renda, são maiores no Brasil do que na Itália. Isto poderia fazer com que algumas passagens do meu livro parecessem algo destoantes, já que ele foi escrito para uma sociedade menos desigual economicamente. Ainda assim, tenho a pretensão de acreditar que a história da criança, da família e do homem contada neste livro é uma história bastante universal, suficientemente repleta de passado e de futuro, de forma a compreender também o presente de dois países tão distantes.

Ultimamente tenho relido este livro para fazer pequenas correções ou acréscimos*, necessários após cinco anos de sua primeira edição, e, como já disse, pude perceber que o alicerce das idéias de então não fez mais do que se reforçar ao longo destes anos. Todos somos iguais no mundo porque nascemos com as mesmas potencialidades. E cada um é diferente do outro porque recebe oportunidades diferentes. Mas, no fim, todos acabamos por nos reconhecer dentro de uma dimensão cognitiva e sentimental comum. O patrimônio do conhecimento é de todos os habitantes da Terra. O sentimento comum de cada nação, além de todas as nuanças e de todas as identidades, é semelhante no mundo inteiro.

---

* Inseridos nesta edição. (N.E.)

O progresso nos faz percorrer a mesma estrada, ou melhor, nos impele a fazê-lo sob a pressão de forças, em parte próprias ao homem (a força do pensamento, a necessidade da justiça e da solidariedade), em parte artificiais e subumanas (o poder do dinheiro). Acredito que não devemos nos deixar arrastar, mas devemos ser guiados. Creio que a humanidade é, em última análise, o fruto da solidariedade entre humanos, ligados entre si pelo fio de ouro da benevolência recíproca, que Cristo teve a coragem de chamar Amor.

Acredito que cada um de nós é responsável por uma fração mínima, embora significativa, da direção à qual o saber comum e os sentimentos de todos acabarão por nos levar. Penso também que a família é, para todos, o berço dentro do qual cresce naturalmente a planta da bondade (do amor) recíproca e que representa o ponto de apoio para cada um de seus componentes, os adultos que aprendem a ser pais e as crianças que aprendem a se tornar adultos, num círculo que se alimenta a si próprio, que se nutre da sociedade e que, por sua vez, restitui forças à sociedade. Penso que isto é verdadeiro para todas as famílias em todos os lugares da Terra e penso, portanto, que este meu pequeno livro pode ser tão útil no Brasil quanto na Itália.

Introdução

Sou um pediatra "antigo"; formei-me há mais de cinqüenta anos, na época em que um médico tinha as chaves da vida e da morte, e poucas armas para combater em frentes desesperadas. Vi morrer, morrer e morrer. Fui neonatologista quando a vida de um prematuro não valia nada; e fui oncologista quando se salvava um leucêmico em cada dez. Passei noites e mais noites ao lado de crianças com septicemia grave (quantas? Talvez duzentas, talvez trezentas; lembro somente que "não perdia uma só delas" quando davam entrada na clínica). Trabalhei com paixão, amor e energia. Trabalhei no Vêneto, na Lombardia, na Emília, na Sardenha, quando a Sardenha ainda era uma ilha distante. Um pouco na África e um pouco na Albânia. Vi e tratei de algumas dezenas de milhares de crianças doentes.

Apesar disso, só aprendi a conhecer as doenças em meus filhos e dos meus filhos: não só o aspecto visível das doenças, não só as "receitas" para reconhecê-las e tratá-las, mas também elas próprias, as doenças em si, em seu "ser", em sua persistência mesmo depois da prescrição, em seus secretos pestanejares, em suas histórias, em suas ocorrências; aprendi a entendê-las, a compreendê-las, a dar-me uma explicação sobre elas, a explicá-las. Depois, sempre procurei compartilhar essa compreensão: com os pais, com meus colegas, com as crianças. Mas não estou falando de uma dimensão existencial, humanista, psicológica; ou não apenas desta. Estou falando justamente delas, das doenças e da matéria de que são feitas, que não podem ser separadas da vida dos doentes, e que, no fim, já não podem ser separadas da vida do médico.

Nunca fui um "puericultor", alguém que se ocupa de "crianças sadias", embora tenha escrito um manual de puericultura e ganho minhas primeiras liras, e não por poucos anos, nos consultórios da *Opera Nazionale Maternità e Infanzia*; e embora ali, num campo profissionalmente humilde mas riquíssimo de relações e de experiências humanas, tenha começado a conhecer a natureza inefável das mães. Das mães pobres da Sardenha, que naquela época eram paupérrimas. Mas não tinha muito tempo para me ocupar "seriamente" das "crianças sadias"; e até a saúde delas, para mim, era apenas a outra face da doença. Não tive sequer tempo de ocupar-me de meus filhos.

Os tempos mudam. As doenças ainda existem, e são ainda mais difíceis de compreender e ainda mais complexas de se tratar: mas o número de doentes é infinitamente menor. E aquele conhecimento adquirido através da lente (deformadora? ou apenas iluminadora?) da doença, que ficou sendo parte de mim, transferiu-se para a compreensão da saúde e da harmonia do desenvolvimento, e do equilíbrio entre as pessoas. E os protagonistas (os inspiradores) deste livro não são nem meus doentes (é um livro sobre a saúde), nem minha mulher e meus filhos, com os quais vivi um tempo de batalha em que a doença ainda pairava, mas sim meus netos, que me ajudaram a compreender a saúde assim como meus filhos me ajudaram a compreender a doença.

Não superestimo esse meu "compreender", que talvez seja apenas um "acreditar que compreendi". De todo modo, pela idade que tenho, pelo trabalho que fiz e por ter ensinado a gerações de médicos, adquiri alguns conhecimentos que me permitem oferecer-me para acompanhar as pessoas jovens em seu percurso como pais. Por aquele quinhão de competência a mais que possui quem guia um amigo na visita à sua cidade, ou que acompanha os netos nos museus que já viu e reviu. O amigo visitando a cidade, o neto visitando a pinacoteca, olharão a seu redor com seus próprios olhos, com seu modo mais genuíno e pessoal de ver; mas só o fato de poderem comparar com outra sua própria visão conferirá a esta mais vigor e clareza.

Este livro é dedicado à criança do bem-estar, que é a criança de classe média do mundo ocidental na virada do milênio. Suas necessidades, seus problemas, seus recursos vitais, existenciais, de saúde, de nutrição, de desenvolvimento são enormemente diferentes dos de uma criança nascida há cinquenta anos, ou que nasce hoje na África ou na China.

De certa forma é um livro, portanto, escrito para o presente: o ontem era diferente, o amanhã não sabemos como será. Gostaria de ser um portulano para guiar os pais sem bússola de nosso tempo rico e tumultuoso pelos mares mal conhecidos da criação dos filhos. É um livro simples. Segue uma rota retilínea e clara: da concepção à adolescência, e nas diversas etapas ele se detém para ilustrar particularidades e dificuldades.

Ao redigi-lo, segui o texto de puericultura que escrevi para meus alunos de medicina; e coloquei nele tudo o que me parecia, e me parece, ser útil aos pais para criar, intervir, compreender: das curvas dos percentis às receitas para as papinhas, do calendário das vacinas aos riscos de doença.

Sei que não adianta ensinar essas coisas. Criar um filho não é como preparar um almoço: não basta seguir algumas regras para a escolha dos vinhos, para acertar a seqüência dos alimentos, as receitas para o preparo dos pratos. Não basta referir-se a tabelas e gráficos; não basta seguir o calendário das vacinas, não basta contar as calorias.

Regras e receitas são úteis, naturalmente. São úteis também para um jogo criativo e inteligente como o *bridge*; mas apenas como abecê para iniciação ou como instrumentos de simplificação inseridos num esquema mental profundamente arraigado no indivíduo ou no par que joga. São úteis, mas não bastam.

As receitas seguramente também são úteis para o médico — para formular diagnósticos e prescrever o tratamento —, mas só são úteis porque se inserem num substrato de conhecimentos, aliás, num modo de ver, aliás, num modo de ser: que é "instrumento-imagem-do-mundo" do médico, e que é parte de sua natureza.

Mas ser médico é mais fácil do que ser pai. E aos pais as receitas não são úteis, a não ser que venham com algo mais. Também aos pais é útil um "instrumento-imagem-do-mundo" aplicável à infância; ou então a suas relações com os filhos, a seu papel de genitores que os ocupará por um longo período de suas vidas, mas nunca lhes dará tempo de aprender, porque nenhum dos atos dos pais, nunca, pode ser repetido ou melhorado: nenhuma ocasião se repete, nenhum momento retorna. Toda troca — de palavras, de afeto, de cuidados — é para sempre; toda escolha, de algum modo, é irrevogável e deixará sua marca, em nós e em nossa criança, que em cada hoje é diferente de ontem; toda estação que passar, passou.

Este livro não tem a pretensão de fornecer esse "instrumento-imagem-do-mundo", que cada qual tem de construir por si, e que naturalmente está sujeito a modificar-se espontânea e prepotentemente, sem cessar, no decorrer da vida. Mas tem a pretensão de ser algo mais que uma receita; almeja ser, no mínimo, um suporte conceitual. E embora eu não presuma poder influenciar o modo de ser ou de tornar-se pai, ou de ser ou tornar-se mãe, e tampouco deseje isso (que cada qual seja pai e mãe a seu modo, cada qual segundo o próprio coração), proponho-me a auxiliar a reflexão sobre o sentido da própria modificação, a compreensão do que está por trás das escolhas, das receitas, do desenvolvimento, e a compreensão do que acontece ou aconteceu a seu filho, entre vocês e seu filho, e entre seu filho e o resto do mundo; os riscos e os fatores de risco, e como intervir nesses fatores. Proponho-me a auxiliar os pais a compreender um pouco — mediante fatos, números, eventos — a história, a geografia e a política do mundo da infância, dos garotos e dos jovens. Não é um livro "para fazer", não pretende ser um livro "para compreender", mas gostaria que fosse algo no meio do caminho: para fazer compreendendo, para compreender o que se faz.

Em tudo isso há outra pretensão: não separar o que não é separável; portanto, não separar o que é atinente ao corpo do que é atinente à mente, simplesmente porque são a mesma coisa; levando em conta o *aspecto biológico* (mas também *social*) dos sentimentos e da inteligência, o *aspecto mental* (mas também *biológico, social, cultural*) do aleitamento e da nutrição, o *aspecto histórico* (mas também *biológico, ético, ecológico e econômico*) das vacinas, e assim por diante. Reduzir a matéria à sua unidade, sem forçar, naturalmente, ou melhor, segundo a natureza.

Neste livro dirijo-me diretamente a meus leitores, que não sei se haverá ou quem serão. Dirijo-me a vocês, instintivamente (de início não pretendia fazer isso, mas depois dei por mim, sem querer, usando "vocês" e "nós"). Faço-o aqui como o faço no consultório, ou à cabeceira do doente, usando as palavras e os pensamentos que uso na profissão, ou seja, as palavras e os pensamentos mais simples e mais diretos. Para alguns, poderão ser simples demais. Outros poderão senti-los como fora de tom, e por vezes extravagantes.

Decerto, a palavra escrita é menos imediata que a palavra falada; até para pô-la no papel leva mais tempo; digitar no teclado do computador não é como deixar a conversa fluir e nos ouvirmos enquanto falamos e olhamos no rosto do interlocutor. Ao escrever, acabamos nos concedendo digressões, às vezes até maçantes, que à cabeceira do doente ou no ambulatório não haveria tempo de fazer, e que provavelmente o leitor pode pular sem grande prejuízo. No entanto, até nessas digressões sempre escrevi como se tivesse vocês diante de mim, como se estivesse falando com vocês. Com quem?

Com a mulher que não sabe se vai querer ter uma criança. Com a mulher que decidiu tê-la. Com a mulher que a espera. Com a mulher que acabou de tê-la. Com a mulher que a cria. Com a mulher que tem de decidir se vai vaciná-la ou não contra essa ou aquela doença. Com a mulher que tem de decidir se a manda para uma creche. Com a mulher cuja criança vai mal na escola. Com a mulher cuja criança vai bem na escola. Com a mulher cuja criança tem algo de errado. Com a mãe da criança sadia, da criança com asma e da criança com dor no quadril. Com a mulher que é muito segura ou que é muito temerosa. Com o companheiro dessa mulher, porque o casal tem de decidir as coisas, ou ao menos compreendê-las, junto. Com o garoto que está vendo a si próprio crescer e que quer se compreender. Com o adolescente que olha para trás, para interpretar suas relações consigo próprio, com a escola, com os pais e com os outros seres humanos. Com quem já terminou de criar os filhos (nunca se termina!), para olhar para trás e reconstituir, dentro de si, a própria história. Com o avô que torna a ver, no filho do filho, com olhos diferentes dos que tinha como pai, o ciclo da vida que prossegue.

Imaginem só, quanta pretensão.

De todo modo, neste livro falo o tempo todo com aqueles "vocês" que mencionei; e digo a todos, e também a mim mesmo, todas aquelas coisas que me ocorreu dizer, ou mesmo só querer dizer, durante minha vida profissional, aos pais, aos avós, aos garotos que minha profissão me fez encontrar, frase por frase, fragmento por fragmento, ocasião por ocasião, dia após dia, com maior ou menor segurança, com maior ou menor sorte, com maior ou menor pertinência, com maior ou menor conhecimento.

Mas, para poder lhes falar "bem" do que sei e do que sinto, também tive, como o ofício de médico diariamente requer, de seguidamente consultar livros, refrescar a matéria, aprofundar o que antes não havia aprofundado; e assim descobrir, nos livros e dentro de mim, o que eu não conhecia ou que ainda não estava claro; e eu também mudei um pouco. Não vi nascer nenhum de meus filhos (não era costume, ficava da porta para fora); acompanhei até o limiar do parto todos os meus netos. E somente o último, o único que nasceu por cesariana, eu o vi assim que nasceu, até antes de sua mãe; vi-o quando ainda não tinha dado o primeiro respiro; e depois, quando começou a olhar à sua volta, tendo em seu olhar um sábio, antigo maravilhamento, percebi, já que estava no final da redação deste livro, que o olhava com olhar renovado e diferente (só um pouquinho, só um pouquinho) daquele com que o teria olhado antes de começar a escrever.

Tenho de agradecer: a vocês que lerão o livro; ao editor que me pediu para escrevê-lo; a meus filhos a quem dei tão pouco e que em troca me deram seus filhos, que são meus netos; a estes e a suas mães, que me ensinaram a olhá-los; a todos os colegas que tive em minha longa carreira; a meus professores e àqueles professores mais professores que todos que são meus alunos; às minhas freiras e enfermeiras, às minhas Vigilantes da Infância. E, naturalmente, aos construtores da "bela ciência" que nos ajudam a compreender o mundo, e que me ajudaram a imaginar que podia dar um coração ao livro; aos filósofos da ética, aos sociobiólogos, aos evolucionistas, aos geneticistas, aos lingüistas, aos neurocientistas, aos teóricos da educação, aos etologistas. E a um amigo, um cirurgião filósofo, o dr. Giovanni Consalvi, que me apresentou Vico e por intermédio dele o fio de Ariadne que liga todas essas ciências, por uma Ciência Nova que ainda deve ser escrita; ou quem sabe ao menos lida.

1
Um olhar de conjunto

Caros pais, desculpem-me por iniciar esta nossa conversa tratando, sob uma perspectiva profissional, de um assunto enfadonho, que vocês fatalmente irão considerar pomposo, falsamente científico e ao mesmo tempo inútil e repetitivo: o DNA (Ácido Desoxirribonucléico).

Há anos que os meios de comunicação de massa, a imprensa, a televisão, a divulgação põem o DNA até na nossa sopa de cada dia.

O fato é que ele realmente está na sopa, no macarrão, no feijão e até no caldo de carne; não se pode não deixar de falar sobre ele, se quisermos falar da criança e de sua família.

O DNA é uma mensagem de vida que nos atravessa, é a raiz e o tronco de cada um de nós (todo o resto, que seriam as folhas, é fruto da nossa história privada e também da nossa história coletiva).

O DNA é aquilo que marca e determina a continuidade familiar, aquilo que faz com que eu seja eu mesmo, mas que eu seja também um pouco o meu filho, e que, por conseguinte, eu seja também um pouco meu pai e minha mãe, e todos os outros habitantes da Terra, do presente e do passado, e que eu seja também (um pouco, embora não tão pouco assim,

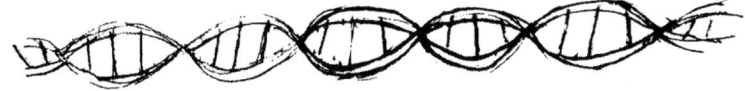

cerca de 98%) um chimpanzé, e que eu seja o boi, o feijão e a farinha que aparecem na minha sopa (nós compartilhamos 1/4 de nossos genes com todos os seres vivos).

O DNA, dito de forma simples, é uma mensagem codificada da qual nasceu a vida, e que foi se transformando ao se reproduzir, através de erros e acréscimos, do DNA da bactéria anaeróbica (produtora do mundo no qual vivemos e da atmosfera terrestre), da ameba, do molusco, da rã e até mesmo do homem.

Nosso assunto é demasiado e ao mesmo tempo muito pouco. Trataremos, o mais rapidamente possível, apenas do DNA humano, do nosso DNA e daquela sua parte que transmitimos aos nossos filhos. Sejam pacientes ou, se preferirem, saltem este primeiro capítulo que eu não consigo saltar por culpa de minha deformação profissional, ou melhor, professoral.

1. O DNA e os cromossomos

Nós somos nosso DNA. Isso todos sabem. O que é o DNA? É o ácido desoxirribonucléico (Desoxyribo Nucleic Acid), estrutura molecular complexa, mas ordenada, cujos componentes são: um açúcar, a desoxirribose, o fósforo — ligado ao açúcar — e uma série de quatro bases nitrogenadas, reunidas em duplas de par fixo (adenina + timina, ou guanina + citosina).

A estrutura dessa molécula é semelhante à de uma estrada de ferro: duas séries paralelas de moléculas de desoxirribose ligadas entre si pelo fosfato formam os trilhos; os pares de bases formam os dormentes. Um pedaço de DNA, que compreende (no homem) alguns milhares de dormentes, constitui um gene, ou seja, a unidade capaz de se reproduzir dando lugar a uma molécula ativa que por sua vez é responsável por um determinado efeito biológico. A possibilidade quase infinita de combinações, proporcionadas pela variabilidade da ordem dos pares (que constituem a parte codificadora, ou seja, o alfabeto do gene), explica a riqueza de informações que podem ser obtidas dessa estrutura aparentemente tão pobre: é o primeiro "milagre" do DNA. A cadeia do DNA tem a capacidade de se dividir conforme o comprimento (quebrando em duas a série dos pares de bases que formam os dormentes), e cada uma das duas metades é capaz de reconstituir a metade que falta. Essa divisão (que na realidade é uma duplicação) é o acontecimento "fundador" de toda divisão celular que, teoricamente, garante a invariabilidade do material genético em toda célula. Este é o segundo "milagre" do DNA.

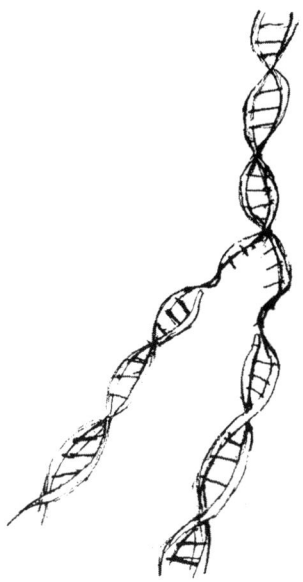

Os erros moleculares que às vezes ocorrem durante a duplicação constituem as mutações, que podem ser vantajosas, desvantajosas ou indiferentes. As mutações são o instrumento da evolução: esse é o terceiro "milagre".

Como é fácil compreender, o DNA sempre se chama DNA; mas, diferentemente da maioria das moléculas de que em geral se fala — desde o ácido clorídrico, também conhecido como muriático, até o ácido acético do vinagre, e o ácido oléico do óleo —, nunca é igual a si próprio, no sentido de que não é igual em todas as pessoas: ao contrário, é diferente em cada uma. Todos os núcleos de todas as células de cada organismo vivo, e somente deste organismo, contêm a mesma mensagem, isto é, uma cadeia idêntica de DNA.

É por isso que se pode afirmar que somos nosso DNA, pois todo DNA é único.

1.1. Genes e cromossomos

O DNA, portanto, é uma molécula alongada, em forma de fita (antes dissemos que tem a forma de uma "estrada de ferro", mas não há contradição), na qual está gravada uma série de mensagens (o código, como dissemos, está na seqüência dos dormentes) que fornecem ao organismo, a todo momento, as instruções pormenorizadas, seqüenciais, para que ele se autoconstitua, molécula por molécula, célula por célula, tecido por tecido, órgão por órgão, aparelho por aparelho. A mensagem completa chama-se gene.

Essa longa fita (que, para complicar as coisas, é enrolada em si mesma, a ponto de corresponder à definição imagética de "dupla hélice") está contida (igual para cada célula de todos os organismos vivos, mas diferente para cada um desses organismos) na parte central da célula, o núcleo. Se desdobrarmos todas as moléculas de DNA contidas em todos os núcleos das células de um único homem e as transformarmos num único filamento, teremos o bastante para ir e voltar ao Sol. Trata-se de algo que eu li num livro muito sério e, em sua inverossimilhança, parece-me verossímil; mas não tem nenhum interesse cognitivo.

No entanto, é importante lembrar que, quando uma célula se duplica, a fita também se divide no sentido longitudinal, e as duas metades da fita se recompõem, uma para cada núcleo da célula-filha, reproduzindo em seguida a metade que falta.

Já falamos demais do DNA, mas há ainda alguns aspectos que merecem esclarecimento.

O DNA do núcleo está ordenado em 23 "divisões", os cromossomos, cada qual com o formato de um bastonete (podemos imaginar que o filamento está enrolado ao redor do bastonete), e cada um contendo cerca de 100 mil genes. Na verdade não se trata de 23 cromossomos, mas de 23 pares de cromossomos; de cada par, um cromossomo é herdado do pai e o outro da mãe.

1.2. A transmissão dos caracteres genéticos

O DNA enrolado nos cromossomos, já dissemos, é como uma fita; e em cada fita do par dos cromossomos foram gravadas, na mesma seqüência, mensagens que dizem respeito ao mesmo assunto. Na maioria dos casos, as mensagens homólogas de cada par são bastante parecidas entre si, de modo que sua leitura concomitante é compreensível. Quando duas mensagens genéticas são idênticas ou muito parecidas, não há problema. Quando há uma dessemelhança significativa, em geral prevalece um dos dois genes do par: se a mensagem diz respeito à cor dos olhos, e casualmente chegou ao embrião a mensagem "olhos azuis" de um dos pais, e "olhos pretos" do outro, prevalecerá a mensagem mais forte: "olhos pretos". Dizemos que se trata de um caráter "dominante" (ao passo que o azul é um caráter "recessivo"); isso não impede que nas gerações seguintes a mensagem "olhos azuis" — "calada" dessa vez, mas guardada em segredo — possa tornar a emergir em ocasiões mais favoráveis: ou seja, tornar a se encontrar numa nova combinação genética, emparelhada a um gene idêntico ou muito parecido. Na figura pode-se perceber como isso acontece e com quais probabilidades.

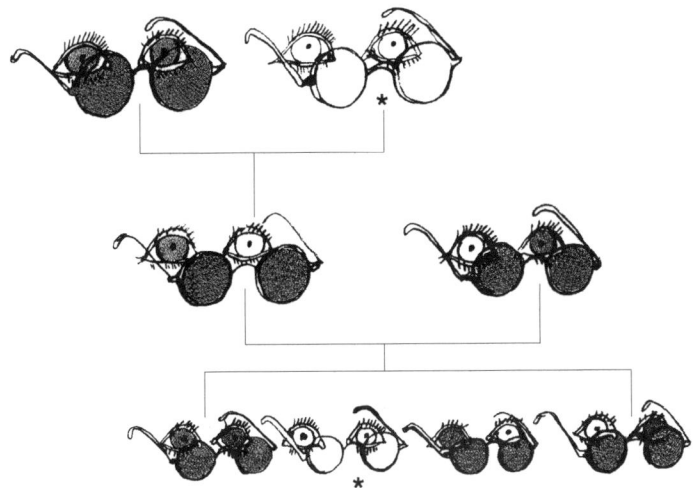

As lentes escuras simbolizam a cor escura dos olhos, ao passo que a cor — igual ou diferente — das duas íris indicam se o patrimônio genético é homogêneo ou heterogêneo.

De onde deriva a diversidade de acento com a qual cada mensagem é recitada por um dos dois cromossomos do par? Bem, já dissemos isso: das mutações. Na verdade, todos ou quase todos os genes que o homem possui são genes "mutantes". São, aliás, o fruto de uma série de transformações e de duplicações que, geração após geração, nos tornaram diferentes da ameba. Nós próprios, para usar uma linguagem de ficção científica, somos na realidade "mutantes", e a vida na Terra é uma sucessão ininterrupta de mutações. A seleção natural fez que as mutações úteis prevalecessem amplamente como "dominantes", ao passo que para as mutações desvantajosas ela permitiu a sobrevivência como "recessivas", dando prevalência, entre elas, às que podem ser úteis aos portadores sadios.

1.3. As doenças hereditárias

As doenças hereditárias são caracteres genéticos desvantajosos: assim como a cor diferente dos olhos, são fruto de mutações, e do mesmo modo podem ser transmitidas de maneira dominante ou recessiva. Em regra, as doenças dominantes são transmitidas de um dos pais para o filho (é, portanto, natural que sejam relativamente pouco graves, senão o genitor afetado não teria chegado à idade da reprodução); ao contrário, as doenças recessivas, que tendem a ser graves e raras, apresentam-se somente se o gene mutante estiver presente tanto no pai quanto na mãe, ambos "portadores sadios". De outro modo, continuam sendo mensagens silenciosas, que tornam a emergir a cada mil, ou 10 mil ou 100 mil nascimentos, ou seja, quando se verifica a probabilidade (tão mais baixa quanto mais o gene for raro e quanto mais a doença for grave) de que dois "portadores sadios" se encontrem e gerem um filho. Aliás, a probabilidade é ainda menor: pois é preciso que o espermatozóide fecundante e o óvulo fecundado contenham, ambos, em seu genoma a mutação "ruim", e a probabilidade de que isso ocorra é de 50% se comparada com a de que os dois portadores gerem um filho.

1.4. Os cromossomos sexuais e os caracteres ligados ao sexo

Dos 23 pares de cromossomos, 22 são feitos de cromossomos iguais de dois em dois: ou seja, contêm "fitas de informações" gêmeas, cada uma das quais fala com vozes, ou com notas, parecidas ou ligeiramente dissonantes, mas que podem ser sobrepostas. A forma dos cromossomos de cada par também é idêntica.

Apenas um par é assimétrico: o dos cromossomos sexuais ou gonossomos. Destes, um é grande e muito rico de informações: é o cromossomo X; o outro é anão, pobre e não contém outras informações interessantes a não ser a de tornar homem seu portador: é o cromossomo Y. Uma mulher tem dois cromossomos X (XX) e um homem tem um cromossomo X e um cromossomo Y (XY). Os caracteres que se transmitem com o cromossomo X têm um comportamento particular: em geral, são expressos somente, ou com evidência muito maior, no homem, em quem a mensagem contida no cromossomo X não encontra um "correspondente". É por isso que se diz que o filho homem "matriza" (no filho homem o cromossomo X, portador de informações genéticas, é fornecido pela mãe, ao passo que o cromossomo Y só pode vir do pai). É por esse motivo que doenças transmitidas através do cromossomo X

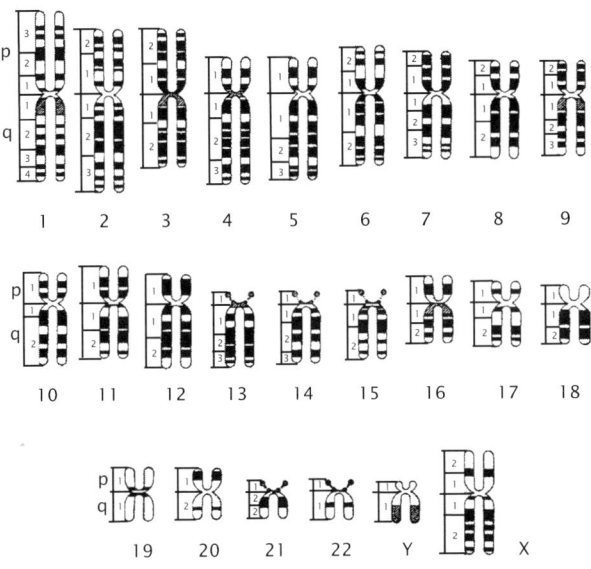

(como a hemofilia nas famílias reais européias e particularmente na dos czares) só se evidenciam nos homens.

1.5. As "quase doenças", ou seja, a predisposição para adoecer

Há condições hereditárias que não são doenças, mas apenas predisposição para adoecer, ou seja, variantes da norma que levam a efeitos indesejáveis. Essas condições são em geral "poligênicas", ou seja, devem-se a mais genes que, ao se combinar, dão certo tipo de resultado, e "multifatoriais", ou seja, condicionadas por fatores não-genéticos, como a quantidade e a qualidade de alimento disponível. Podemos incluir entre essas "quase doenças" a baixa estatura, a alergia e o excesso de peso.

Na realidade, temos de pensar que, se um gene mutante se manteve até nossos dias, alguma vantagem ele há de apresentar. Por exemplo, a fibrose cística, uma das doenças genéticas mais freqüentes na Europa (um em cada 2 mil nascimentos, aproximadamente), que leva à morte os indivíduos que têm o gene da doença "em dose dupla"; nos "heterozigotos", ou seja, nos bem mais numerosos indivíduos portadores do gene em dose única, ela dá uma resistência à cólera, doença mortal outrora muito difundida, e à contaminação da *Escherichia coli*, outro agente responsável pela diarréia.

A baixa estatura, assim como a facilidade para engordar, são condições úteis em situação de carência alimentar (facilitam a reserva energética). A constituição alérgica provavelmente seja útil onde forem abundantes os parasitas intestinais.

2. Genética e epigenética

2.1. O genoma humano e a memória do gene

O homem é o ser vivo que possui mais cromossomos, maior quantidade de DNA e maior número de genes, tendo, portanto, maior riqueza de expressão "biológica". Somos, sem presunção, antes com certa vergonha em afirmar isso, a "obra-prima" da criação: o edifício extremo (até o momento), o mais complexo (até o momento), o mais perfeito (até o momento). Até por isso não é totalmente indiferente que a espécie humana desapareça e seja substituída — como parece ser indiferente para alguns "filósofos do cotidiano" — por ratos ou por gafanhotos.

A maior parte dos genes que possuímos são muito antigos: infinitamente mais antigos que o homem, já presentes nos seres mais primordiais (bactérias? não, estruturas ainda mais simples) que deram início à vida na Terra, modificando-a e tornando-a viável "para nós".

Todo ato reprodutivo, como vimos, pressupõe uma duplicação do filamento do DNA e carrega em si um risco de erro, uma possível mutação da molécula do "novo" DNA e da molécula que esse DNA deverá "informar" (ou "formar", é a mesma coisa). Em toda divisão está contida, potencialmente, uma migalha de mudança.

Segundo o mesmo princípio — o erro no momento da duplicação —, novos genes se formam, velhos genes são suprimidos; e isso acontece desde os tempos primordiais, dando origem, a cada vez, a novos reinos, ordens, filos, classes, gêneros, espécies, de forma e número cada vez maior.

A mutação está implícita na reprodução, e a reprodução está implícita na vida. A mudança é nosso destino, ao qual não podemos escapar. A mudança sempre se dá na direção (a flecha do tempo) do máximo de entropia, rumo à máxima quietude, o mínimo de energia, o máximo de desordem ou de desorganização do sistema. Um dos modos de transformação da energia é produzir informação. O DNA é um concentrado de informações; a cultura do homem é um acúmulo de informações.

Os seres vivos, os habitantes da Terra, evoluíram gradativamente, adaptando-se ao ambiente que os hospeda, e modificaram e modificam ("informam-no", "formam-no de si"). Nossos antepassados, as bactérias anaeróbias, liberaram o oxigênio da água, o nitrogênio do amoníaco, o carbono do metano, e produziram a atmosfera que respiramos e na qual voam as aves, os mares que navegamos e onde nadam os peixes, a terra que cultivamos depois de tê-la disputado com o urso das cavernas ou o mamute.

O gene guarda as mutações úteis. Utilidade e desvantagem são relativas: o pêlo manchado do leopardo é uma vantagem na savana e na floresta; seria uma desvantagem na tundra. As mutações desvantajosas levam a um defeito de *fitness* (termo darwiniano, hoje muito mais na moda entre os cultores do corpo, que significa "ser adequado", "ter condições") e dificilmente se conservam.

As mutações úteis podem corresponder a uma modificação da cor do pêlo, ou à aquisição de uma habilidade verbal ou motora; mas também a um novo comportamento, desde que seja útil à espécie (medo de cobra, da sombra da águia, ou da água, o amor pela aventura ou a necessidade de companhia, fazer a corte, a avidez de ouvir histórias, a capacidade de quebrar a casca da noz ou a valva da concha). Esse acúmulo de aquisições casuais, que permitiram a toda espécie que prosperasse em seu habitat específico, chama-se *memória do gene*, e compreende formas e funções úteis; entre elas também estão os instintos úteis, dos quais derivam os comportamentos úteis (caçar, comer, fugir, sermos atraídos, atrair).

Instintos e comportamentos de uma espécie constituem sua ética (*ethos* significa justamente comportamento, hábito).

Tudo isso parece um tanto vago, um tanto romântico e um tanto genérico. Todavia, se tivermos vontade de ler apenas isso, veremos que contém a humilde síntese do "quem somos, de onde viemos e para onde vamos"; a chave de nossa "condenação à mudança" (a evolução, o progresso, a história); a direção obrigatória da flecha do tempo (rumo à agregação de pessoas e de estados e rumo ao acúmulo do conhecimento); o reconhecimento do atrativo elementar que nos mantém vivos (o impulso interior voltado para tudo o que é vivo, que será tanto mais forte quanto mais genes em comum tivermos: mais em relação à ave do que ao peixe, mais em relação ao mamífero do que à ave, mais em relação ao macaco do que à vaca, mais em relação ao homem do que ao macaco, mais em relação ao irmão do que a um estranho); as bases biológicas do senso moral que, pela voz dos afetos, guia nossos passos na vida (literalmente, dá sentido à vida).

2.2. A infinita variabilidade genética

Se cada um dos genitores fornece ao filho 23 dos 46 cromossomos, um cromossomo para cada par, deriva daí que para cada par cromossômico do filho são quatro as possibilidades combinatórias. As possibilidades combinatórias dos 23 cromossomos são 4^{23}, ou seja, um número de 14 algarismos, cerca de 70 mil bilhões (se minha esposa tiver acertado a conta; na realidade são muito mais por questões de rearranjo interno). Isso significa que existe menos de uma probabilidade em 70 trilhões de dois filhos de um mesmo casal serem idênticos (deixando de lado os gêmeos): ou melhor, seria preciso que um casal tivesse mais de 70 trilhões de filhos para que esse "milagre" pudesse ocorrer.

Isso nos fornece apenas uma vaga idéia da infinita variedade e das infinitas possibilidades que o patrimônio genético de um único casal oferece; imaginem as de uma única espécie, que, no caso em questão, é a espécie humana, *Homo sapiens sapiens*. Por sua vez, o *sapiens sapiens* tem atrás de si toda a série de mutações que, em alguns bilhões de anos, produziu a vida assim como era antes dos hominídeos, e tem, além disso, outra série "fulminante" de mutações que proporcionaram sobretudo o órgão mais complexo e avançado do mundo, o encéfalo, onde encontraram lugar os instrumentos para a comunicação, para a compreensão do bom e do belo, para a elaboração de algumas regras morais. Do australopiteco ao *Homo sapiens* foram necessários apenas alguns poucos minutos da jornada do mundo, apenas alguns milhões de anos. O homem *sapiens sapiens* nasceu ontem; há apenas umas centenas de milhares de anos. Um instante na evolução da vida na Terra.

Mas nesse instante verificou-se um milagre ainda mais complexo: o nascimento da cultura.

2.3. O aprendizado epigenético

Para quase todas as aves e mamíferos é preciso que a memória do gene receba um reforço após o nascimento. A tarefa de reforçar a memória do gene, de tornar explícito o que ali está implícito, é confiada aos pais: ensinar a voar, ensinar a caçar, ensinar a fugir, ensinar a cantar, ensinar as leis do bando. O rouxinol, que tem o *seu* canto registrado no filamento do DNA, produziria um gorjeio diferente e desafinado se os outros rouxinóis não o ensinassem a cantar; o próprio chimpanzé, sem instruções, não seria capaz de descascar as bananas ou de capturar os cupins, nem sequer de se acasalar. No homem, a linguagem, o reconhecimento do belo e do bom, a formulação das regras morais têm necessidade de serem reforçados com o ensino, como o canto do rouxinol.

Esse aprendizado *obrigatório* é algo que se acrescenta à mensagem genética; para esse aprendizado, o etólogo Konrad Lorenz cunhou o termo *epigenético*, ou seja, "sobreposto ao gene" (*epi* = sobre).

O aprendizado e, de forma mais ampla, a experiência, modificam *realmente* os circuitos cerebrais, de modo que o homem-com-sua-memória é de fato outra coisa em relação ao homem-sem-memória que, diga-se de passagem, é uma entidade absolutamente inimaginável.

2.4. Epigênese do homem: o gene e o *meme*

Quando, no início do Capítulo 1, afirmamos que "somos nosso DNA", cometemos um erro. Somos nosso DNA, que é a memória do gene, mas somos também a nossa memória específica, que inclui os fatos de nossa vida, as pessoas com as quais nos relacionamos, as informações, os hábitos, os modos de pensar e de agir que nos foram transmitidos.

Uma parte desse aprendizado epigenético nos é fornecida de maneira mais ou menos instintiva, e não formalizada, por meio do contato, dos cuidados dos pais, da linguagem, do exemplo; mais ou menos como acontece com os animais, ainda que em outro plano. Esse aprendizado podemos considerá-lo parte da *criação*.

Mas, para o homem, o aprendizado epigenético ainda tem dois valores adicionais. O primeiro é constituído pela memória "não genética" da espécie, que é a cultura; o segundo, pela autoconsciência (a consciência de si) que nos permite, aliás nos obriga, a fazer escolhas.

Richard Dawkins, o cientista genial que primeiramente falou em "gene egoísta", cunhou, em 1976, o termo *meme*. O *meme* é a unidade de transmissão cultural, em analogia com a unidade de transmissão genética. O *meme* como análogo do gene; a memética como análoga da genética. Assim como o gene da cor dos olhos se reproduz e se modifica, da mesma forma o *meme* se difunde e se modifica, afirma-se ou sucumbe: o *meme* da roda, o *meme* do fogo, o *meme* da solidariedade, o *meme* do Iluminismo, o *meme* do livre-arbítrio, o *meme* da *Ilíada*, o *meme* da luta de classes, o *meme* da Trindade. O *meme*, ou seja lá como o quisermos chamar, é o instrumento de uma revolução epigenética que abalou o mundo e que não somente mudou o *sapiens sapiens* — que é biologicamente idêntico, mas existencialmente muito diferente do *sapiens sapiens* de 50 mil anos atrás —, mas subverteu o equilíbrio econômico do planeta, mudou a composição da atmosfera, varreu uma infinidade de espécies, selecionou novas variedades, criou animais e plantas transgênicas.

A cultura, assim como a memória do gene, é transmissível, mas é constituída por uma massa de informações que necessita ser guardada artificialmente (em livros, fitas magnéticas, CD-ROM). Todo esse material epigenético "cultural" (ou "espiritual", porque se identifica com "espírito humano") já é parte de nossa espécie.

Mas não basta a família para sua transmissão; as instituições capazes de conservar e transmitir o saber, e também de produzir novo conhecimento, devem se ocupar disso (o jardim-da-infância, a escola de ensino fundamental, a escola de ensino médio, a universidade). Essa parte da longa construção do homem pode ser compreendida com o termo *educação*, ainda que a educação comece com a criação.

O *sapiens sapiens* inicialmente não sabia nada: talvez soubesse apenas que "era" (como mais tarde o "descobriu" Descartes). Depois, aos poucos, aprendeu; "formou uma cultura para si". Criou a cultura. Aprendeu sozinho: da interação com o mundo, dos ciclos das estações, de seus semelhantes. Na passagem de *sapiens* a *sapiens sapiens*, isto é, nas penúltimas dezenas de milhares de anos de sua história, inventou a palavra, e a partir da invenção da palavra construiu para si os instrumentos da linguagem, uma laringe musical no início da traquéia, as circunvoluções de Broca e de Wernicke no lóbulo temporal do hemisfério esquerdo do cérebro para elaborar números, vocábulos, frases. Aprendeu a contar. Inventou o alfabeto. Construiu a história. Começou a pensar sobre si próprio. Juntou o *eu* e o mundo, e descobriu (criou?) Deus. Produziu a filosofia. Deu regras escritas a seu comportamento, colocando em palavras o código interno que lhe dizia como se comportar. Deu forma legível ao senso moral, armazenou tecnologias. O homem de hoje é igual ao *sapiens sapiens* de 50 mil anos atrás. No entanto, é muito diferente, porque entre os dois *sapiens* há uma enorme quantidade de material epigenético. Mas se um *sapiens sapiens* de então nascesse hoje (dizer uma coisa dessas é um paradoxo ridículo) seria como nós; porque é como nós, geneticamente.

E seria ainda diferente se nascesse na África, ou na China, ou na América Central, ou na Europa. Porque em cada um desses lugares receberia uma cultura pouco ou bastante diferente; porque, assim como o gene, o *meme* também se modifica, toda vez que é transmitido de um homem para outro, e portanto muda e ramifica-se em filões, cada um dos quais é capaz, ou o foi em tempos históricos, de uma evolução própria e específica.

A epigênese do homem, portanto, é infinitamente mais complexa que a dos animais; porque junto à epigênese do indivíduo há uma epigênese da espécie (a história, e a história da história, a cultura). Além disso, há a capacidade de se observar agindo, portanto de se corrigir, de contar-se e de construir uma história própria. Essas coisas acrescentam ao homem um ulterior grau de liberdade, ou ao menos de indeterminação, que se lê como a *possibilidade de escolha autônoma*. Pode escolher seus amigos, suas leituras, seu trabalho, sua carreira, pode escolher sua moral, sua filosofia. Esse espaço é menos concretizável do que o anterior; essa possibilidade de escolha é muito menos ampla do que podemos imaginar. Um pobre não pode escolher ser rico; e mesmo para um rico é difícil escolher ser pobre. Alguém que nasceu na Europa não pode escolher nascer na China; para alguém que nasceu em Meca não é tão fácil escolher ser batizado ou ser criado no ensinamento do Talmude. Todavia, há alguma possibilidade de escolha, que se deve justamente à característica mais exclusiva do homem: a autoconsciência (= consciência). Eu sei quem sou eu; reconheço a continuidade de meu passado, de meu presente e de meu futuro. Certamente (ou quase certamente: eu pelo menos penso assim) até o animal tem uma espécie de vaga autoconsciência, mas seu passado e seu futuro, aquele passado e aquele futuro do qual ele pode estar "quase consciente", são curtos. É claro que podemos raciocinar sobre nós mesmos, falar de nós mesmos usando a palavra que inventamos e que nos foi ensinada; podemos nos reconhecer num espelho, coisa que somente alguns chimpanzés bonobo conseguem; podemos dizer "eu"; podemos nos julgar; podemos — ou acreditamos poder — fazer algumas escolhas. Temos, portanto, responsabilidades. Temos, se não um livre-arbítrio, algum grau de liberdade. Ou ao menos vivemos como se o tivéssemos, enganados pela infinidade de soluções possíveis que nós denominamos escolhas.

Tudo isso nos liga indissoluvelmente aos outros homens (temos a mesma quantidade e qualidade de DNA e compartilhamos com eles a cultura universal). Tudo isso nos une mais estritamente a nossos conterrâneos: compartilhamos com eles alguns ancestrais, nossos genes são mais parecidos entre si do que aos genes dos habitantes de todo o resto da Terra, temos o mesmo rosto, falamos a mesma língua, temos a mesma história, comemos as mesmas coisas, vivemos sob o mesmo céu, elaboramos os mesmos hábitos, recebemos as mesmas tradições, praticamos a mesma religião. Tudo isso nos liga ainda mais estritamente a nossos filhos. Somos responsáveis por nossos filhos, nem tanto por nossos genes — esses não os podíamos escolher —, mas pelos genes de nosso consorte, que escolhemos e que, misturados em partes iguais aos nossos, constituirão, segundo um "novo" projeto em grande parte imprevisível, nossa prole. Somos responsáveis pelo modo como os amaremos, pelo modelo que saberemos lhes fornecer, pelo teto e pela comida que saberemos providenciar, pelos professores que escolheremos, pelas histórias que lhes contaremos. Somos responsáveis por sua genética e por sua epigenética. E, paradoxalmente, quanto mais nos sentirmos livres (quanto mais liberdade alcançarmos) nessa tarefa, tanto melhor a teremos cumprido.

Se tudo isso não for compreendido (não nos conceitos, que são fáceis, mas nos sentimentos, no âmago de nós mesmos), não poderemos ser real, consciente e humanamente pai ou mãe. É por isso que eu não poderia ter escrito um livro sobre os problemas das crianças sem começar por aqui.

2.5. Quem somos, de onde viemos, para onde vamos

Como os animais, podemos ter apenas uma idéia curta e vaga de nosso passado e de nosso futuro. Não sabemos com certeza o que éramos e o que seremos. Mas sabemos um pouquinho. Antes de sermos nós, éramos nosso pai e nossa mãe; e antes ainda cada um de nós era quatro avós; e, recuando cada vez mais no tempo, éramos Adão e Eva. E infinitamente mais para trás ainda, éramos seres vivos indiferenciados. Somos portadores da semente da vida. Transmitimos o bastão da corrida de revezamento a alguém diferente de nós, que virá depois de nós. Com o bastão do revezamento passamos, a quem virá depois de nós, uma cultura em contínua evolução, que nós próprios contribuímos para formar. Cada um de nós exercita uma pressão, grava sua marca sobre a cultura de nosso tempo. Aceitando ou recusando uma moda, morrendo numa trincheira, recusando ou aceitando uma bandeira, comprando um jornal ou escolhendo um tipo de vinho, rezando ou nos recusando a orar, sorrindo ao próximo ou nos fechando em nós mesmos, escrevendo ou telefonando, amando-nos, jogando tênis ou futebol, escolhendo um livro na biblioteca, andando de carro ou de bicicleta, votando para conservadores ou para liberais, nós produzimos e modificamos nossa cultura. A cada repetição de si próprio — como acontece com os genes —, cada pensamento, cada idéia, cada sentimento se modifica imperceptivelmente; a cultura evolui mais rapidamente, mas com as mesmas leis e da mesma maneira que a espécie evolui; impelida, como a espécie, pela lei da mudança, da mutação, da impossibilidade de permanecer inalterado (que afinal é a lei da vida). Temos, portanto, uma tarefa certa, uma tarefa imediata da qual não podemos nos abster: transmitir as sementes da vida, da cultura.

Para quem, nós o sabemos: para aqueles nós mesmos que são nossos filhos, para aqueles nós mesmos que são os outros homens; para pessoas que naturalmente amamos, ainda que, em parte, estejam colocadas no futuro.

Por que, isso sabemos menos. É o sussurro de um chamado que está dentro de nós, parecido com o sinal do tempo e do espaço que ordena às aves que migrem e que lhes indica a direção. Podemos procurar interpretá-lo e esclarecê-lo, mas não podemos deixar de ouvi-lo; e sabemos que temos de obedecer. Então, o que importa saber para onde vamos? Sabemos o que temos de fazer.

2
Programar um filho

Talvez tenhamos dedicado tempo demais às premissas. Mas não fui capaz de escapar de meu papel de professor e da necessidade de ser sistemático e (relativamente) completo, para que as passagens dos raciocínios que faremos juntos no decorrer do livro tenham coerência lógica.

Passamos agora à essência do problema: o problema de quem decidiu ter um filho, que é a condição mais comum dos pais de hoje, e de quem, num mundo em que quase todas as coisas são objeto de cuidado, se pergunta se tudo correrá bem.

Mas, também para aqueles que já tiveram um filho, a leitura deste capítulo, para começar a compreender por que o filho é como é, alto ou baixo, gordo ou magro, alegre ou melancólico, poderá ser interessante.

No próximo capítulo, veremos mais detalhadamente como se desenvolve a gravidez, quais são os riscos, como preveni-los ou enfrentá-los; podemos adiantar que existe a possibilidade de um risco genético conhecido (um familiar doente), um risco genético possível (a consangüinidade) ou um risco genético imprevisível. Além disso, há também a possibilidade de uma infecção na mãe durante a gravidez, de uma malformação (que não raro tem uma base genética, mas também causas concomitantes que se devem ao ambiente), de um parto prematuro. Mas há algumas coisas a saber e a fazer, desde antes da concepção, para cada uma dessas eventualidades. Muitas vocês já devem conhecer;

outras o obstetra vai lhes contar; mas há algumas que é preciso conhecer desde já, desde antes de engravidar. (Re)comecemos com a genética.

1. Prevenir: do Projeto Genoma à genética aplicada

Como ciência, a genética nasceu em 1865 quando Mendel, um abade agostiniano, apresentou à Sociedade de Ciências Naturais de Brno os resultados de suas primeiras pesquisas, fruto de suas experiências com ervilhas, que reescreviam em leis matemáticas aquilo que o conhecimento popular provavelmente já sabia.

As leis de Mendel cabem todas no exemplo "olhos pretos – olhos azuis", caracteres dominantes, recessivos e ligados ao sexo, de que falamos no capítulo anterior; ainda são "verdadeiras", e quando eu comecei a atuar como médico, no início da década de 1950, ainda eram "toda a genética".

Nos anos 1960 começou-se a brincar com os cromossomos, a identificá-los, colori-los, reconhecê-los, capturá-los.

Hoje, no início de um novo século, consegue-se fazer a mesma coisa, ou muito mais, com os genes, aqueles pequenos pedaços de cromossomos que contêm uma informação genética suficiente para produzir um efeito que pode ser identificado na capacidade de constituir uma molécula dotada de funções vitais. Hoje é possível mapear os genes, ou seja, identificar com precisão sua colocação neste ou naquele cromossomo, cloná-los, isto é, isolá-los e reproduzi-los em seguida, em número potencialmente infinito de cópias, seqüenciá-los, ou seja, reconstruir a seqüência dos aminoácidos que formam sua cadeia, remoldando a forma tridimensional à qual sua função está ligada, reconhecendo os pequenos erros de estrutura capazes de invalidar sua função por estarem na base das doenças genéticas, compreendendo como funcionam (e, eventualmente, por que não funcionam).

Na prática, porém, para nós que aspiramos a ser pais e para nós médicos, conselheiros por natureza, tudo isso é infinitamente menor do que a enormidade dos conhecimentos reunidos no projeto parecia poder fornecer. Estamos (por sorte) ainda distantes da possibilidade prática de estudar o DNA inteiro de uma única pessoa, em busca de riscos (evitáveis?)

para ela e para sua prole. Só estamos aptos — e podemos fazê-lo razoavelmente bem — a finalizar pesquisas sobre erros isolados no genoma de quem quer que seja, doente, pai, embrião "de risco".

1.1 Há uma doença genética na família

No dia-a-dia, o velho Mendel ainda é nosso guia mais importante, com suas leis elementares e com os conhecimentos de aplicação que a epidemiologia e a genética clínica juntaram para nós. Quase sempre, nossa capacidade de prevenção de uma doença (interrompendo a gravidez) vai depender do conhecimento da ocorrência dessa doença na família.

Se a doença se deve a um caráter genético dominante, a probabilidade de ela atingir um filho é de 50%; mas nesse caso a doença, por sua própria natureza, não é muito grave, e está presente e manifestada em um dos pais. Por esse motivo, trata-se em geral de uma doença aceitável, e aceitável também para os filhos. O exemplo mais comum é representado pela doença de Marfan, uma condição de moderada gravidade, caracterizada pela alta estatura (é a doença dos jogadores de basquete), por defeitos do esqueleto e, freqüentemente, pela dilatação da aorta.

As doenças recessivas e as raras doenças que se transmitem unicamente através da mãe e que atingem apenas as pessoas do sexo masculino (e que chamamos portanto doenças hereditárias ligadas ao sexo) podem ser muito mais graves. Estas também podem ser reconhecidas apenas se houver um doente na família. Vejamos. Uma criança sofre de distrofia muscular progressiva, doença que conhecemos muito bem, resultado da falta de certa proteína (a *distrofina*) no músculo, e que se caracteriza pela "morte" progressiva das fibras musculares até culminar numa paralisia irreversível. Essa é uma doença hereditária, que se transmite com o cromossomo X (*doença associada ao X, doença ligada ao sexo*). Pois bem, podemos estudar no DNA da criança aquele gene, que bem sabemos onde está "mapeado", e identificar que erro molecular o determina (diversos erros moleculares podem levar à mesma ausência de distrofina), buscar o erro na mãe (que certamente é "portadora") e nas irmãs (que também podem sê-lo) e, enfim, desaconselhar a gravidez, mas, se ela for muito desejada ou se já estiver em andamento, pesquisar ou buscar aquele determinado erro nas células amnióticas e decidir então como proceder.

1.2 Os *screenings* para algumas doenças genéticas menos raras

Existem, no entanto, algumas doenças genéticas bastante graves e freqüentes para as quais podemos imaginar um *rastreamento de toda a população*, ou ao menos de todas as mulheres no início da gravidez, em busca de portadores. Essa política do rastreamento também é chamada de *screening*, palavra inglesa que significa justamente *rastrear*.

Uma dessas doenças é a *Talassemia major*, doença recessiva, sustentada por um gene fraco que se manifesta plenamente apenas em "dose dupla"; é uma doença típica do Mediterrâneo (*thalassa*, em grego, significa mar, e por antonomásia o mar Mediterrâneo, através do qual os genes se difundiram por navio do leste ao oeste, e onde a doença se firmou porque os portadores sadios, os heterozigotos, portadores do defeito "em dose única", eram resistentes à malária) e consiste numa anemia que se deve a um erro da síntese da hemoglobina, que pode ser mortal em poucos meses ou alguns anos, conforme a gravidade do defeito. Sua freqüência é muito elevada na Sardenha (aproximadamente um doente em quatrocentos recém-nascidos), na Sicília, na Apúlia, na foz do rio Pó. No entanto, está presente em toda a Itália, especialmente por causa da migração interna.

Os portadores sadios da talassemia têm um "marcador" fácil de ser reconhecido: os glóbulos vermelhos são muito pequenos (de fato, a condição do portador de talassemia é denominada *microcitemia*). Os contadores eletrônicos de glóbulos utilizados normalmente para se conseguir um hemograma confiável identificam a microcitemia com extrema precisão; portanto é possível descobrir rapidamente uma gravidez de risco. Se os genitores forem microcitêmicos, portanto portadores suspeitos, pode-se chegar a um diagnóstico "molecular" quanto a eles e em seguida quanto ao embrião, e eventualmente interromper a gravidez. Essa política fez que, num período de cerca de vinte anos, os novos casos de *Talassemia major* na Itália praticamente desaparecessem.

Há ainda uma outra doença genômica para a qual se efetua um *screening*, não em todas as grávidas, mas em uma parcela considerada "de risco" por causa da idade: a *síndrome de Down*. A síndrome de Down não se deve ao erro de um único gene, mas à presença de um erro genômico grosseiro, nada menos que um cromossomo a mais (trissomia 21). Portanto, ela é classificada entre os erros cromossômicos. Estes, por motivos ainda não esclarecidos, mas que podemos intuir parcialmente, verificam-se mais facilmente em pais de idade avançada. No caso específico da síndrome de Down, que tem uma incidência de um em cada seiscentos nascimentos, alcança uma incidência muitas vezes superior (1 para 25) nas gestações em mulheres com mais de 40 anos. Identifica-se como idade de risco a acima dos 35 anos (incidência de 1 para 100), e normalmente a partir dessa idade efetua-se um exame cromossômico das células fetais, que se obtêm por amniocentese na 21ª semana, ou pelas vilosidades coreais, após a décima semana. Essa prática, no entanto, reduz somente em 25% o nascimento de crianças com síndrome de Down, já que necessariamente negligencia as gestações de baixo risco que, por sua absoluta predominância numérica, fornecem os restantes 75% dos portadores. Um *screening* de massa envolvendo todas as gestantes e baseado na dosagem sangüínea de uma proteína e de dois hormônios placentários permite identificar, numa primeira abordagem, a "gravidez Down" para todas as idades. Entretanto, não é suficientemente sensível, e perde pelo menos 1/3 dos casos; de todo modo, o diagnóstico deve ser confirmado por meio da amniocentese. Enfim, a ultra-sonografia na 21ª semana pode evidenciar algumas características do feto (comprimento do fêmur, prega cutânea no pescoço e outras) que nos permitem obter um diagnóstico a partir de alguma suspeita, que também nesse caso deve ser confirmado mediante amniocentese. É provável que as três técnicas — amniocentese após os 35 anos, teste tríplice fetal e ultra-sonografia para todas as grávidas — possam reduzir ao menos em 50% os novos casos.

1.3 Outras condições de risco genético

Existem outras situações de risco genético? Sim, claro. Uma delas, a mais conhecida, é o casamento entre consangüíneos. Nesse caso, é relativamente fácil que um defeito genético recessivo raro esteja presente em ambos os pais; por esse motivo, o risco genérico de doença recessiva é mais alto do que na população geral. No atual estágio dos conhecimentos não há, no entanto, instrumentos para um diagnóstico seguro; a única intervenção possível, provavelmente excessiva se considerarmos o baixo risco, é desaconselhar o casamento ou a gravidez.

Há ainda uma série de "quase doenças" geneticamente controladas, mas multifatoriais: estatura, peso, alergia, temperamento. Para nenhuma dessas podemos desaconselhar a gravidez; para todas elas é possível uma intervenção que modifique, em sentido positivo, o risco genético.

1.4. A interrupção da gravidez

Voltemos às exíguas possibilidades de prevenção das doenças genéticas graves.

Como vimos, podemos prevenir um certo número de nascimentos patológicos seguindo três estratégias: a) identificando uma situação de risco genérico (a idade adiantada da mãe para a trissomia 21); b) identificando uma condição de risco específico para doenças raras (presença de um parente que sofra dessa doença); c) identificando, para algumas doenças freqüentes, os portadores sadios mediante o *screening* de massa.

Em todos esses casos, a prevenção da doença passa pelo procedimento doloroso da interrupção da gravidez, aceito com muitas ressalvas em nome da defesa da vida.

O diagnóstico de portador poderia ser, teoricamente, pré-concepcional, em vez de pré-natal, e implicar a abstenção da procriação. No entanto, o diagnóstico pré-natal, realizado no início da gravidez, praticamente eliminou os casos de talassemia da Itália (já não nascem crianças com *Talassemia major*), ao passo que as políticas pré-concepcionais nunca tiveram um sucesso quantificável.

> ### ABORTO: LEGISLAÇÃO BRASILEIRA
>
> No Brasil, o aborto induzido é considerado crime passível de prisão, salvo quando é praticado por médico nos casos em que a gravidez representa risco de vida para a gestante, ou quando é resultado de estupro e há consentimento prévio da mesma (ou de seu representante legal) para sua interrupção.
>
> No caso de graves anomalias fetais que coloquem em risco a vida extra-uterina (fetos anencefálicos, por exemplo), mesmo não constituindo um permissivo legal para a interrupção voluntária da gravidez, o poder judiciário brasileiro vem concedendo – caso a caso – alvarás autorizando sua prática.
>
> O Código Penal vigente no país para a regulamentação do aborto é de 1940 (capítulo "Dos crimes contra a Vida", artigos 124 a 128). Embora a Constituição Federal de 1988 tenha reconhecido a universalidade de direito à saúde e o dever do Estado em proporcionar condições gratuitas para tanto, bem como assegurado a todos o direito sobre o planejamento familiar, também manteve, no que diz respeito ao tema em questão, as cláusulas repressoras, conforme a legislação de 1940.
>
> Atualmente, tramita no Congresso Nacional um novo projeto de reforma do Código Penal que prevê a ampliação dos permissivos legais para o aborto induzido, conforme recomendações do Plano de Ação da Conferência Mundial sobre a Mulher (Beijing, 1995).
> *Fontes*: Cladem - Comitê latino-americano e do Caribe para a defesa dos direitos da Mulher - www.cladem.org; Secretaria Especial de Políticas para as Mulheres/ Presidência da República - http://www.planalto.gov.br/spmulheres/

Podemos verificar, com apenas esses dados, um conflito de fundo que não pode ser eliminado e que virá à tona mais de uma vez neste livro. A vida é, de algum modo, selvagem e desordenada, redundante, cheia de erros, como as doenças genéticas ou as más-formações. Quanto à desordem e a dor (uma dor amiúde silenciosa, até porque anestesiada por outros mecanismos que a natureza "inventa"), construiu-se uma ordem extraordinária e muito equilibrada que parece quase desafiar (na verdade as segue) as regras férreas do segundo princípio da termodinâmica e da entropia. O homem, ao qual Deus deu o poder sobre o mundo (*Gênesis*), corrige essa desordem, impelido pela necessidade de dominação e pela necessidade de afastar a dor; mas, para essa correção que tende a transformar a selva num jardim, lança mão das tesouras de poda, cortando e produzindo feridas. Sua ordem é cruel e artificial, portanto frágil, e para se sustentar necessita de contínuas intervenções de reequilíbrio.

Este livro, dedicado à criação, centra-se, inevitavelmente, na prevenção: com relação às doenças, ao sofrimento, à desordem. Portanto, de algum modo, está em conflito com a naturalidade. Essas palavras são um convite à cautela para o leitor, que deve lê-las com prudência e não se deixar tomar pelos pensamentos do autor nem pela deriva cultural a que o mundo está sujeito. A aventura da paternidade e da maternidade, a aventura da criação e da educação, a aventura do desenvolvimento permanecem aventuras pessoais.

2. Vamos brincar de fazer previsões: será alto, será gordo, será inteligente, será menino ou será menina?

Deixando de lado a última, as outras são perguntas para as quais a resposta é relativamente simples. Trata-se, como se compreende facilmente, de condições genéticas (herdadas), poligenéticas e multifatoriais, ou seja, controladas por mais de um gene e parcialmente modificáveis pelo ambiente que, por sua vez, também é modificável.

Para começar, podemos nos perguntar: "com quem se parecerá?" E a resposta inevitavelmente será: "com os dois." Na realidade, todo filho é a mistura, em 50%, dos caracteres genéticos do pai e da mãe, e não somos nem mais, nem menos do que os nossos caracteres genéticos querem. Até o formato do rosto, que é a quintessência da imagem, obedece a essas regras; e a fisionomia vai se alterar com o tempo, pendendo entre a semelhança com o pai ou com a mãe, embora possa acabar se fixando em um dos lados.

Costuma-se dizer que os meninos se parecem mais com a mãe e as meninas com o pai: isso não é totalmente incorreto. Lembremos que o cromossomo X é de origem materna, e que o homem não possui um X complementar, mas apenas um mísero Y, portador de genes de descarte. Portanto, para todos os milhares de genes do cromossomo X, o menino, necessariamente, "se parece mais com a mãe", e forçosamente será filho mais da mãe do que do pai. Ao contrário, a filha, que na verdade não "se parece mais com o pai", ainda assim recebe os caracteres ligados ao cromossomo X em partes iguais do pai e da mãe, e é filha em igual medida de ambos. Sendo assim, é mais filha do pai se comparada com o menino. Isso a despeito da Lei Sálica — que excluía as mulheres do direito de sucessão ao trono —, que tanto mal causou à história do mundo.

Na verdade, existe, tanto para os meninos como para as meninas, um pequeno fragmento do patrimônio genético em que o pai nunca entra: há, de fato, alguns genes que não estão contidos no núcleo, mas sim imersos no citoplasma celular, contidos em alguns orgânulos, as *mitocôndrias*. O espermatozóide contribui com o zigoto somente para o núcleo, portanto, a herança mitocondrial (também denominada herança citoplasmática) é totalmente materna. Por suas dimensões, o fato tem um significado marginal, mais ideológico do que qualquer outra coisa. Trata-se de uma herança que se transmite de mulher para mulher (quando chega ao menino, ali pára, e com ele morre), como o bastão de uma corrida de revezamento. Estudando a hereditariedade citoplasmática concluiu-se pela unicidade da origem do homem e se atribuiu à África a origem da mulher. Eva negra.

No que se refere à *estatura* e ao *peso*, com inúmeras exceções, nos filhos ambos estarão numa posição intermediária entre os da mãe e os do pai, "normalizados" em função do sexo. Quanto à estatura, a filha terá — com exceções e uma margem de erro de 8 cm a mais ou a menos — a média da altura dos dois genitores subtraída de 7 cm, ou seja: [(altura do pai + altura da mãe) : 2 – 7]; o filho terá a mesma média, acrescida de 7 cm.

Para o peso não podemos ser igualmente precisos (sabemos também que o peso da mãe tem influência maior do que o do pai); todavia, estamos (quase) certos de que o filho de dois magros não se tornará gordo e que o filho de dois gordos dificilmente será magro.

Os caracteres genéticos que condicionam a altura não são bem conhecidos: entre eles há certamente aquele que codifica o hormônio do crescimento e aquele que codifica os receptores do fator do crescimento; além deles há, quase certamente, os genes que codificam a qualidade dos tecidos conectivos (as doenças genéticas dos tecidos conectivos frouxos se caracterizam por alta estatura ou síndrome de Ehlers-Danlos), os que regulam o amadurecimento sexual (quanto mais tardio o amadurecimento, maior será a estatura), e assim por diante.

Dos genes que condicionam o peso, conhecemos apenas um, o gene *ob*, que codifica um mensageiro, a *leptina*, que regula o apetite em função inversa à quantidade de gordura acumulada; certamente estão envolvidos muitos outros mediadores, como, por exemplo, os que codificam o receptor celular da insulina, a própria insulina.

Tanto altura quanto peso dependem muito dos fatores ambientais e particularmente da disponibilidade de alimento. É exemplar a história dos membros da tribo dos Pyma, índios das pradarias que, passando à vida sedentária e esquecendo a fome crônica de seu povo, desenvolveram uma obesidade (e posteriormente diabetes) que atingiu grande parte da população. Por outro lado, todos conhecemos a história do incremento de altura (a tendência secular) que se conseguiu, em poucas décadas, nas novas gerações dos países que se tornaram ricos mais recentemente. Nos países pobres, ao contrário, a natureza trata de reajustar o sistema do hormônio do crescimento e de seus receptores, limitando o crescimento da altura em favor da eficiência física como um todo.

A genética da *atopia* ("a constituição alérgica") está entre as que foram mais bem estudadas. A lista dos genes que controlam a atopia talvez seja maçante, mas não podemos deixar isso de lado, pois pode dar uma boa idéia da complexidade do problema, além de justificar plenamente o fato de se colocar essa condição entre as doenças poligênicas multifatoriais.

Os genes que controlam sua expressão estão localizados no cromossomo 5: um deles é um gene que controla o receptor celular para as imunoglobulinas da alergia, que se chamam IgE; o outro é um gene que controla a musculatura bronquial, que predispõe à asma. Outros genes estão localizados no cromossomo 11: o gene que codifica a produção das IgE e o gene que, analogamente a um dos genes no cromossomo 5, é responsável pelo controle da musculatura circular dos brônquios. Além disso, há um *supergene* contido no cromossomo 6 que regula a predisposição à vulnerabilidade mais para um do que para outro alérgeno. Por fim, há o gene responsável pelo eczema, que está contido no cromossomo 15. Eu disse "por fim", mas na realidade os genes conhecidos que codificam as principais doenças alégicas, a asma e a dermatite atópica, são bem mais numerosos, e os genes que controlam a asma (e a sensibilidade brônquica) são em grande parte diferentes daqueles que controlam a dermatite atópica e a hipersensibilidade cutânea.

Apesar dessa complexidade, que faz das doenças atópicas uma condição bem diferente do "tudo-ou-nada", podemos efetuar previsões razoáveis: podemos prever que o filho de um atópico tenha cerca de 30% de probabilidade de ser atópico, e que o filho de dois atópicos tenha cerca de 60% de probabilidade de sê-lo. Números que não concordam totalmente com as leis de Mendel (justamente porque se trata de uma condição multifatorial), mas que indicam uma transmissão de tipo "prevalentemente" dominante.

Para a atopia, a história pessoal também tem quase o mesmo peso que a constituição genética: o encontro com as infecções — com os alérgenos ambientais — no primeiro ano de vida, o fato de o indivíduo ter ou não recebido leite materno, de a mãe ter fumado durante a gravidez, e de ele ter fumado quando adulto, modificam bastante a história natural do atópico.

Nesses casos, a possibilidade de atos de prevenção é maior do que para a obesidade: a mãe abster-se de fumar já na gravidez, o aleitamento materno e a proteção contra o ácaro, presente no pó da casa, no primeiro ano de vida são comportamentos "de saúde" que valem para todos, e quase obrigatórios numa situação de risco familiar significativo para a atopia.

Mais difícil, aliás quase perigoso (para o autor), é enfrentar o tema da *inteligência*. Esse é um tema que divide ideologicamente a população (e também os formadores de opinião), pois parece escandalosa a simples idéia de que a inteligência, uma função superior, seja um caráter constitucional que possa ser herdado; com muito mais razão se dissermos que se podem encontrar diferenças (de poucos pontos) na média do QI (quociente de inteligência) entre uma raça e outra. É preciso atentar que a média é um fato estatístico, não um fato pessoal; se os italianos, na média, são mais baixos que os suecos, isso não significa que não haja italianos muito altos e suecos muito baixos.

Não vou entrar no mérito desta questão, que é bem pouco relevante, a não ser para tratar de um princípio subjacente a essa polêmica: a inteligência é uma função mensurável? Não tenho muita dúvida de que a inteligência, como o peso, a altura e a cor da pele, seja uma função mensurável, até, paradoxalmente, por causa da ausência de uma definição precisa da inteligência. Assim como para o peso e para a altura, para a inteligência também entram em jogo fatores ambientais, não genéticos (a fome, a carência de ferro, a qualidade e a quantidade do estímulo cognitivo e psicoafetivo e outras coisas ainda), mas simplesmente não dá para imaginar (ou seja, seria incoerente com o estágio do conhecimento) que os caracteres genéticos não tenham nada a ver com isso.

Infelizmente, gene e ambiente não raro caminham na mesma direção, formando uma aliança perversa quando o déficit intelectual dos pais se alia à miséria econômica e cultural; portanto, é fácil uma criança herdar concomitantemente uma inteligência pouco brilhante e uma situação familiar de privações. No entanto, uma intervenção educacional externa precoce, nessas situações, pode melhorar nitidamente o desempenho intelectual. Estimativas confiáveis avaliam em 60% a contribuição da hereditariedade e em 40% a contribuição do ambiente.

A inteligência de que estamos falando é a expressada por uma medida, o quociente de inteligência ou QI, o qual é a relação entre o número de "testes" de inteligência (e não de conhecimento) que um sujeito adulto acerta em relação à média. Fazendo este quociente corresponder a 1,00, a distribuição da inteligência "normal" coloca-se entre 0,70 e 1,40. Na criança, substitui-se o QI pelo QD, ou quociente de desenvolvimento, que leva em conta a idade. O QD e o QI mantêm-se significativamente estáveis em todo indivíduo.

Fortes indícios sugerem que inúmeros genes implicados no QI estariam colocados no cromossomo X. O QI, portanto, parece transmitir-se de maneira "predominantemente" ligada ao cromossomo X. A inteligência materna, para o filho homem, então, seria mais importante do que a paterna (aliás, talvez o papel principal do pai, no que concerne à inteligência do filho, pudesse ser o de escolher uma mulher inteligente).

Mas a inteligência medida com o QI (um conjunto de habilidades lógico-intuitivo-dedutivo-matemáticas, cujo produto poderíamos considerar o "brilho" intelectual que pode expressar a rapidez de operação da "máquina-para-pensar", e que é um dos fatores principais do sucesso escolar e acadêmico) não é a única dimensão da inteligência, e talvez nem a mais importante. Na realidade, não há pensamento forte, não há memória, não há determinação, não há sequer sentido, se faltar algo mais vivo, que está por trás do recurso ao raciocínio e à decisão, sustentando-os.

E esse aspecto não é fácil de ser definido: poderia identificar-se com as motivações, com os afetos, com as "pulsões"; mas também com a capacidade de dar uma colocação a si próprio no mundo.

Estas funções da inteligência são indicadas em seu conjunto como "inteligência emocional": a capacidade de interpretar os sentimentos dos outros e expressar os próprios por meio de sinais não-verbais; de captar e interpretar os sinais de perigo que provêm do ambiente; de finalizar as próprias ações segundo programas, talvez inconscientes mas coerentes, adequados à pessoa e às circunstâncias; de reconhecer em si próprio as motivações para as escolhas de qualquer tipo e de permanecer-lhes fiel; de estabelecer uma relação empática com os outros e viver numa situação não-conflitual consigo próprio; de saber dar ajuda e adquirir confiança; de saber transitar entre as hierarquias sociais e os afetos; de saber negociar. São, todas elas, capacidades que dão sentido ao pensamento, justificação aos atos e sabor à vida. Essas capacidades são apenas parcialmente correlacionadas ao QI.

Há outra qualidade que não está desvinculada das que acabamos de mencionar: a capacidade de pensamento positivo (que de algum modo se identifica com a capacidade de ficar contente, ou melhor, de ter uma atitude otimista para com a vida), que condiciona fortemente a motivação e a capacidade de escolha, de "fazer a coisa certa". Também essa é herdada; é igual (80% de correlação) nos gêmeos monozigotos; é constante ao longo da vida; é independente de seus acontecimentos. Em última análise, é o traço herdado mais relevante, mesmo para os que desejam falar exclusivamente em termos de "sucesso" (o que é realmente demasiado simplificador), e, no fundo, poderia responder indiretamente à pergunta (que ninguém se põe, porque cada qual dá a resposta como óbvia) sobre se o filho que vai nascer será "simpático".

Todas essas qualidades — a qualidade de estar bem, a qualidade de saber ser conveniente, a qualidade de "estar no mundo", de decidir logo e bem, de escolher os amigos e o(a) namorado(a), de não se deixar desanimar, de saber esperar — podem ser reconduzidas a moléculas? Sem dúvida, e temos aqui os neurotransmissores: em primeiro lugar as aminas biogenéticas, que controlam "o sistema de valores": a dopamina, a molécula que se lança em busca do novo; a serotonina, a molécula do medo e da tristeza; a noradrenalina, a molécula da recompensa.

E depois temos as endorfinas (as morfinas endógenas), as moléculas da euforia, que interagem com a dopamina sobre os próprios neurônios e que reduzem a sensibilidade à dor junto com as encefalinas. E também existem os hormônios, primeiro entre todos o cortisol, que modifica a sensibilidade dos receptores neuronais, os hormônios sexuais, os neuro-esteróides, produtos das células da glia cerebral, que por sua vez interagem com o GABA, a adrenalina, e assim por diante. Como podemos compreender, nem se pode cogitar que um único caráter genético possa agir sobre todas essas funções moleculares, e certamente esse "gene da felicidade" é resultado de uma cooperação entre muitos genes: ainda assim, uma maior ou menor harmonia (palavra que costuma surgir até em excesso de minha caneta ou de meu computador) em todo esse "concerto" de moléculas possui uma base genética forte que não poderá ser desconsiderada.

Mas tudo isso não é "destino". Tampouco "os genes da felicidade", os "genes da inteligência social", os "genes do QI" bastam sozinhos para controlar as respectivas funções. Para cada um deles, há a influência de eventos, encontros, pessoas que, especialmente no primeiro ano, na primeira infância, na idade do desenvolvimento, mas mesmo depois, sempre e para sempre, ao longo da vida toda, contribuem para a "educação" do indivíduo e para a formação da personalidade.

Vai fazer xixi na cama? Bem, se a mãe ou o pai quando crianças tiveram esse problema, é bem provável que ele (ou ela) também o tenha, pois essa também é uma característica hereditária. Aliás, há pelo menos três genes bem mapeados, um no cromossoma 12, um no cromossoma 13 e um no cromossoma 8. Mas há probabilidade de que ele molhe a cama ainda que nenhum dos genitores tenha tido esse problema, pois a *enurese* não é uma só, há pelo menos três delas, uma das quais não é hereditária ou, pelo menos, é menos hereditária que as outras duas. Na verdade, é um problema comum (de 3 a 4% das crianças da escola primária sofrem com esse problema); mas esse é um distúrbio passageiro, que pode ser resolvido. Não, a genética não é propriamente um "destino".

Quanto ao sexo, ele não representa a surpresa do parto, já que podemos identificá-lo com certa segurança numa ultra-sonografia muito antes da 21ª semana, idade em que habitualmente fazemos o "exame" ecográfico ou ultra-sonográfico mais acurado para excluir más-formações maiores. De todo modo é um elemento imprevisível no momento da concepção.

A "escolha" do sexo no início da vida gestacional não depende da hereditariedade, mas do "sexo" (menino-menina) do espermatozóide fecundador, portanto do acaso, embora haja "famílias de meninos" e "famílias de meninas" em que o destino parece teimar sobre um único sexo. De fato não podemos sequer afirmar que seja realmente um evento totalmente fortuito. Se assim fosse, teríamos o mesmo número de homens e de mulheres; no entanto, temos cerca de 1.006 meninos para 1.000 meninas, e isso porque os espermatozóides "meninos" (que contêm como cromossomo sexual o Y) são mais rápidos que os espermatozóides "meninas" (com o cromossomo X). Por outro lado, há condições em que o excesso de meninos é ainda maior, como as de guerra (atividade sexual intensificada? Maior proximidade entre inseminação e ovulação, portanto com prêmio para os espermatozóides "meninos", mais rápidos embora menos resistentes, ao passo que uma atividade sexual mais espaçada premiaria os espermatozóides "meninas", mais lentos mas de vida mais longa? Entretanto, ninguém tem certeza de que as coisas ocorram dessa forma).

3. À espera da concepção: temos de fazer alguma coisa?

Sim, claro.

Antes de mais nada, temos de ter certeza de que tomamos a vacina contra a rubéola. Quase todas as meninas foram vacinadas; mas ainda há um certo número de mulheres que, por um ou outro motivo, deixaram de fazê-lo. Algumas acreditam que já tomaram a vacina, mas não encontram o atestado; outras crêem que tiveram a doença, mas dificilmente estão certas disso, porque a rubéola é uma doença de que, em geral, não nos apercebemos, ou que se confunde com outros pequenos exantemas, e que deixa poucas lembranças. Uma dosagem de anticorpos é possível; na incerteza é muito melhor repetirmos a vacinação (repetir a vacinação, mesmo tendo tido a doença, não é nocivo).

Além disso, é necessário saber se a mulher é portadora de doenças (a diabetes, por exemplo) que facilitem as más-formações. Uma mulher diabética pode ser mãe com toda a segurança, mas é oportuno que seu equilíbrio glicêmico seja controlado de perto, desde antes da gravidez.

Além disso, a mulher deve se fortalecer com vitaminas. É certamente o procedimento menos notório e um dos mais importantes. Tomar ácido fólico em época de pré-concepção diminui pela metade o risco de más-formações mais severas, as que prejudicam o sistema nervoso. É quase certo (as observações ainda aguardam confirmação) que tomar um polivitamínico também permite a redução de outras más-formações, como as cardíacas. O risco de malformação é baixo, mas certamente não é inexistente. Portanto, o melhor é evitar problemas. Ah!, eu ia esquecendo: o ácido fólico durante a gravidez reduz também o risco de leucemia na criança.

Mas voltaremos a esse assunto brevemente.

3
A GRAVIDEZ

1. A fecundação e a nidação

A fecundação é fruto de uma competição e do acaso. O óvulo, que o ovário libera todo mês, é uma célula peculiar; contém um patrimônio cromossômico dividido ao meio: não 23 pares de cromossomos, mas 23 cromossomos individuais, escolhidos ao acaso dentro de cada par. Do ovário, o óvulo cai na trompa e ali, durante a breve (mas para o óvulo, que é muito pequeno, bastante longa) viagem rumo ao útero, é interceptado por uma fileira de espermatozóides, que são as células seminais masculinas, móveis, velozes, dotados de uma cauda longa e de alta mobilidade, cada qual em competição com o outro para se apossar do óvulo e "penetrá-lo". Lembra-nos a diligência perseguida pelos índios em *No tempo das diligências*, a emboscada à carruagem com o ouro dos impostos na floresta de Sherwood ou, mais propriamente, as núpcias aéreas da abelha-rainha.

Os espermatozóides, assim como o óvulo, são dotados de um patrimônio cromossômico dividido ao meio (um cromossomo para cada um dos 23 pares); aparentemente são iguais entre si, mas na realidade cada um deles contém um material genético diferente, fruto de quase um milhar de combinações possíveis.

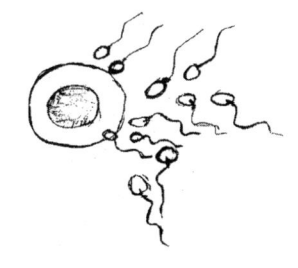

Metade desses espermatozóides são "masculinos" (aqueles com o cromossomo Y); a outra metade são "femininos" (aqueles com o cromossomo X). Esses espermatozóides estão competindo com o tempo (para que o óvulo não envelheça) e competindo entre si: apenas um conseguirá penetrar no óvulo e fundir-se com ele.

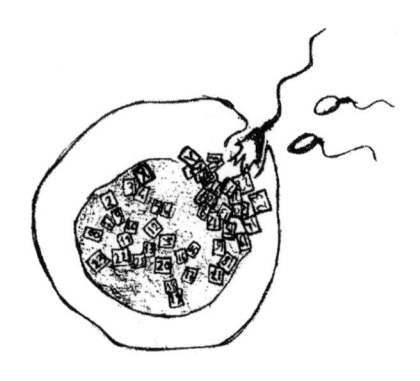

Quando isso acontecer, as duas metades de patrimônio cromossômico vão formar um único e não-repetível patrimônio cromossômico, novamente completo, composto de 23 pares reconstituídos, metade vindos da mãe (o óvulo) e a outra metade do pai (o espermatozóide sortudo). Ao redor do núcleo, composto pelo DNA dos dois genitores, constitui-se um manto citoplasmático totalmente derivado do óvulo: e com este novo ser unicelular, que se chama *zigoto*, isto é, "reunido", a viagem começada pelo óvulo prossegue até se situar na mucosa uterina, espessa e rica de vasos.

2. O desenvolvimento do embrião no primeiro trimestre

2.1. A ontogênese recapitula a filogênese

Nessa mucosa, o zigoto cava uma toca para si e começa a crescer. Inicialmente ele se duplica, depois se quadruplica, multiplicando-se até se tornar uma minúscula amora (uma *mórula*) com dezesseis células. Desse momento em diante os "genes arquitetos" começam a dar-lhe forma, um alto e outro baixo, um para a frente e outro para trás, uma cavidade interna (um pequeno estômago, uma *gástrula*). Depois, aos poucos, uma individualidade e uma forma mais precisa, no princípio a de um filé de pescada (na terceira semana), posteriormente a de um tubo dividido em segmentos que lembra uma centopéia (quarta semana), mais tarde um crocodilo com uma longa cauda, depois um quadrúpede com uma grande cabeça, com órgãos inicialmente rudimentares e em seguida cada vez mais perfeitos e diferenciados. É especialmente na sexta semana que se aperfeiçoam a estrutura e a função do encéfalo, já em conexão com os olhos, com a boca e com os membros superiores, todos em formação; na semana seguinte aparecem os membros inferiores; na oitava semana o embrião tem os órgãos internos em funcionamento e assumiu finalmente uma forma "humana" miniaturizada com menos de três centímetros. Somente após a oitava semana começam a se definir os caracteres sexuais, junto com o início do funcionamento do sistema hormonal.

"A ontogênese recapitula a filogênese." Este aforismo, o tempo todo reverificado, é fundamental para quem procura uma lógica, um desenho, uma sintaxe, nas manifestações da natureza. O aforismo significa que o que ocorre durante o desenvolvimento de todo ser vivo resume, em poucas semanas, o acontecido no decorrer de toda a evolução; isto é verdadeiro especialmente para o homem, que na fase de embrião representa a síntese da evolução.

Percorremos as etapas do desenvolvimento do embrião humano. Inicialmente uma ameba, depois, sucessivamente, uma medusa, uma centopéia, um peixe, um réptil, um anfíbio, um mamífero. Da terceira à quarta semana respira com arcos branquiais, tem dois rins parecidos com os dos peixes, e uma longa cauda. Depois, ao cabo de mais ou menos duas semanas, os rins são substituídos por rins mais complexos (rins de mamífero), a cauda se encolhe, formam-se os membros, estrutura-se a fisionomia. No encéfalo vão se sobrepondo (de verdade, pois os cérebros mais recentes encapsulam os cérebros mais antigos) e cooperando entre si o cérebro do réptil, o do mamífero inferior (o córtex do arquipálio) e o do homem (o córtex do neopálio), um complementando o outro.

Tudo isso é regulado por genes operadores que, em determinados momentos do crescimento, entram em atividade. Alguns deles posteriormente vão se desativar e serão substituídos por outros em tarefas similares mas diferentes, cada vez mais finas, numa ordem que repete, justamente, a seqüência na qual os diversos seres vivos, desde a ameba até o homem, compareceram na face da Terra.

1º dia 2º dia 3º dia 4º dia

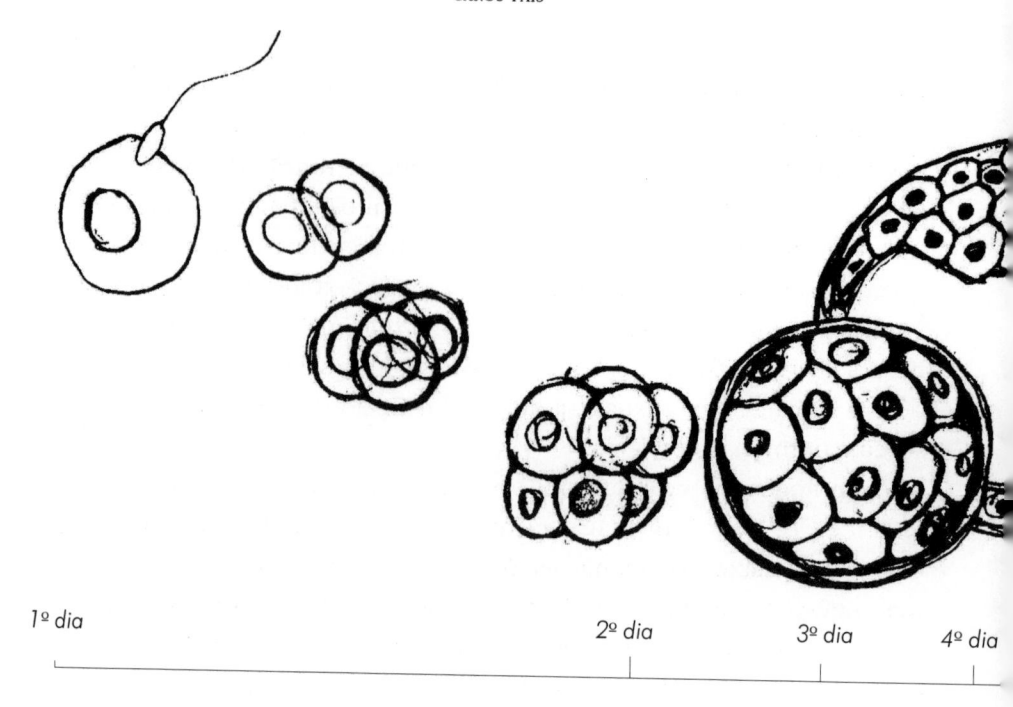

Nesse ínterim, *a coisa* saiu da toca que havia cavado logo que alcançou o útero e construiu para si uma casa, ou melhor, uma piscina: um saco amniótico que aos poucos foi se enchendo de um líquido no qual ela pode nadar, um líquido que pode beber, e em que também pode fazer um xixi transparente como água. Para as trocas com a mãe, o embrião também construiu um instrumento engenhoso, a *placenta*, através da qual pode receber — sem que seu sangue se misture com o da mãe — oxigênio, açúcar, sais, proteínas, minerais e, no último período da gravidez, também aqueles anticorpos maternos que deverão protegê-lo no momento em que ele vier à luz.

Há um bom tempo deixou de ser um zigoto e agora chama-se *embrião*. A precisão com que o embrião se autoconstitui tem um quê de milagre. E um complemento desse milagre arquitetônico é constituído

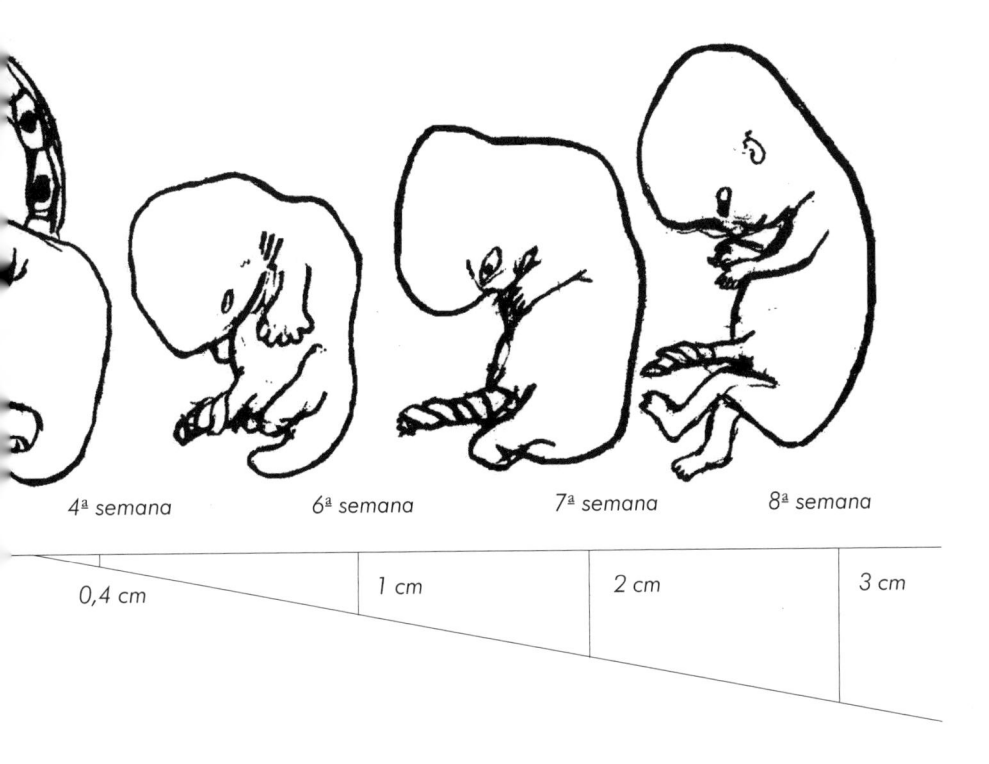

4ª semana	6ª semana	7ª semana	8ª semana
0,4 cm	1 cm	2 cm	3 cm

pelo milagre biológico, que consiste no fato de se tratar de um verdadeiro transplante, perfeitamente tolerado, salvo alguns distúrbios que a mãe pode sofrer. Essa simbiose entre mãe e feto durará 38 semanas; ao final desse período a placenta iniciará um processo de involução, de envelhecimento, e haverá sinais partindo (de onde?) para fazer que a gravidez cesse e se inicie o parto.

Os três meses iniciais constituem o período embrionário: são os meses da "morfogênese", isto é, da produção das formas, da estruturação dos órgãos. No final de três meses (12ª semana) a morfogênese está completa e o produto da concepção é perfeito; já não se fala mais de embrião, mas de *feto*. Durante esse período, eventos externos podem perturbar a precisão microscópica da composição e produzir más-formações. Outras más-formações podem ser induzidas por erros de leitura do projeto de construção por parte dos genes arquitetos: são más-formações geneticamente determinadas. Mais freqüentemente, uma malformação ocorre pela presença de um fator genético de predisposição juntamente com alguma condição desfavorável que se verifica no ambiente no qual o embrião cresce.

De todo modo, no final do primeiro trimestre de gravidez o organismo é quase perfeito, e a maioria das más-formações já se manifestou. Para o cérebro, o aperfeiçoamento estrutural e funcional é mais lento; o revestimento mielínico das fibras nervosas só terá início no quarto mês; a arquitetura em camadas celulares do córtex ocorrerá no final do sexto mês; as circunvoluções cerebrais e a arquitetura da retina se completarão no final do sétimo; até essa idade, portanto, há possibilidade de erros de formação à custa do encéfalo.

2.2 A história peculiar de um sistema que nunca pára de se modificar: o sistema nervoso

O sistema nervoso tem uma característica peculiar: enquanto as outras células do organismo têm uma forma que está entre a esfera, o cubo e o poliedro, as do cérebro têm forma por vezes de uma árvore, por vezes de uma moita: caracterizam-se portanto por inúmeras e longas ramificações, os *dendritos* (*dendron*, em grego, significa árvore), por meio dos quais cada neurônio se relaciona com outros neurônios, recebendo e transmitindo excitações. Além disso, em muitos neurônios há um ramo principal com vários centímetros de comprimento (o que é uma enormidade; basta lembrar que o diâmetro do corpo de uma célula, mesmo o de uma célula nervosa, é de uma dezena de mícrons, isto é, um centésimo de milímetro), o *axônio*, que pode se conectar com outro neurônio distante ou com um órgão periférico: uma fibra muscular, um cone ou um bastonete da retina, uma célula glandular, etc.

Compreende-se de imediato que, por esses caminhos, o sistema nervoso, por assim dizer, "sente", "reflete" e "comanda". Como consegue fazer essas coisas é quase impossível se descrever, e é tema de um ramo inteiro da ciência, a neurociência, aliás as neurociências, e de uma metaciência, a neurofilosofia. Neste livro nos maravilharmos é o bastante.

Maravilharmo-nos (mais uma vez!) pelo modo com que essa máquina do pensamento consegue se estruturar, pelo modo como cada neurônio consegue se conectar com o neurônio certo, pelo modo como cada axônio consegue encontrar a sua célula-alvo.

Todo contato de um dendrito ou axônio com um neurônio ou outra célula-alvo chama-se *sinapse* (que significa, justamente, "contato") que, por sua vez, é uma microestrutura complexa, perfeitamente econômica e eficiente. Pois bem, se temos 30 mil genes, também temos 10 bilhões de células nervosas e 10 trilhões de sinapses. É certo que não temos genes suficientes para controlar *todas* as sinapses; e também é certo que *cada* sinapse tem um valor específico na organização da inteligência. Certamente as células nervosas também, com seus dendritos e axônios, ao migrar e se conectar, obedecem aos arquitetos, aos operadores, às moléculas de adesão de que falamos para os outros órgãos. Além disso, existem alguns genes específicos (conhecemos ao menos seis deles) que guiam a migração dos neurônios e cujo defeito produz más-formações específicas. Mas, além disso, temos dois fenômenos gerais, fundamentais e portanto fáceis de serem entendidos, que são os grandes reguladores da estruturação e da função do encéfalo, e que nos fazem vislumbrar as bases daquele grau de liberdade (de casualidade) a mais que o cérebro oferece ao homem: o darwinismo neuronal e a plasticidade do sistema nervoso. Descrevê-los é coisa rápida.

Darwinismo neuronal. O número de neurônios que produzimos é, não raro, excessivo em relação ao que precisamos; de modo que, a certa altura do desenvolvimento pré-natal, muitos deles, os que não encontraram "o seu caminho", morrem "de morte programada" (uma espécie de suicídio que se chama *apoptose*). Assim como para os espermatozóides, a natureza premia os mais habilidosos e os com mais sorte. Os circuitos neuronais que derivam daí, mesmo não sendo casuais, serão, todos eles, imprevisíveis. Mesmo indivíduos geneticamente idênticos (os gêmeos univitelinos) não terão circuitos idênticos: serão diferentes já no nascimento, porque já no nascimento têm uma história própria que, mesmo em parte mínima, se deve ao acaso.

Plasticidade neuronal. Trata-se de um aspecto particular do darwinismo: o exercício fortalece a função (e a estrutura); funções (e estruturas) não exercidas se perdem. Se um olho for tapado desde o nascimento,

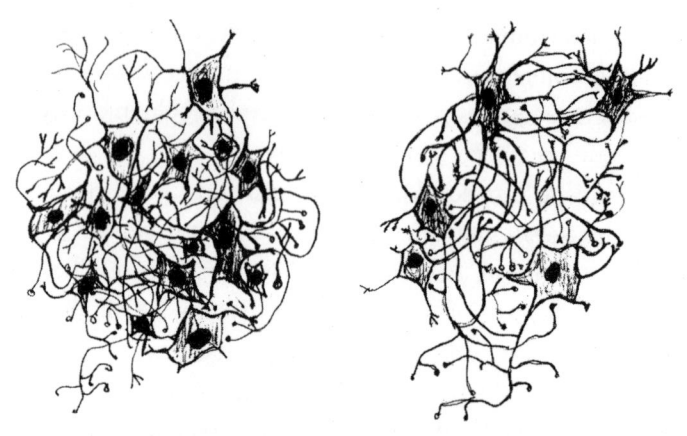

O darwinismo neuronal: morte seletiva do excesso de neurônios.

as estruturas cerebrais às quais os sinais desse olho seriam transmitidos simplesmente não se estabelecem. Ademais, mesmo que o olho seja tapado mais tarde, ou ainda, se for pouco utilizado, por um defeito de refração, as estruturas se desfazem. Enquanto o fenômeno da morte neuronal programada diz respeito à vida fetal, o fenômeno da plasticidade neuronal se mantém por toda a vida (mas começa desde o útero): é o fenômeno no qual se baseia o aprendizado.

Após o nascimento, o *darwinismo* já não diz respeito à célula toda, mas somente às sinapses: anulam-se as sinapses não utilizadas, e fortalecem-se as sinapses mais utilizadas. Este fenômeno recebe o nome de *pruning* (poda); mediante essa poda das redundâncias, a linguagem intraneuronal torna-se possível; passa-se de uma Babel a um falar "sensato". Embora não haja somente sinapses se apagando, mas também novas sinapses se acendendo, no conjunto o sistema tende a economizar cada vez mais, rumo à simplificação. A perda de conexões é muito maior que a criação. Assim, o pensamento (e também movimento) toma seus caminhos, define seus percursos (adquire o esquema corpóreo, reconhecem-se as pessoas e as coisas, instalam-se os reflexos condicionados, nascem as lembranças, as associações e os sentimentos, constrói-se o Eu).

Se o encéfalo continua seu desenvolvimento — que é tanto micro como macroestrutural — durante toda a gravidez (por exemplo, as circunvoluções cerebrais que expressam a expansão da "matéria cinzenta" estruturam-se no segundo e no terceiro trimestre da gravidez), não surpreenderá o fato de que, à diferença dos demais órgãos, más-formações cerebrais podem verificar-se mesmo depois do primeiro trimestre.

Além disso, está provado que, no segundo e especialmente no terceiro trimestre, fatores exógenos (a má nutrição fetal, o álcool, o fumo, o parto prematuro, a disponibilidade de oxigênio e de glicose, provavelmente até o estresse) podem interferir na microarquitetura e no "trânsito" dos neurônios, dos dendritos e das sinapses, com efeitos mensuráveis sobre o aprendizado e o comportamento pós-natal. É provável, por exemplo, que nessa fase do desenvolvimento intervenham os desvios estruturais que estão na base do mais grave distúrbio de desenvolvimento da consciência, ou seja, o autismo, bem como dos distúrbios mais comuns que interferem no rendimento escolar: a desatenção, a hiperatividade, a dificuldade de leitura e de escrita disléxicas e a dificuldade de cálculo. Todos esses distúrbios são muito comuns (até dez vezes mais) no sexo masculino do que no feminino: isto se deve provavelmente à exposição à testosterona no útero.

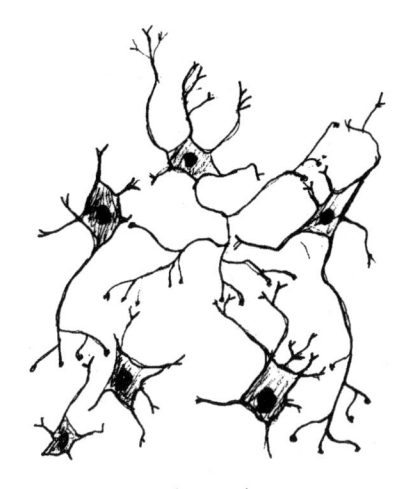

O *"pruning"*: a seleção das sinapses.

2.3. Outro sistema sempre aberto: o sistema imunitário

Há outro sistema da mesma importância, quase da mesma inteligência e complexidade que o sistema nervoso, com predisposição para o aprendizado, para a consciência do mundo: o sistema imunitário. Do mesmo modo que o sistema nervoso, sabe reconhecer o mundo exterior, reelaborá-lo em "mapas" dentro de si próprio e organizar comportamentos para se adaptar. Só que, no lugar de reconhecer "coisas", reconhece moléculas; reconhece o substrato material, mas invisível, do mundo que nos cerca. Ao mesmo tempo, aprende a reconhecer o próprio ser e a distinguir seu ser do que não é.

Se a célula-tipo do sistema nervoso é o neurônio, a célula-tipo do sistema imunitário é o *linfócito*. Se os neurônios apresentam grandes diferenças entre si por causa da forma, de sua localização e das substâncias usadas na transmissão do estímulo, os linfócitos, só aparentemente todos iguais, são bastante diferenciados por função, duração de vida, receptores (os receptores são "as sinapses dos linfócitos", sensores com os quais se comunicam entre si e com o resto do mundo). Sem nos aprofundar na rede das interações entre os linfócitos (chama-se justamente assim, "a rede de Jerne" — do nome daquele que a imaginou e descreveu —, e em muitos aspectos é parecida com a rede neural, só que não é estruturada, porque os linfócitos são livres, sem suporte), diremos apenas que cada "estirpe" (cada "clone") de linfócitos sabe reconhecer um só tipo de molécula ou sabe produzir um só tipo de resposta a uma determinada molécula, e cada clone se fortalece (se multiplica) ou se extingue conforme estimulado, com maior ou menor freqüência e vigor. Dessa forma, o sistema imunitário também constrói sua memória e com ela um conhecimento completo do mundo molecular com o qual estabelece contato. Como se percebe, o sistema imunitário tem as mesmas características de plasticidade e de relativa imprevisibilidade, que se baseiam nos mesmos princípios do darwinismo neuronal (aqui também são destruídos todos os "clones" potencialmente nocivos e fortalecidos os clones e as interações mais utilizados). Enquanto o sistema nervoso vai conhecer o mundo do visível (ou melhor, aquela parte do mundo que pode perceber com seus sentidos), o sistema imunitário vai conhecer o mundo do invisível, o mundo molecular, através de seus específicos sistemas receptores.

O sistema imunitário, assim como o sistema nervoso, nunca pára de aprender. Quanto mais jovem, mais coisas aprende, mas conserva sua ductilidade até ficar velho. E já que a ductilidade é feita de conexões, que para o sistema nervoso também são estruturas, ambos os sistemas estão continuamente sujeitos a modificações.

Isso significa que se para os demais órgãos o final do período embrionário corresponde, aproximadamente, a uma quase maturidade estrutural, para os dois sistemas de aprendizado, nervoso e imunitário, isso não é verdade: e muitos fatores (dos quais já falamos, como álcool, o fumo, a nutrição, a infecção) podem influenciar seu desenvolvimento até o segundo e o terceiro trimestre da gravidez e, numa situação-limite, comprometer a própria gravidez.

3. O segundo e o terceiro trimestres da gravidez

Desde o final do terceiro mês, como dissemos, o produto da concepção já não se chama embrião, mas *feto*. Começa a segunda fase de desenvolvimento, na qual não se formam novas estruturas, a não ser a encefálica, e segue uma fase de crescimento e de maturação funcional. Entre os órgãos e os sistemas que mais criticamente amadurecem nesse segundo trimestre, além do encéfalo e do sistema imunitário, deve-se mencionar o pulmão. É a maturidade ou a imaturidade pulmonar, que se alcança por volta do final do segundo trimestre, que possibilita ou não a vida do feto.

O feto, a esta altura (24ª semana), pesa, em média, 1.200 gramas, e está apto a respirar e deglutir. Na verdade, se nascesse seria um recém-nascido de muito baixo peso, com possibilidade de morrer, mesmo numa incubadora. Entretanto, mesmo antes deste prazo, na 23ª, 22ª, e até mesmo na 21ª semana, a sobrevivência é possível. Na 20ª semana realiza-se o *check-up* principal: um cuidadoso exame ultra-sonográfico para evidenciar as eventuais más-formações (mas também para estudar os movimentos fetais), e a amniocentese, nas grávidas com mais de 35 anos, para interceptar eventuais erros cromossômicos.

Durante o segundo trimestre o feto ainda é pequeno, suas necessidades ainda são modestas e seu crescimento não encontra dificuldade.

Será no último trimestre, no decorrer do qual o feto alcança, em média, 3.500 gramas, que se instaurará um conflito entre dimensões do feto e dimensões do útero, entre necessidades do feto e capacidade da placenta; conflito que, como dizíamos, acaba produzindo — às vezes antes do termo, raramente após, em geral pontualmente, no findar da 38ª semana — o encaminhamento do parto.

4. Os riscos e os erros de percurso

A gravidez é um percurso difícil. Se outrora o parto era o momento mais crítico e mais perigoso da vida, agora que ele se tornou um evento hipercontrolado, com risco cada vez menor e monitorável quase momento a momento, podemos dizer que os verdadeiros riscos estão antes nos nove meses da *espera* do que naquele pequeno período que dura o nascimento.

4.1. O aborto do primeiro trimestre

Ocorre, quase sempre, devido a um erro cromossômico, isto é, a um defeito vital do embrião. Pode se dar também devido a um implante anômalo do zigoto (a gravidez extra-uterina, com evolução dramática) ou a uma "rejeição" imunológica. Raramente se deve a infecção. A infecção, se ocorrer, costuma prejudicar o embrião sem matá-lo, e o faz até depois do terceiro mês.

4.2. As causas das más-formações

Se pensarmos na complexidade dos órgãos, na rígida conjunção necessária para sua formação, e nos inúmeros fatores de crescimento geral e local implicados, deveríamos antes nos surpreender com a relativa raridade das más-formações do que com seu ocasional aparecimento.

Na sabedoria popular, até as emoções fortes ou os pequenos desejos podem causar más-formações mais ou menos relevantes. Não há nada de absurdo nessa crença, ao menos em parte; os fatores do estresse materno, de fato, podem produzir estresse no embrião. Isso pode perturbar os sutis fenômenos moleculares antepostos ao desenvolvimento do programa genético. Certamente a obesidade, o diabetes, algumas carências vitamínicas e a alimentação materna inadequada favorecem o aparecimento de más-formações.

Mas, afinal, temos de dizer que este programa é muito "forte", e é capaz de agüentar os acidentes de percurso. Afinal, o percentual de más-formações maiores (cardíacas, renais, encefálicas, do tubo digestivo, dos membros, do palato) é da ordem de dez casos para cada mil nascimentos.

4.3. As infecções durante a gravidez

A demorada coabitação entre mãe e filho é em si milagrosa. De fato, a gravidez é um verdadeiro transplante alogênico absolutamente incompatível (mãe e filho, embora parecidos, são extremamente diferentes, e um transplante de medula mãe-filho precisa de um condicionamento imunológico aprimorado para vingar). Certamente alguma coisa acontece durante a gravidez que permite à mãe "tolerar" o incômodo e amado transplante à custa de sua competência imunológica, a qual é temporariamente deprimida, ao passo que o embrião, ao menos de início, não tem necessidade disso, porque, de todo modo, é imunologicamente incompetente. Essa depressão da imunidade, por sua vez, coloca a mãe em risco de infecção, ao passo que o embrião, imunologicamente incompetente como dissemos, fica praticamente à mercê de toda infecção que a mãe não tiver condições de controlar.

Na realidade, o risco infeccioso hoje está reduzido a pouca coisa, ainda que, com o decorrer do tempo, à medida que a segurança da gravidez foi aumentando e que os incidentes foram se transformando em exceção, a atenção para esse problema, assim como em relação a toda ocasião, possibilidade e dever de intervenção, foi se acentuando.

As doenças em questão podem ser divididas em dois grupos.

No primeiro grupo temos de registrar, historicamente, algumas doenças agudas, bastante difundidas, habitualmente brandas (rubéola, toxoplasmose, infecção por citomegalovírus), que a maioria das mulheres já teve antes da gravidez, estando assim imunizadas. Mas se essas doenças atingirem a mulher durante a gravidez, têm uma alta probabilidade de prejudicar o embrião. A estas acrescentam-se, como causa rara de doença do embrião, a parvovirose, varíola, parotidite, vírus *influenziae*, infecção por vírus herpético.

Ao segundo grupo pertencem algumas doenças crônicas de incidência muito menor, de pouca expressão clínica (em ordem histórica: sífilis, hepatite B, hepatite C, aids), em geral já presentes na mãe no início da gravidez e de possível transmissão "vertical", de uma geração para outra. Costumeiramente (à exceção da sífilis), não causam doenças no embrião ou no feto, mas se desenvolvem na vida pós-natal.

Todas essas doenças são de algum modo "interceptáveis".

Para a rubéola, a hepatite B, a caxumba e varicela há vacinas. Para outras doenças, tratam-se conjuntamente mãe e criança com antibióticos específicos. Para os filhos de mulheres não vacinadas que venham a adoecer de hepatite B antes ou durante a gravidez, existem procedimentos eficazes baseados na administração tanto da vacinação quanto dos anticorpos pré-formados (imunoglobulinas específicas) ao recém-nascido. Para a infecção por HIV (aids), que se transmite especialmente durante o parto ou após o parto, há uma série de precauções higiênicas, precedidas por um tratamento antibiótico da mãe que reduz o risco de transmissão da doença para pouco mais de 10%. O patrimônio vitamínico da mãe não é de pouca importância: a transmissão vertical do vírus verifica-se em cerca de 30% dos casos se houver uma situação de carência oculta de vitamina A, e em cerca de 10%, mesmo sem profilaxia antibiótica, numa situação de plenitude de reservas dessa vitamina.

4.4. Fármacos e gravidez

Uma trágica epidemia de más-formações, a *focomelia* (membros rudimentares, parecidos com os da foca), que só com grande intuição, paciência e coragem alguns médicos conseguiram relacionar à prescrição de um tranqüilizante, a talidomida, num momento muito preciso do desenvolvimento embrionário, fez que se vislumbrasse o risco de dano causado por fármacos para o embrião em desenvolvimento. Derivou daí uma correta, talvez até excessiva, atenção para o problema, que de um lado produziu uma espécie de farmacofobia durante a gravidez, e de outro, oportunamente, impôs aos laboratórios farmacêuticos uma experimentação sobre animais durante a gestação.

Em última análise, nunca se verificou que qualquer outro fármaco tenha o poder de malformação da talidomida; e só no que concerne a algumas substâncias de uso contínuo prescritas à mãe (particularmente antiepilépticos), observou-se um efeito pró-malformativo sobre o produto da concepção, efeito esse, aliás, muito mais brando do que o da talidomida. De qualquer modo, existe um prontuário atualizado dos fármacos potencialmente perigosos que deve ser consultado antes de se tomar ou prescrever algum medicamento durante a gravidez. Em geral, o risco, mesmo remoto, é mencionado na bula contida nas embalagens farmacêuticas.

4.5. Álcool, fumo e droga

Com bem maior freqüência que os fármacos, as drogas — mesmo as legais, como o álcool e o fumo —, se consumidas com freqüência, são prejudiciais para o embrião e o feto.

A *síndrome feto-alcoólica* é um exemplo não muito freqüente, mas típico, de dano por envenenamento crônico causado pelo álcool (são necessários 150 gramas por dia, o que corresponde a dez copos de vinho ou de quatro a cinco doses de bebidas de alto teor alcoólico), bastante parecido com o dano provocado por antiepilépticos: retardo do crescimento, defeito moderado da inteligência, fisionomia característica, incremento do risco de más-formações. Menos certa, porque corroborada apenas por pesquisas isoladas, a influência negativa (mais ou menos seis pontos de QI) de quantidades moderadas de álcool, com o qual, de todo modo, será bom ter parcimônia durante a gravidez.

Se a síndrome feto-alcoólica é, em geral, o resultado da pobreza e da falta de cultura, o dano causado pelo fumo materno ainda está muito disseminado e não poupa nenhuma classe social (embora as famílias mais cultas sejam "naturalmente" menos atingidas). Fumar de dez a vinte cigarros por dia dá margem a efeitos mais atenuados que os do álcool, mas estatisticamente bem mensuráveis: peso médio mais baixo no nascimento, nível de IgE (os anticorpos da alergia) mais elevado, maior incidência de doenças respiratórias e especialmente de asma, maior freqüência de distúrbios do comportamento, defeitos de aprendizagem, morte súbita. Essa lista pode parecer exagerada, quase inacreditável. Na realidade, nos últimos anos registrou-se um florescimento de pesquisas sobre os fatores de riscos na gravidez, entre os quais, mesmo com as devidas correções para o nível social, a idade, o número de partos e assim por diante, o fumo materno constitui, infalivelmente, o fator de maior risco.

O uso sistemático de heroína ou de opiáceos pode produzir um retardo do crescimento intra-uterino e uma síndrome de abstinência pós-natal, com irritabilidade e tremor, até culminar em convulsões.

4.6. O retardo do crescimento intra-uterino devido a causas útero-placentárias

Até o momento observamos que erros genéticos (doenças cromossômicas), infecções maternas, fármacos ou drogas podem perturbar qualitativa e quantitativamente o crescimento intra-uterino. Na maioria dos casos, no entanto, o RCIU, ou retardo do crescimento intra-uterino, não se deve a nenhuma dessas causas. Por motivos não especificados, no último trimestre de gravidez as trocas feto-placentárias podem ter uma queda de eficiência; a curva de crescimento do feto vai desacelerando, e o obstetra que controla o desenvolvimento fetal por medições ultra-sonográficas entra em alarme. Procura na gestante doenças que até aquele momento não haviam sido identificadas (uma infecção, diabetes, uma patologia renal); procura melhorar as trocas com alguns medicamentos; mas se o fenômeno não for controlável, decide interromper a gravidez antes que a má nutrição fetal cause estragos. Com efeito, a má nutrição intra-uterina produz um efeito muito peculiar, que tornaremos a encontrar mais tarde também na criança subalimentada após o nascimento: é como se o organismo revisasse seus programas de crescimento e os adaptasse às disponibilidades.

Não conhecemos bem todos os fatores que condicionam nossa estatura; conhecemos um pouco do sistema ligado ao hormônio do crescimento, que é o protagonista do controle da estatura após o nascimento. Sabemos também que, numa situação de má nutrição prolongada, este sistema de controle se auto-regula, não apenas desacelerando o crescimento em comprimento, mas modificando o programa todo, incluindo a estatura final.

No feto, o sistema que controla o crescimento é em parte diferente, mas isso não muda a essência das coisas: também no feto o sistema de controle se reajusta em função das disponibilidades. Se a má nutrição se prolongar muito, o reajuste será definitivo e mantido também no período pós-natal.

Com efeito, uma má nutrição fetal breve produz um recém-nascido de peso baixo para sua idade gestacional, mas que vai crescer rapidamente após o nascimento, se nutrido adequadamente. Se a má nutrição, porém, for demorada, o bebê terá um restabelecimento muito vagaroso, permanecerá sendo uma criança pequena e mais tarde se tornará um adulto baixo. Menos mal; se, ao contrário, a má nutrição se protrair muito, se ela tiver começado muito precocemente, antes que o feto tivesse condições de retocar seu plano de desenvolvimento, de readequar os recursos de modo a preservar seu órgão mais importante ("o seu ser", o cérebro), este também sentirá as conseqüências, e ao lado do retardo da estatura teremos um retardo psicomotor (e quando falamos de "retardo" é melhor dizer claramente que quase sempre se trata de um retardo irreversível).

As coisas não se dão de modo muito diferente com relação à intoxicação crônica por álcool ou numa insuficiência placentária grave.

4.7. O parto pré-termo e o dano cerebral por asfixia

A certa altura, o feto "decide" que é hora de vir à luz. Que é ele quem decide, parece coisa certa: determinadas lesões experimentais no cérebro do animal impedem que essa decisão seja tomada, e a gravidez pode se prolongar por prazos muito longos. A "decisão" costumeiramente é tomada alguns dias antes que o parto se inicie; parece verossímil que isso se deva ao chamado de um relógio biológico, ou à "sofreguidão" de uma vida de prisão, ou à insuficiência das trocas entre placenta e feto que o aumento de tamanho deste determina, ou por causa do conjunto desses motivos, ou de estímulos de outro gênero. De regra, como já vimos, isso se verifica por volta da 38ª semana, mas pode ocorrer depois ou antes disso, por vezes muito antes.

Um recém-nascido pré-termo, naturalmente, ainda não amadureceu todos os instrumentos necessários para uma vida autônoma; mas com a ajuda da tecnologia, da medicina e eventualmente da mãe (que pode ser uma "mãe canguru", disposta a ficar com a criança em contato com seu corpo, pele a pele: funciona melhor que uma incubadeira), pode conseguir, e em geral consegue, este amadurecimento.

Entretanto, o pré-termo, muito mais que o recém-nascido a termo, corre o risco de um dano neurológico causado por uma redução da entrada de sangue e de oxigênio em algumas áreas cerebrais. A falta de oxigênio leva à morte programada das células cerebrais (os neurônios) em algumas áreas cerebrais "críticas", situadas nas proximidades dos ventrículos cerebrais: disso pode decorrer uma "paralisia cerebral" (a denominada *paralisia espástica*), com ou sem dano para a inteligência, conforme sua extensão. O evento de que falamos se verifica em regra na época perinatal, e nem sempre é fácil definir se foi causa ou efeito do parto.

Antigamente, a causa principal de paralisia cerebral era o parto difícil com asfixia prolongada; tratava-se, na maioria dos casos, de recém-nascidos a termo, até porque os prematuros extremos não sobreviviam. Hoje a vigilância rigorosa — até instrumental — do parto, além do eventual e fácil recurso à cesariana, transformaram em exceção essas ocorrências para o nascido a termo: o trabalho de parto prolongado e a asfixia durante este trabalho e, por conseguinte, a mortalidade e a paralisia cerebral. Por isso, a quase totalidade das paralisias cerebrais diz respeito hoje aos prematuros extremos, os que nascem com um peso inferior a 1.500 gramas. Mas não é somente a possível falta de oxigênio que condiciona estes eventuais danos. É preciso recordar que a lenta migração e as conexões entre os neurônios ocorrem em larga medida na segunda metade da gravidez, e se compreenderá facilmente quantos são os fatores que podem nela interferir: as emoções, o sofrimento e o excesso de luminosidade. E talvez por isso os pequeninos amamentados nos seios maternos (a mãe-canguru) crescem melhor e com menos danos que aqueles amamentados na incubadora.

Como é fácil compreender, estamos diante de uma das contradições mais em aberto do progresso médico: de um lado, este permitiu "salvar" recém-nascidos que em outros tempos teriam sido considerados não-vitais e definidos como "abortados"; por outro lado, produz, em muitos desses pacientes, danos cerebrais que, justamente por causa da evolução dos tratamentos, desapareceram nos nascidos a termo. Note-se ainda que algumas sociedades permitem, também, a interrupção da gravidez por motivos às vezes bem menos graves do que os que mencionamos.

Esses eventos são parcialmente imprevisíveis (sofrimento fetal agudo), em parte previsíveis (identificação da "gravidez de risco"); em parte evitáveis (o tratamento da patologia responsável, a vigilância e o repouso da gestante de risco, a atuação das condutas de acompanhamento de pré-natal para a gestação de risco, o respeito à legislação do trabalho que protege a grávida); em parte podem ser enfrentadas desde o início (concentração dos partos de risco em unidades de terapia intensiva, cuidados obstétricos e neonatais tempestivos e adequados); em parte, num percentual cada vez menor, no entanto, permanecem fora das possibilidades de controle do sistema médico.

5. Patologia do embrião e do feto: podemos fazer alguma coisa?

Antes de mais nada deve ser dito que, hoje, a maioria dos nascidos com más-formações podem ser submetidos a cirurgia reparadora, amiúde perfeitamente satisfatória. Graves más-formações do palato, que podem implicar grandes alterações da aparência, além de alterações da sucção e da respiração, podem ser corrigidas até uma perfeita reconstituição estética e funcional. Ainda mais satisfatórias são muitas das intervenções no trato gastrointestinal, nas vias urinárias, no coração e no esqueleto. Com menos resultados satisfatórios, mas sempre com a possibilidade de dar "uma vida digna de ser vivida", pode-se intervir — em termos médicos, reabilitação reconstrutora — até no caso de más-formações mais severas ligadas ao tubo neural (defeito de soldadura, espinha bífida, hidrocefalia).

Já observamos que uma parte (mais da metade) das más-formações mais graves, as que atingem o sistema nervoso central, pode e deve ser prevenida — principalmente hoje que a maioria das gestações é programada — mediante a administração de ácido fólico, que deve ser iniciada algumas semanas antes da fecundação. Esse, evidentemente, é um problema primário de saúde pública e de educação sanitária, ao qual, até o momento, os médicos e as instituições não deram suficiente atenção.

Recentemente também foi assinalado que quase 50% das másformações cardíacas podem ser prevenidas graças à administração de uma mistura multivitamínica antes da concepção. O dado, por enquanto, não tem confirmações (confirmações que, ao contrário, já são inúmeras e muito "fortes" no que concerne à prevenção das anomalias do sistema nervoso com ácido fólico).

Por fim, há todos os diagnósticos ultra-sonográficos pré-natais. A ecotomografia mudou radicalmente a relação da medicina com a gestação, permitindo um controle direto da evolução desta. Já observamos o papel da ecotomografia na avaliação do atraso de crescimento intra-uterino, no diagnóstico da síndrome de Down, na avaliação da idade gestacional. Mas a principal revolução introduzida pela ultra-sonografia na gravidez diz respeito ao diagnóstico precoce de más-formações.

Como todo progresso técnico, a ultra-sonografia produz um alto número de "falsos positivos" ou, em termos menos médicos, "falsos alarmes": pequenas anomalias de desenvolvimento que não são másformações. Mas uma malformação "verdadeira" dificilmente escapará de um ultra-sonografista experimentado. Essa, necessariamente, implicará dilemas quanto às decisões possíveis, que devem contemplar, de um lado, as possibilidades de reparação cirúrgica ou médica do defeito, e, de outro, a decisão de interrupção da gravidez. Não vamos nos aprofundar neste problema "impraticável", ou melhor, vamos mencioná-lo apenas para dizer que, junto com o diagnóstico, deve-se fornecer à gestante uma consultoria especializada, afetuosa e sábia, de modo que as decisões possam ser tomadas com consciência. Vamos também acrescentar que, com respeito aos conhecimentos e às possibilidades atuais, a decisão da interrupção da gravidez por causa de más-formações talvez venha sendo tomada em vários países com excessiva facilidade. Além disso, e mais genericamente, devemos dizer que, certamente, uma conduta atenta durante a gestação, protegendo-a dos aspectos dos fatores lesionais de que falamos (má nutrição, fadiga, infecções, fármacos, fumo, álcool, drogas, obesidade, diabetes), aumenta as probabilidades de se ter um recém-nascido sadio, a bom termo, de peso adequado e baixo risco. Isso certamente pode repercutir, mesmo que marginalmente, na eventualidade de más-formações "imprevisíveis".

Uma atenção particular deve ser dada ao álcool, por causa da gravidade dos danos, e ao fumo, por sua difusão. O fumo, como vimos, não constitui um fator de risco de patologia malformativa; entretanto é um fator de risco de parto pré-termo, de peso baixo no nascimento, de alergias e asma em época pós-natal, e de distúrbios do comportamento e de um QI inferior se comparado aos de filhos de não-fumantes.

6. Nasceu

Kalós kai agathós; *kaloskagathós*: é assim que os gregos diziam que deve ser, aliás, que é, o *aristos*, o melhor. Belo e bom, belo e valoroso, belo e cheio de virtudes. A beleza dos gregos é um ideal que eles não inventaram; no máximo descobriram. Está dentro de nós desde sempre. Nós, como os gregos, sabemos desde sempre o que é bom, e sabemos o que é belo. O belo, o bom e a harmonia correspondem ao melhor produto possível. Isso, para o homem (mas, a bem da verdade, somente o ser humano pode ser *kaloskagathós*), significa ser o produto de um bom patrimônio genético, de uma gravidez feliz e de uma boa educação. O recém-nascido que escapou dos erros de programa (as doenças genéticas, os defeitos cromossômicos), dos acidentes de percurso (as infecções, a má nutrição, as doenças maternas, a droga, o álcool, o fumo), que teve garantida a entrada de nutrientes e de oxigênio por parte do círculo placentário, é uma obra-prima levada a termo. É belo e bom: *kaloskagathós*.

E se não for *kaloskagathós*? Se algo forçou o programa, se um gene insidioso conseguiu vir à tona, se um evento imprevisto perturbou a ação dos fatores de crescimento no feto? Se a espera feliz, e sempre um tanto ansiosa, foi desiludida?

Isso faz parte da vida; e a vida colocou à disposição dos seres humanos as qualidades de coragem, de capacidade de amor, e de capacidade de assumir responsabilidades que o tornam um ser humano. Sempre precisaremos dessas qualidades. Criar os filhos é a tarefa que a biologia (a história do mundo) entregou a todo ser vivo, e naturalmente ao homem também. A tarefa pode ser mais fácil ou mais difícil, pródiga de felicidade, mas também de preocupação e de dor. Mesmo a solidariedade entre similares é uma obrigação que a natureza colocou para todo ser vivo, naturalmente também para o homem; e a solidariedade social deve dar apoio também às famílias às quais a natureza, casualmente, deu um fruto imperfeito. A família e a sociedade, juntas, têm de conseguir, encontrando nisso, ambas, motivo de ser (a "razão social" de um contrato que cada um de nós, antes ainda de ter consciência disso, assinou com o resto do mundo); têm de conseguir dar, a cada um, a melhor vida possível. Essa também é tarefa da ciência. De outro modo, para que serviria a ciência?

Estas palavras são somente para dizer que existem muitos recursos, e que existirão cada vez mais; que a família, seu médico e os serviços sociais, juntos, devem buscá-los; e que a sociedade deve fornecê-los.

4
O PARTO: O QUE ESTAVA UNIDO SE DIVIDE, O QUE ESTAVA DIVIDIDO TORNA A SE UNIR

Eu sou pediatra, pouco sei do parto e não deveria falar sobre ele; ainda mais que o capítulo anterior termina com um "nasceu" que parece conclusivo. Entretanto o parto é um evento tão fundamental, tanto na vida da criança como na vida da mãe, e, mais uma vez, tão milagroso, que não podemos deixá-lo passar em silêncio. E para falar dele usarei as vozes de um grande "fetólogo", Peter Nathanielsz, e de um grande obstetra, Frédérick Leboyer.

1. Está na hora de parar com isso: os preparativos da viagem

Como vimos, a decisão de que é hora de "parar" com a gravidez habitualmente brota no cérebro do feto. Por quê?

No ventre da mãe, a vida da criança se desenvolve em dois tempos, em duas estações ou temporadas da mesma duração. E que se opõem como verão e inverno. A primeira é a idade do ouro.
Inicialmente embrião, uma pequena planta que desponta e que se prepara para florescer.
Imóvel.
Depois o embrião se torna feto. A planta se torna animal. O movimento o invade [...].

Eis então que o feto se move, desfruta de seus membros. E de sua liberdade [...].

Flutuando sobre as águas, não tem peso. Leve como um pássaro, ágil e vivo como um peixe. Sua felicidade e sua liberdade não têm limites. Como seu reino, cujas fronteiras de vez em quando ele roça.

O fato é que, na realidade, durante esta primeira metade da gravidez, o ovo (as membranas que contêm o feto e as águas em que ele está submerso) cresce mais rapidamente do que a criança [...].

Depois da metade da gravidez, tudo muda [...].

Depois da metade da gravidez, acontece o contrário. A criança continua se desenvolvendo e crescendo muito. O ovo que o contém, em comparação, pouco se desenvolve [...].

À criança parecerá que a estão trancafiando. Lentamente, imperceptivelmente, ao seu redor, o universo se estreita [...].

Ela, encerrada na prisão, a cada dia que passa fica maior. E então se aninha. Achata-se. Humilha-se.
(Leboyer, F. *Per una nascita senza violenza.* Milão: Bompiani, 1981, p. 33-4. Ed. bras.: *Nascer sorrindo.* São Paulo: Brasiliense, 1982)

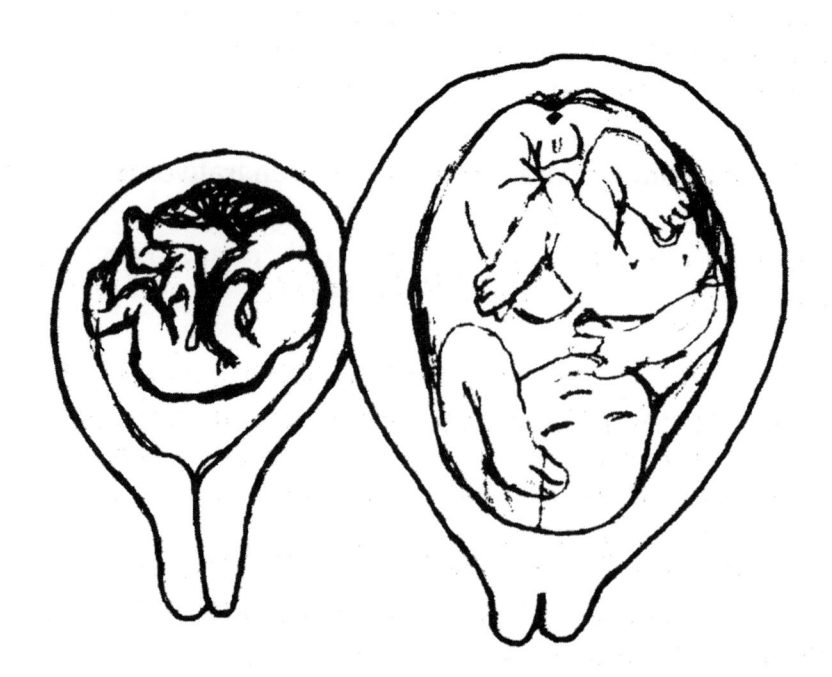

A gravidez encaminha-se ao fim; simplesmente porque não pode continuar assim.

Na cabeça da criança surgem os primeiros sinais de sofrimento e revolta. Na parte mais profunda do cérebro, no coração do encéfalo, no hipotálamo — de que ainda falaremos muitas vezes —, nascem os primeiros sinais de estresse: idênticos, ou quase, aos sinais que o levarão, após o nascimento, à luta ou à fuga.

Da hipófise, estimulada pelo hipotálamo, sairão as primeiras ondas de um hormônio, o ACTH (acrônimo do inglês *Adreno-Cortico-Tropic-Hormone*, hormônio adrenocórticotrópico), que, por sua vez, vai estimular a glândula supra-renal, de onde se originará uma mensagem para a placenta materna, impondo-lhe que passe da produção de progesterona (que inibe a musculatura uterina) à produção de estrógenos (que a estimulam). A natureza dessa mensagem não é idêntica para todas as espécies (cortisol nas ovelhas, deidroandrosterona nos macacos), mas a seqüência é a mesma: cérebro → hipotálamo → hipófise → supra-renal → placenta materna → alteração de progesterona para estrógenos.

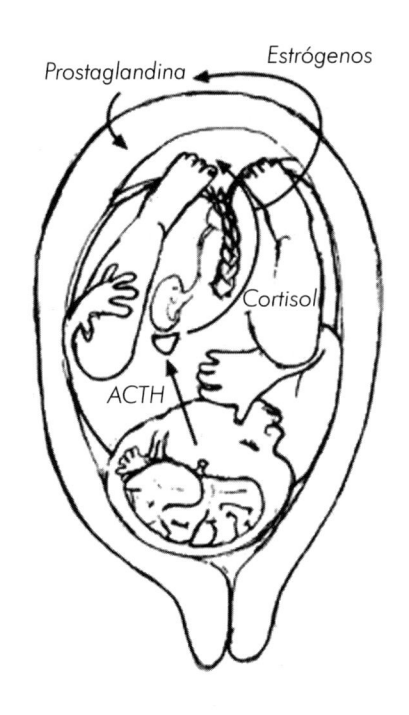

Isso ainda não é o parto. Durante o último mês de gravidez, à noite, percebida em grau maior ou menor pela gestante, começa a se verificar uma atividade de contração, ainda não dolorosa e não suficiente para pôr em andamento o parto. São os ensaios gerais.

É ainda Leboyer quem conta, colocando-se do lado do feto; diríamos melhor, da criança.

Certo dia, a prisão se anima, não satisfeita de manter a criança, que está dobrada, humilhada; eis que, como um polvo, passa a esticá-la, achatá-la. Ela, aterrorizada, agüenta.

> *A contração vai embora. Volta. Torna a desaparecer [...]; aparece outra [...] e outra ainda [...].*
> *Não são fortes. Não, voltam, como que brincando.*
> *De modo que, passados os primeiros temores, a criança se acostuma. Aliás [...] acaba gostando delas.*
> *Dentro daquela prisão monótona, agora a contração a distrai.*
> *A criança acaba esperando por ela, desejando-a.*
> *Ela anima sua vida [...].*
> *Quando chega, quando a envolve ou aperta, ela deixa que a movimente. Ela estica suas costas. Vibra de prazer com essa brincadeira [...].*
> *E esses "namoros" durarão um mês inteiro. O último mês da gravidez, aquele em que as contrações aparecem.*
> *Indolores para a mulher, elas acostumam a criança às contrações das dores do parto, cuja intensidade será dez vezes maior. (op. cit., p. 36)*

E, assim, o diálogo entre mãe e filho, até esse momento quase insensível, feito de pancadinhas, do som da palavra, do batimento cardíaco, da troca de hormônios e de açúcar, torna-se mais sensível, mais recíproco. O filho se sente oprimido, seu subconsciente dá uma ordem, o útero da mãe obedece, o útero se contrai, o filho responde, estirando-se.

2. Eis o momento: começou o parto

O parto "verdadeiro" necessita de algo mais. É provável que alguma coisa entre o consciente e o subconsciente da mãe tenha de dar "permissão" para que "a onda querida se transforme em tempestade", para que aqueles "ensaios" se tornem "o nascimento".

> *O nascimento é um processo demasiado importante para ser regulado por um único mecanismo. Se o trabalho dependesse de um único mecanismo, e se tal mecanismo falhasse, a criança e a mãe estariam em perigo. Uma vez iniciado, o processo do nascimento deve ser levado a cabo tempestivamente. Para que possa desenvolver-se de modo regular e coordenado, deve-se ativar rapidamente*

uma série de mecanismos em cadeia. Alguns processos são controlados pela mãe, outros pelo feto.
(Nathanielsz, P. *Un tempo per nascere*. Turim: Bollati Boringhieri, 1995. p. 195)

Vimos que os estrógenos prevaleceram sobre a progesterona placentária; eles ativam as prostaglandinas — moléculas de vida brevíssima —, que provocam a contração da musculatura lisa do útero e amaciam o colo. Por sua vez, as prostaglandinas inibem a produção de progesterona: teve início o movimento de um sistema circular que se auto-ativa, e que é definido como *feedback* positivo (define-se como *feedback* negativo todos os mecanismos de autocontrole que tendem a se autocorrigir, como um leme ao vento, mantendo estável a rota, ou seja, uma situação de equilíbrio qualquer, como se verifica para a maioria dos processos vitais; define-se como *feedback* positivo todo fenômeno de auto-ativação que tende também a se autofortalecer, como num mecanismo em cadeia, determinando, como no caso do parto, processos unidirecionais, irreversíveis, de tipo "catastrófico"). Sob esse sistema circular insere-se um hormônio poderoso, a ocitocina (etimologicamente, "acelerador do parto"), que é liberado pela hipófise materna como reflexo das contrações uterinas e que, por sua vez, ativa na mucosa uterina as prostaglandinas, os hormônios locais que já vimos produzindo as contrações.

O processo do nascimento envolve todos os maravilhosos mecanismos de resposta que o feto andou formando durante as últimas semanas da vida uterina. A contração constante do útero provoca uma pressão na cabeça do feto durante sua passagem através do canal do parto. Isso estimula o feto a liberar hormônios tireóideos e adrenalina, que o ajudarão a regular a temperatura corporal quando no mundo exterior. A pressão sobre a cabeça contribuirá para impedi-lo de respirar até que a cabeça esteja completamente fora do canal do parto. (*op. cit.*, p. 197)

A criança já sabe respirar: durante a vida fetal, de vez em quando cumpre um ato de inspiração que molha seus pulmões de líquido amniótico; mas, nessa fase, é bom que os alvéolos pulmonares permaneçam secos, protegidos apenas pela fina camada de um líquido um tanto saponáceo, que se chama *surfactant* (surfactante, ou fator de superfície), que permite e mantém a expansão dos alvéolos pulmonares. Assim, é importante que nariz e boca permaneçam fechados, até porque, para a oxigenação, basta o vigoroso afluxo de sangue que chega através dos vasos placentários.

Certamente há o risco de que esse afluxo se interrompa. Normalmente o cordão umbilical fica protegido na cavidade produzida pela postura aninhada do feto. Mas se o cordão for estirado, ou se passar por trás das costas do pequeno, comprimido entre ele e a parede, as contrações uterinas podem pressioná-lo, especialmente agora que o líquido amniótico — a almofada de proteção que cerca o feto — em parte se esvaziou. Se o cordão for comprimido, o fluxo de sangue oxigenado que vai para o feto se interrompe. Pode verificar-se portanto, nessa fase de mudança dramática, uma redução de entrada de oxigênio no cérebro que, até esse momento, numa gravidez normal, teria sido garantida, com conseqüente anoxia (deficiência de oxigênio) e isquemia (deficiência local de circulação) e, por fim, morte programada dos neurônios mal irrigados.

Também há o risco de que o parto proceda vagarosamente; ou de que o feto fique numa posição desfavorável na cavidade uterina: que fique "encaixado" na saída do colo, apresentando um ombro, ou o queixo, ou a bundinha, no lugar do vértice da cabeça. Na realidade, o parto é uma situação de alto risco; antigamente, a morte por parto representava a *causa mortis* mais "natural" para a mulher, e o sofrimento anóxico-isquêmico constituía uma das causas mais temidas de dano para a criança. Tudo isso já não existe. Os riscos do parto estão reduzidos a um mínimo, praticamente a zero, em razão do controle do médico, da parteira, dos instrumentos, e da possibilidade de intervenção imediata (cesariana), diante das primeiras dificuldades ou dos primeiros sinais de sofrimento. O dano cerebral anóxico-isquêmico, como vimos, por sua vez é prerrogativa do prematuro extremo, e se verifica mais por causa da fragilidade dos vasos do que por dificuldade no parto.

3. O nascimento

Repito que não sei nada sobre partos. Assisti somente ao nascimento de meus netos, de alguns netos. Mas foi só ler sobre isso para começar a compreender. A compreender o que significa dar à luz, o que significa nascer, o que podem significar os primeiros atos, o encontro. E então, como aliás fui fazendo até este momento, recomeço a falar com a voz dos outros, de Leboyer, que como obstetra viveu os partos "do lado da criança" e "do lado da mulher", com sábio respeito e participação consciente.

Sob o impulso de contrações, de ondas
cada vez mais poderosas, veementes,
a criança, mais precisamente sua cabeça, conseguiu mergulhar,
aventurar-se na bacia que tem de atravessar.
Sua vitória, seu grande empreendimento, é ter dado prova
de tanta agilidade, percepção e total humildade.
Teve a sabedoria de dobrar-se ao Destino [...].
A cabeça, agora na cavidade pélvica, perfeitamente orientada,
com a fontanela posterior bem debaixo da sínfise
e bastante baixa sob o zênite de seu céu,
afirmando como ela está bem fletida,
pronta para o Segundo Ato,
para a expulsão.
Mas antes de chegar lá, para obedecer à Lei,
que requer que um Descanso e a Imobilidade sempre, em toda parte,
antecedam o Movimento,
descanso que, durante este trabalho perfeito, nunca faltou
entre duas contrações ou entre suas seqüências,
eis que novamente [...]
tudo pára [...].
Agora é preciso [...] nada fazer,
ter a sabedoria, a coragem de deixar que tudo se cumpra.
Já dissemos, uma vez que o trabalho começou
e já está em fase adiantada, a mulher entra naquilo que,
na falta de palavras mais precisas,

*podemos definir simplesmente um "outro estado de consciência".
Ei-la ainda mais distante de quanto já conseguiu estar.
Distante, ali onde nós não podemos nem ir nem alcançá-la
nem ajudá-la, senão com a nossa calma, nosso silêncio
e nosso total respeito [...].
E agora demonstra ser tão grande, tão forte, tão nobre.
Liberta-se para sempre do medo que a nós aflige.
O que é então que dá à mulher tamanha força,
tamanha paz?
É que ela se abriu, abriu-se à vida que, agora,
a mantém sob estrita vigilância.
Não fazer nada, não dizer nada, porque é o tempo
dos adeuses.
Separam-se dois seres que, no decorrer dos dias,
haviam aprendido
não a se conhecerem, mas a se tolerarem, a se intuírem,
aprendido a viver juntos, a ponto de acabar sendo um,
para não poder fazer mais nada sem o outro.
E esses dois, eis que têm de se arrancar um do outro.*
(Leboyer, F. *Diario di una nascita*. Milão, Fabbri, 1996, p. 102, 108-9)

Chega. Não posso citar o livro todo; e o do parto era um capítulo que sequer pretendia escrever. Mas alguma explicação, prosaica, de médico, tenho de acrescentar.

Leboyer escreveu quatro livros: um deles é intitulado *Nascer sorrindo* (que citei amplamente no início), em que o parto é visto do lado da criança, o herói, o Odisseu, que chega a este mundo vindo de outro; o outro livro, do qual tirei o trecho, intitula-se *Diário de um nascimento*, em que o parto é visto pelo lado da mulher, a heroína que o parto "arranca de sua condição terrestre e lhe faz saborear uma felicidade conhecida somente pelos deuses". Estes dois livros, além de "explicar" à mãe, mas também ao obstetra e ao pediatra, a "naturalidade" do parto, representaram, por muitos anos, o manifesto do direito da criança a um bom nascimento e do direito da mãe a um bom parto, um "parto sem violência", sem gritos, na penumbra, sem barulho, respeitoso, que de fato Leboyer aprendeu e ensinou a praticar.

O de Leboyer não é o único modo de fazer nascer; e compreendo que o meu modo de falar a respeito disso possa ser considerado ingênuo pelo obstetra que venha a ler este capítulo. No entanto, para além de toda ideologia e de toda utopia, qualquer um compreende que este modo de sentir é o certo. Certo é perceber que o parto é *da mulher*; certo é reconhecer que a medicina, com seu progresso, inicia (o que é um tesouro de todos) mas também, com seu efeito despersonalizante, priva a mulher de *seu parto*. Que é prepotência tratar a criança que nasce feito um peixe arrancado do rio com o anzol, em vez de tratá-la como uma criança a ser acolhida e consolada; e que é prepotência tratar a mãe não como protagonista, mas como vítima. Que é natural que a criança recém-nascida descanse de barriga para baixo sobre o ventre da mãe "convexo há pouco, agora côncavo"; que o obstetra espere o cordão cessar de pulsar antes de cortá-lo; que o filho busque com o olfato o bico do seio; que após mãe e filho terem se confortado reciprocamente, o recém-nascido seja imergido num banho tépido que o faça boiar e lhe tire os últimos resíduos de medo.

Sobre esse contato precoce, pele a pele, fez-se muita (boa) literatura científica: foram demonstrados seus efeitos a curto prazo sobre o desejo e a capacidade da mãe de aleitar a criança, e a longo prazo sobre o apego que nasce entre a criança e a mãe; sobre a confiança em si e no mundo que a criança adquire e sobre a maturidade civil que a mãe também consegue; e assim por diante. É provável que essas coisas sejam verdadeiras, embora não possamos afirmar com certeza, pois sabemos que, inconscientemente, o pesquisador "faz que seja verdade aquilo em que acredita".

Mas mesmo que não existissem todos esses efeitos, compreendemos que está correto. E que há algo de justo nos movimentos de inspiração feminista em favor do parto em domicílio, uma escolha possível, econômica, humana, até governamental (como demonstra a grande experiência holandesa). E que são sacrossantos, embora insuficientes e freqüentemente ainda abortivos, os movimentos para a "humanização do parto", uma locução paradoxal que por si já ilustra a desumanização que este século trouxe.

Mas o ponto crucial está em outro lugar.

4. Servir, não mandar; apoiar, não prescrever

Permitam-me uma digressão. Se alguém decide escrever um livro é porque acredita ter algo a oferecer, que tem de devolver aos outros o que alguém já lhe deu. Mas pode acontecer que não saiba do que se trata; e que acabe descobrindo o que é pelo caminho. Pois bem, a respeito desse nó do parto, encontrei a primeira coisa a devolver.

Em minha vida de pediatra recebi certa vez uma iluminação, que talvez pouco tenha mudado meu procedimento como médico, mas que lhe deu sentido. São algumas palavras de Basaglia, o reformador da psiquiatria: "Veja, você só tem de decidir de que lado está: se do lado do doente ou do outro lado." Do outro lado significa: do lado do médico, da medicina, da ordem, da produção, da instituição. Ele escolhera ficar "do lado dos loucos".

Como Leboyer, quando se coloca "do lado da mulher" e "do lado da criança". É claro que essa frase se presta facilmente a tornar-se um *slogan* sem conteúdo, até incômodo, de tanto que foi usado. Mas é claro também — e talvez mais do que nunca, se for aplicada a um ato tão simples, natural e fundamental como o parto — o quanto essa fórmula, se "compreendida" de fato, pode se tornar revolucionária. Um tanto como (guardando as devidas proporções) a palavra de Jesus que, afirmando: "o que fizerdes a vosso próximo, tê-lo-eis feito a mim", revolucionou, simplesmente com uma frase, o objeto da "piedade": do "culto" de Deus à preocupação com o próximo.

As coisas que eu gostaria de dizer são simples demais, intuitivas demais, mas demasiado longas para serem ditas. Entretanto têm de ser ditas agora, mesmo que mal. O conhecimento médico tirou do parto seus riscos, sua dramaticidade, mudou seu prognóstico, salvou muitas vidas. Mas o fez, amiúde, com presunção, com prepotência, sem respeito. Existe um modo mais sábio e mais respeitoso para nos aproximarmos dos problemas do outro, que pode levar em conta suas inclinações, suas crenças, seus conhecimentos, sua pessoa. Aprender isso é algo muito próximo do aprender a se colocar *a serviço de*. Colocar-se a serviço com respeito. São dois aspectos quase inseparáveis de uma única escolha quanto ao modo de ser médico; e também de ser professor, pai, educador. A pediatria impõe essas escolhas, a si própria e aos outros, num momento totalmente especial, pois está na raiz da vida. A pediatria, e de forma mais geral o tratar de crianças, é naturalmente bioética.

5. Tristão e Isolda

Quero concluir o capítulo com outra longa citação, que desta vez não vou tirar nem de um obstetra nem de um profissional da medicina fetal (perinatalogista), mas de um neuropsicólogo, Antonio R. Damasio — que não se refere ao parto, mas que a mim parece iluminar, em termos biológicos, seu poder mágico e seu papel fundamental.

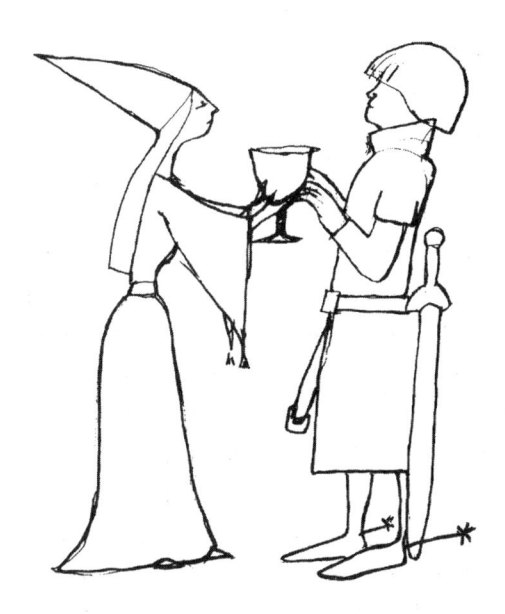

Vocês lembram de Tristão e Isolda? A história deles baseia-se numa transformação da relação entre os dois protagonistas. Isolda pede à fiel criada Brangia que lhe prepare uma poção mortífera, mas Brangia prepara, ao contrário, uma poção de amor que tanto Tristão quanto Isolda bebem, ignorando os efeitos que a poção vai produzir.

A misteriosa poção desencadeia em ambos a paixão mais profunda, levando tanto um quanto a outra a um estado de arrebatamento que nada pode romper [...].

Em nosso corpo, em nosso cérebro, há certamente poções capazes de nos obrigar a comportamentos que podemos ou não ter condições de excluir por meio de uma firme determinação: um exemplo significativo é a substância denominada ocitocina.

Nos mamíferos, inclusive o homem, ela é produzida tanto no cérebro (em dois pequenos núcleos, o núcleo supra-óptico e o paraventricular do hipotálamo) quanto no corpo (nos ovários e nos testículos). Pode ser liberada pelo cérebro com a finalidade de participar, diretamente ou por interposição de outros hormônios, na regulação do metabolismo; ou então pode ser liberada pelo corpo durante o parto, a estimulação sexual dos genitais ou dos mamilos, o orgasmo, quando ela age não apenas no próprio corpo (por exemplo, no parto, provocando o relaxamento dos músculos), mas também no cérebro. Portanto ela provoca nada mais nada menos que o efeito dos lendários elixires. Em geral tal influência tem toda uma gama de comportamentos maternos, sexuais, de locomoção, de cuidados corporais. Para minha argumentação é mais importante observar que ela facilita as interações sociais e induz elos entre os parceiros do acasalamento. Encontramos um bom exemplo disso nos estudos de Thomas Insel sobre o rato das searas, morador das pradarias, roedor que possui um magnífico pêlo. Após uma corte fulmínea e um primeiro dia de repetidas e intensas cópulas, o macho e a fêmea permanecem unidos até que a morte os separa [...].

À neurobiologia do sexo, da qual já se sabe muito, podemos agora acrescentar os primeiros rudimentos da biologia dos vínculos afetivos; assim equipados podemos esclarecer um pouco mais aquele complexo conjunto de comportamentos e de estados mentais que denominamos amor.

(Damasio, A. R. *L'errore di Cartesio. Emozione, ragione e cervello umano.* Milão: Adelphi, 1995. p. 179. Ed. bras.: *O erro de Descartes.* São Paulo: Companhia das Letras, 1996

Vai parecer óbvio, para os que leram até aqui, que, a partir do parto, a poção de Isolda unirá mãe e criança. Tudo então está na ocitocina? Nem pensar. A mãe, no final do parto, não está simplesmente mergulhada na ocitocina, mas também nas endorfinas que "o Deus" liberou nela para aliviar a dor, e começa a produzir a prolactina, outro "hormônio da felicidade". Então é tudo questão de moléculas? Forçosamente, porque é com as moléculas que o corpo e a mente falam entre si; mas certamente não apenas estes três tipos de moléculas. Outros afetos se movem, de fato, ao redor da parturiente: a felicidade do empreendimento levado a cabo, o sentimento da continuidade e do pertencer, o amor pelo marido, pelos pais, pela vida, a gratidão para quem a ajudou. Com as moléculas que transportam esses sentimentos, a mente fala ao corpo e o corpo à mente, e a vida fala à vida.

5
A CRIAÇÃO: O PRIMEIRO ANO DE VIDA

1. As "competências" do recém-nascido

Como já vimos, a relação mãe-filho, que antes do nascimento era uma relação amorosa entre dois desconhecidos que a tempestade do parto ao mesmo tempo interrompeu e uniu, é retomada logo depois do nascimento por meio de um reconhecimento recíproco, feito de contato, cheiros, silêncio, vozes...

Esta também é uma história recente. Até talvez vinte ou trinta anos atrás, o recém-nascido, ainda mais que o feto, era uma entidade desconhecida e desprezável. Era um pequeno ser ao qual se dava o seio (ou a mamadeira, era quase a mesma coisa: aliás, a *modernidade* naquela época talvez fosse mais a favor da mamadeira) 24 horas após o nascimento. Que se deixava chorar para que aprendesse a não chorar. Que não via, não olhava, não sentia. O médico o examinava com o estetoscópio para perceber se o coração estava batendo bem, se os pequenos pulmões estavam se expandindo sem ruídos preocupantes, se não havia massas em sua barriga, se havia presença de reflexos (trata-se de reflexos próprios do recém-nascido, reflexos que eram denominados arcaicos, como o de girar a cabeça em direção ao "contato", de chupar o mamilo, mas também o dedo do examinador, de alargar e depois apertar os braços se sacudidos; todos reflexos comuns ao homem e ao filhote de macaco). Se a maquininha funcionava, tudo bem: entregava-se à mãe, normalmente no dia seguinte.

Como Leboyer acompanhou o nascimento com sentimentos diferentes, como Nathanielsz estudou o feto com instrumentos diferentes, assim outros não-médicos (etólogos!) e médicos, entre estes T. Berry Brazelton, souberam ver o recém-nascido com um olhar diferente, mais participante e ao mesmo tempo mais ingênuo.

Após Brazelton, o exame neurológico do recém-nascido já não se baseia na estimulação de reflexos, mas na observação e na pesquisa das competências que o recém-nascido teve tempo para desenvolver na vida intra-uterina. Para ser mais claro: observa-se se o recém-nascido "acompanha com os olhos"; se diante de um estímulo sabe se pôr em estado de alerta, interrompendo seus movimentos irregulares, acalmando-se e animando-se de uma só vez; se sua resposta ao estímulo luminoso ou ao ruído cessa quando esses estímulos se repetem (como se a pequena criatura, depois de um certo tempo, deixasse de se interessar por um estímulo que se tornou banal); presta-se atenção no tônus geral da musculatura, verifica-se se seus movimentos são harmoniosos ou aos saltos; se, colocando-se o recém-nascido sentado, ele se esforça — ainda que não consiga muito bem, pois o que interessa é a intenção — para sustentar a cabeça; se "sabe" se aninhar nos braços do examinador (ou de sua mãe), ajeitar a cabecinha, participar do abraço, apertar-se; se reage a um pano colocado no rosto; se "é capaz" de se consolar e de se deixar consolar; se é capaz de levar as mãozinhas à boca, se sabe fazer isso bem, se depois sabe chupá-las; até mesmo se "não consegue conter o sorriso".

Provavelmente, o olhar com que Brazelton soube ver o recém-nascido é o mesmo com que a mãe, desde sempre, o havia olhado, ao menos até que a cegueira dos outros não a tornasse cega também. Mas disso não temos certeza.

Sabemos, no entanto, que há somente uns trinta anos, nós, médicos, tornamos a nos surpreender com as "competências" do recém-nascido, que outros — Brazelton em primeiro lugar, e depois mais alguns neonatologistas, sensíveis e curiosos, muito mais adiantados que o resto e, no entanto, ainda um tanto excessivamente "médicos", um tanto excessivamente "descobridores" — tiveram, justamente, que "descobrir".

Na realidade tratou-se de um espanto assombroso. Porque não havia motivo algum de se surpreender que o recém-nascido soubesse fazer, por exemplo, o que faz, nem vou dizer o filhote do rato, mas até o prematuro do canguru, isto é, alcançar sozinho o mamilo da mãe; ou que soubesse fazer aquilo que, hoje sabemos, já o feto sabe fazer: vislumbrar, sentir, memorizar, reagir ao estímulo olfativo, tátil ou sonoro, selecionar os estímulos aos quais responder. Na verdade, desde que a mãe começou a ver nos ultra-sons seu embrião esperneando e chupando o dedo, já sabe que o embrião é uma criança. Dessas competências do feto e do recém-nascido, de que o médico lhe fala, ela já não se surpreende. Mas desde muito antes, desde que sabe (sente) que seus braços e seu seio são, para o recém-nascido, o ninho em que todo o desespero encontra consolo, desde que aprendeu, sozinha, a distinguir o choro da dor do choro da fome, do choro do chamado, do choro da fralda molhada, desde sempre a mãe sabe que sua criança já é uma pessoa.

Essa dupla consciência da mãe, que desde sempre conhece, sem conhecer, as competências do recém-nascido, e que agora acredita só poder conhecê-las se o médico lhe ensinar, é um exemplo da alienação de que falávamos no fim de nossa conversa sobre o parto. Acredito que isso seja decorrência de dois eventos contemporâneos: o primeiro é que a criação da prole, na espécie *homo*, está inteiramente entregue à fêmea e que o macho está essencialmente excluído disso; o segundo é que a cultura acadêmica, ao contrário, é tradicionalmente monopólio do macho, que portanto "não sabe" ou "não compreende". Com efeito, tanto Leboyer quanto Nathanielsz e Brazelton são homens, e "descobriram" com uma "intuição amorosa" de estampa feminina, mas também com sua presunção masculina (sim, até eles), o que as mães já "deviam" saber. É verdade que o filhote do homem é o exemplo mais vistoso de uma "prole inepta" (e não poderia ser de outro modo, já que o homem dedica ao desenvolvimento e aprendizado um quinto de sua vida natural, muito mais que qualquer outro animal); mas também é verdade que, se observado com olhos sábios desde o nascimento, parece extraordinariamente mais "competente" e maduro do que jamais possa ter parecido ao olhar distraído do pai.

A principal coisa que o recém-nascido sabe fazer, no entanto, é procurar e "captar" o olhar materno. Sim, o recém-nascido enxerga pouco. Sua visão, sua "acuidade visual" está avaliada em 1/10 (a "acuidade visual" normal é de 10/10). Não é de se surpreender: no útero não há nada para ver, apenas uma ligeira diferença entre noite e dia percebida através da parede grossa do útero e do abdome materno. E já que, como vimos, a estrutura nervosa se molda na função, é claro que a estrutura cerebral da visão ainda tem de se aperfeiçoar bastante. Entretanto, esse 1/10 lhe basta para "reconhecer" o formato oval, com os dois sinais dos olhos, que é o rosto do homem, sinal emergente da "memória do gene", e para tentar fixar, a uma distância de 25 centímetros aproximadamente — que é a do "foco fixo" no qual sua visão está regulada —, o olhar da mãe. A possibilidade de consolo e a capacidade de estabelecer um contato visual recíproco com a mãe são, muito mais que os "reflexos", a confirmação da integridade neurológica da criança e, ao mesmo tempo, de seu "ser pessoa".

Mas a conversa entre mãe e recém-nascido, se não houver obstáculos culturais, nasce e cresce também por outros caminhos: entre os quais o do contato pele a pele e especialmente o da sucção dos mamilos são os principais.

2. A primeira escolha importante: o aleitamento materno

Quase todas as mulheres (todas?) têm capacidade para amamentar. A ausência de produção de leite, se não estivermos diante de uma absoluta falta de mamas, é algo que "provém" do cérebro. Uma recusa explícita, a decisão de não amamentar, o medo de não poder amamentar, ou seja, o condicionamento implícito de uma sociedade que decide que deixar de amamentar é mais confortável, ou mais moderno, ou socialmente mais aceitável, que amamentar, estão na base da denominada *agalactia* ou *hipogalactia,* ou seja, a escassa capacidade de produção de leite. A produção de leite se deve a um hormônio, a prolactina, uma secreção da hipófise; e a facilitação da saída do leite dos ductos lactíferos que o conduzem da glândula mamária ao mamilo deve-se, além da sucção, ao efeito de um outro hormônio da hipófise, a ocitocina. Tanto a prolactina quanto a ocitocina — que já encontramos ao falar de Tristão e Isolda — são secretadas pela hipófise sob o controle do hipotálamo. O hipotálamo, como já vimos, é a parte mais central, mais instintiva do paleoencéfalo, isto é, do cérebro antigo. O hipotálamo e a hipófise constituem a central de operações do sistema neurovegetativo e são submetidos ao controle do córtex cerebral e influenciados pelas emoções. Para manter funcionando o sistema, ou seja, a produção de ocitocina e prolactina, é necessário e quase suficiente o próprio estímulo da sucção: se a criança suga, produz-se prolactina, se pára de sugar, interrompe-se a sua produção. Trata-se, em suma, de um mecanismo circular auto-sustentável; um sistema circular influenciado, no entanto, por estímulos afetivos e cognitivos, existenciais (sustentado pela "sensação de pertencer", pela "satisfação da maternidade", pelo apego; ou, vice-versa, inibido pela preocupação, pelo conflito ou pela infelicidade). Prolactina e ocitocina, por sua vez, e vimos isso ao falarmos do parto, são hormônios que mantêm a circularidade afetiva, a felicidade de dar o seio, o apego, a satisfação.

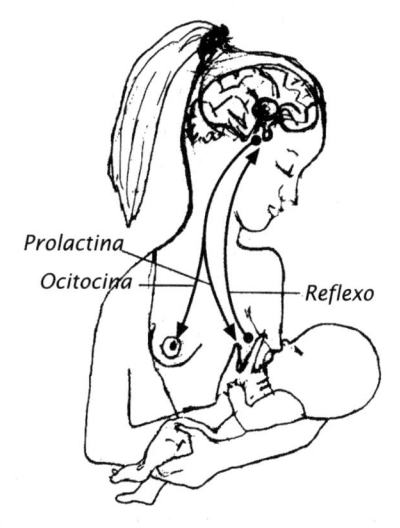

2.1. O aleitamento materno é um fato cultural

Em outros tempos, a renúncia ao aleitamento e a conseqüente instituição da amamentação pela ama (devido à censura social? Por uma questão de *status*? Para a conservação da forma do seio?) era própria das classes sociais altas ou médio-altas, "que podiam dar-se ao luxo" ou que tinham de permitir-se esse luxo. Com o início da produção de leite em pó, que reduziu bastante o risco infeccioso causado pela má conservação (e com a propaganda mais ou menos oculta ou consciente deste "progresso"), a renúncia ao aleitamento alastrou-se a classes sociais e a socied ades "que não poderiam ter-se dado ao luxo", verificando-se uma queda generalizada do aleitamento materno, às vezes com conseqüências trágicas. Ora, existe uma relação muito estreita entre nível cultural da mãe e aleitamento materno, no sentido de que, hoje, são as classes "altas" que aleitam no seio, ao passo que as classes "baixas" aleitam na mamadeira.

O aleitamento materno é um fato cultural. Isso não significa que os mais cultos aleitam, e sim que amamentar ou não amamentar é fruto de uma cultura: da cultura da família em que a criança nasce, da sociedade em que a família vive, do hospital em que acontece o parto. Esta cultura é que deve ser modificada para a obtenção de efeitos mais imediatos: por meio do hospital (do pediatra e do obstetra) "prepara-se" a mãe; a mãe difunde a cultura do aleitamento materno.

É importante? Sim, é importante: é uma das coisas mais importantes a fazer; e também uma das poucas coisas que podemos fazer.

Os motivos que nos levam a esta afirmação são de três ordens: nutricional, imunológica e relacional.

2.2 As vantagens nutricionais do leite materno

Não as conhecemos ainda totalmente: todavia, já o bom senso (e a "fé" na "inteligência da seleção natural") nos fazem pensar que o leite humano, por um processo de tentativa e erro, deve ser "o melhor entre os leites" para o crescimento do filhote do ser humano. De fato, a ciência da alimentação e as indústrias produtoras não fizeram outra coisa nos últimos vinte anos senão elaborar leites artificiais (ou "de fórmula") cada vez menos similares ao leite de origem (o de vaca) e cada vez mais parecidos com o "modelo ideal" (o leite materno), reduzindo a quase um terço a quantidade de proteínas e modificando a qualidade delas, dividindo pela metade o conteúdo de minerais, mudando a qualidade das gorduras, acrescentando lactose, vitaminas, ferro e assim por diante. Essencialmente, transformaram esse leite em um alimento mais "pobre" (pobre especialmente de substâncias plásticas, isto é, proteínas e minerais; de fato, o homem aumenta seu peso muito mais vagarosamente do que o bezerro), mas qualitativamente muito mais refinado, e chamaram-no de "leite adaptado".

Apesar desse processo, até bastante sofisticado, o leite materno permanece o melhor: um prematuro aleitado com leite humano (ainda que fornecido "artificialmente", ou seja, não diretamente do seio, mas através de uma pequena sonda, portanto sem fatores de confusão que possam estar ligados à qualidade da relação mãe/filho) terá, quando grande, cerca de dez pontos de QI a mais com relação ao lactente alimentado do mesmo modo, mas com leite de fórmula. Uma criança a termo amamentada com leite materno, ou com leite enriquecido por algumas gorduras específicas que são abundantes no leite de mulher, adquire mais precocemente algumas capacidades de resposta eletroencefalográfica do cérebro ao estímulo visual.

Embora pareça paradoxal, a criança amamentada ao seio cresce, amiúde, menos rapidamente do que a criança alimentada com mamadeira. Isso pode parecer uma desvantagem se não prestarmos atenção ou não nos preocuparmos com o problema da obesidade. Já falamos disso e ainda vamos retornar ao assunto porque a obesidade é uma das grandes doenças de nosso tempo. Agora podemos adiantar a legítima hipótese (apenas uma hipótese) de que o hábito introjetado quando pequeno de se ter um alimento "naturalmente racionado" como o leite do seio materno, em vez de um alimento disponível até se chegar a uma sensação de saciedade, como o leite artificial, possa condicionar a relação posterior com a comida. Em outras palavras, é possível, e até provável, que um certo "estilo alimentar" comece a ser moldado já no primeiro ano de vida. Também é provável, e só parcialmente documentado, que a quantidade de células adiposas (quantidade que até uma determinada idade — também no primeiro ano, mas na verdade com ápice no período da pré-puberdade — aumenta em função da quota de calorias) seja um dos fatores que condicionam o futuro desenvolvimento da obesidade.

2.3 As vantagens imunológicas do leite materno

A criança aleitada no seio tem o timo duas vezes maior do que uma criança alimentada na mamadeira (o significado desta diferença pode ser compreendido se lembrarmos que o timo é a "escola" no interior da qual o sistema imunitário "aprende" a responder do melhor modo aos estímulos exteriores). Uma criança alimentada no seio de três a seis meses tem, pelo menos nos primeiros dois anos de vida, muito menos probabilidade, em comparação a uma criança aleitada na mamadeira, de apresentar infecções intestinais, respiratórias, urinárias (e de contrair a poliomielite). Mais discutido é o efeito protetor a médio e a longo prazo do leite materno sobre o desenvolvimento de doenças alérgicas nas crianças de risco, ainda que um certo grau de proteção inicial pareça confirmado.

O mecanismo dessa proteção não é totalmente conhecido. Há bons motivos para supor-se que se trata de um efeito "ativo" em razão da presença, no leite materno, de anticorpos, substâncias biológicas e células vivas que podem ter um papel tanto de proteção contra agentes infecciosos e moléculas estranhas que alcançam o intestino, quanto de estímulo e modulação do tecido imunitário do intestino. É também possível que algumas dessas substâncias biológicas e dessas células vivas exercitem seu efeito diretamente naquela grande academia que é o timo, onde todas as células imunitárias treinam e amadurecem. E, por fim, devemos ter em mente que, embora as composições do leite materno e do leite de fórmula sejam muito parecidas, ainda assim existe uma diferença profunda na qualidade das moléculas presentes nos dois leites: a albumina e as globulinas do soro do leite materno são muito parecidas ("homólogas") com as do soro da criança e portanto facilmente toleradas; as proteínas do leite de fórmula, que afinal são derivadas do leite de vaca, são "heterólogas" com as do gênero humano, estrangeiras, diferentes, e inevitavelmente produzem uma resposta imunológica inicialmente de rejeição e só em seguida de tolerância.

2.4. Os prováveis efeitos relacionais do aleitamento materno

Enfim, embora não seja possível documentar isso com certeza "científica", é razoável pensar que a relação entre a mãe e a criança aleitada no seio seja potencialmente consolidada pela poção de Isolda de que falamos. Não se pode reduzir o amor dos pais e o amor filial, que mudam e crescem ao longo de toda a existência, a um mero fato biológico, de reflexos condicionados, de hormônios que circulam num certo ritmo. Mas esse componente biológico tampouco pode ser negado, ou suprimido, ou considerado de pouca importância. Se podemos demonstrar que o sistema imunitário "aprende" pelo aleitamento materno, que dificuldades intelectuais poderíamos ter para admitir que um ato tão envolvente como o de sugar e de oferecer o seio não possa produzir uma aprendizagem comportamental (feita inicialmente de confiança, de intimidade, de sensação de pertencer)? Tudo leva a uma resposta positiva. O que não significa que uma relação feliz entre mãe e filho não possa ser instaurada *também* através da mamadeira: o homem é plenamente capaz de se compensar. Mas, *a priori*, não podemos (eu não posso) deixar de pensar que, como acontece entre pai e mãe, também dentro da dupla mãe e filho o amor "dos corpos" pode ter um papel de consolidação, ou fundamental, com respeito ao amor do espírito.

Acrescentemos mais uma consideração. O mundo ocidental não é o único mundo: e o aleitamento materno também tem outra função ecológica importante, que num livro não destinado a prescrever mas a "fazer compreender" não pode ser desprezado. O aleitamento materno é o único anticoncepcional natural. Obviamente, como tudo que é natural, não funciona com a segurança e a regularidade de um produto artificial (a pílula): mas estatisticamente funciona muito bem. Se as mulheres africanas não aleitassem durante dois anos, a África correria o risco de ter o dobro da população que tem hoje. E isso também tem um sentido, dentro de um desenho geral, que talvez já não tenhamos capacidade de compreender.

2.5. Aleitamento materno: e a mãe?

Para o aleitamento materno é preciso sermos dois, a mãe e a criança; na realidade, o verbo aleitar pode ser usado tanto de modo transitivo como de modo intransitivo. O aleitamento pode ser considerado (se esquecermos a questão da poção de Isolda) uma condenação divina, junto com o trabalho e a dor do parto. Deixar de aleitar pode ser uma ideologia, tanto quanto aleitar. O aleitamento pode ser causa de depressão: se aleitarmos sem alegria, se aleitarmos num contexto "infeliz", se aleitar acende, ou reacende, uma relação conflitual, se aleitarmos por "obrigação". Em geral, nesses casos, "o médico interno", o "persuasor oculto" que fica entre o córtex e o hipotálamo, vai cuidar disso inibindo a produção de prolactina e induzindo a uma agalactia "não desejada" pela mente materna.

Na verdade, para querer aleitar no seio é necessário que sejamos três; porque, se há um filho, a família se apóia num tripé, e um dos pés é o pai. Os equilíbrios familiares às vezes são delicados, quer em sentido econômico, quer em sentido afetivo; o nascimento de um filho os fortalece profundamente, mas também pode perturbá-los, ao menos superficialmente. Hábitos ou ideologias são modificados e postos à prova. Uma postura "moderna" com relação à vida tende a privilegiar o artificial em detrimento do biológico, o casal em detrimento da família, o trabalho fora de casa, quando houver, em detrimento da dedicação aos cuidados para com o filho, e portanto para com o aleitamento. A legislação italiana protege tanto a gravidez quanto o aleitamento, garantindo à mãe trabalhadora com vínculo empregatício a manutenção de seu posto de trabalho durante três anos e a do salário durante um ano.* Mas a conversa pode mudar para a trabalhadora autônoma, que deverá voltar logo a seu trabalho, e para a mulher "em ascensão", que pode ter receio de ficar "fora do circuito". Por outro lado, o mundo é belo porque é variado; os caminhos da felicidade (e da infelicidade) são infinitos; o homem é capaz de se adaptar a situações bastante diferentes, de encontrar compensações e equilíbrio que certamente não cabe ao autor deste pequeno livro apontar. Se suas idéias podem ter serventia para uma família indecisa, sua sugestão é a de apostar no biológico, no antigo, na poção de Isolda. De amamentar no seio.

2.6. Aleitamento materno: até quando?

Uma resposta "cientificamente razoável" é *até os seis meses*. Existem evidências de que — nos países em que o aleitamento materno é o

---

* No Brasil, a trabalhadora com vínculo empregatício tem direito a estabilidade desde a confirmação da gravidez até cinco meses após o parto, e direito a licença-maternidade de 120 dias. (N.R.T.)

único possível, e portanto quase todas as mães o praticam — alongar o aleitamento, como alimentação exclusiva, até o final do primeiro ano ou mais, causa má nutrição, anemia, predisposição para infecções. Portanto, após o sexto mês, o aleitamento materno deve ser complementado (ou substituído). Ademais, os efeitos biológicos a longo prazo de que falamos anteriormente se demonstraram verdadeiros também para os casos de aleitamento materno mais breve do que seis meses, até de pouco mais de três meses. Três meses, portanto, é a duração mínima *cientificamente recomendável*, e seis meses o prazo *cientificamente correto* para se dar início ao desmame, ou seja, à substituição de ao menos uma refeição, para se chegar ao desmame completo entre os sete e os nove meses. Gostaria de frisar aqui o significado das palavras *científico* e *cientificamente*. Científico é tudo o que foi demonstrado como altamente provável (nunca como certo!) com base em determinadas evidências levantadas e estudadas com método, mas que permanece *sujeito a erros*, e portanto passível de reavaliações e, com base em novas evidências, até de ser desmentido.

Quando falamos de evidências científicas, portanto, temos de reconhecer aí um contexto relativo e explicitar, sempre para nos mantermos no "raciocínio científico", no que consistem essas evidências. Coisa que procurei fazer para o aleitamento materno e que procurarei fazer ao longo de todo o livro.

Outro aspecto que gostaria de frisar é que, se existem poucas dúvidas quanto à oportunidade de complementar o aleitamento materno após os seis meses (uma "advertência biológica" é dada pelo despontar dos primeiros dentinhos!), isto não significa que ele deva ser interrompido. Nos primatas, que aleitam por muito tempo, o desmame produz depressão (a poção de Isolda!), e na verdade mais no filhote do que na mãe. O terceiro trimestre é certamente a idade em que é mais fácil "tirar o vício"; mas se as circunstâncias da vida, ou a dificuldade bilateral para renunciar ao "consolo" ou prazer da mamada, tiverem retardado o desmame completo para além do fim do primeiro ano, não acredito minimamente que este "vício" tenha sido um mal para o filho. Conheci poucas, mas não tão poucas assim, crianças que sugaram no seio até os três ou quatro anos (um deles é o meu terceiro neto), e verifiquei que elas tinham capacidade de equilíbrio, segurança, confiança no próximo e auto-estima, traços que, presumo — isso não é científico — tenham sido "adubados" pela prolongada e confiante intimidade com a mãe deles.

A última coisa a ser frisada é que alimentar no seio, para quem tomar essa decisão intimamente, não é algo que deixe de apresentar algumas dificuldades. O ambiente hospitalar, onde é quase regra nascer, nem sempre facilita isso: a separação entre mãe e filho, particularmente nas primeiras horas e no primeiro dia, é uma causa de falha do aleitamento materno.

A alimentação com horário estabelecido — que se consegue espontaneamente no segundo mês, quando a ciclicidade dos biorritmos do pequeno foi se ajustando aos poucos — não é natural no primeiro mês, durante o qual deveria se dar preferência à alimentação "solicitada".

A maneira de segurar no colo a criança, de levá-la ao mamilo "com a boca toda", apertar o seio, são técnicas que devemos aprender. Mas foram esquecidas pela espécie humana em razão das complexas modificações sociais das últimas décadas, que perturbaram sua transmissão de uma geração a outra. Há quem deveria saber ensinar: o pediatra, a parteira, a enfermeira. Infelizmente, nem sempre o sabem.

3. Nutrir-se no primeiro ano de vida: o que, quanto e como. O desmame

Nos primeiros meses de vida, portanto, a opção recomendada é tomar leite materno. A alternativa é beber leite em pó (leite de fórmula). A opção de tomar leite de vaca diluído, em termos qualitativos excessivamente inferior e em termos econômicos só ligeiramente mais barato, já não corresponde, em certos estratos sociais, a uma alternativa real. Vou fornecer alguns números — úteis, talvez, só para a leitora que hoje tenha de se ocupar de seu bebê. Para os que não estiverem nessa condição, é melhor pular para a próxima subseção.

Tanto no caso do aleitamento materno quanto no caso da alimentação por mamadeira, a necessidade alimentar do pequeno é a mesma, porque leite materno e leite de fórmula têm uma composição muito similar, têm o mesmo valor de calorias (aproximadamente 70 calorias para cada 100 gramas de leite), contêm a mesma quantidade de proteínas (aproximadamente 1,2 grama por 100 gramas), a mesma quantidade de açúcar (aproximadamente 7 gramas), a mesma quantidade de gorduras (aproximadamente 4 gramas), a mesma quantidade de minerais (cerca de 0,1 grama). Já que a soma dos solutos (minerais 0,1 + proteínas 1,2 + açúcar 7 + gorduras 4) em cada 100 gramas de leite é de 12 a 13 gramas, para reconstituir 100 gramas de leite é preciso acrescentar a 87 gramas de água cerca de 13 gramas de leite seco (leite em pó) que, de regra, é dado numa concentração de 13%.

Já que um lactente necessita de cerca de 2 gramas de proteína e de cerca de 100 calorias para cada quilo de peso, a conseqüência é que sua dose padrão de leite é de cerca de 150 gramas para cada quilo de peso (mas, cuidado!, a necessidade "real" varia muito de um lactente para outro, como de uma pessoa adulta para outra).

A cota de calorias por quilo de peso necessárias ao lactente é muito maior do que a do adulto: o adulto tem necessidade de aproximadamente 40 calorias por quilo. Isso se deve tanto ao fato de que o lactente tem de crescer muitíssimo (vai triplicar o próprio peso em um ano) quanto ao fato de que a relação entre sua superfície corpórea e seu peso é muito maior do que a do adulto. Isto implica perdas muito maiores, tanto de água quanto de calorias, e implica também um balanço energético mais acelerado.

Já que o valor calórico de um grama de gordura é o dobro do de um grama de açúcar ou de proteínas, deriva daí que o lactente recebe a metade de suas calorias sob a forma de gorduras. Isto, para o adulto, certamente seria um excesso e constituiria uma dieta desequilibrada: mas o lactente "sabe usar" a gordura alimentar; nele, "o colesterol é bom".

O leite materno, já vimos, é por mil e uma razões o alimento ideal dos primeiros seis meses; e se por um motivo ou outro temos de abrir mão disso, o leite de fórmula é seu substituto natural, quase perfeito do ponto de vista nutricional, ainda que biologicamente "heterólogo".

Todavia, também vimos que nos países onde, por cultura ou necessidade, a alimentação exclusiva no seio é mantida durante todo o primeiro ano e parte do segundo ano de vida, constata-se, no mais das vezes, uma má nutrição qualitativa e quantitativa no segundo semestre.

Certamente, o que é mais deficiente numa dieta láctea é a quantidade de ferro. Já que o alimento natural que contém mais ferro, e ferro de melhor absorção, é a carne, e já que o homem, por natureza, "também" é carnívoro, a carne será o alimento a acrescentar a partir do sexto mês.

O segundo semestre de vida também é um período em que a criança tolera as frustrações melhor do que em seguida; no qual há necessidade, para que aprenda "a ser ele próprio", de que alguma coisa lhe seja negada. É o período, enfim, em que o desmame é mais fácil e talvez mais facilmente educativo.

Há alimentos de que a criança de hoje não gosta mais: os naturais, que são os vegetais, relativamente pobres de calorias e ricos de fibras, de celulose e de vitamina. A criança de hoje, que não é impelida pela fome, não gosta nem de fruta nem de verdura. Mas os nutricionistas consideram as frutas e as verduras — por muitos motivos, um dos quais é justamente a riqueza de fibras — alimentos úteis. Se então é verdade que nessa idade, o segundo semestre, encontramos uma criança facilmente educável; se é verdade que os gostos, o inconsciente (e portanto também os gostos inconscientes), o estilo alimentar (que é um componente do estilo afetivo) começam a se modelar "desde logo"; se é verdade que a dieta vegetal "pobre" é um dos instrumentos contra a obesidade e ao mesmo tempo permite uma diversidade de gostos e consistência maior do que qualquer outro tipo de dieta, eis que este é o momento para propor a sopinha, com o purê de legumes, e um novo condimento, o azeite, que contém gorduras de qualidade muito superior às do leite, porque, se o colesterol é bom para o lactente, vai ficar cada vez mais nocivo à medida que ele se afasta desse período.

3.1. A sopinha

A sopa não é (e não gostaríamos que fosse) mais nutriente que o leite; mas é "melhor que o leite", menos doce, menos gordurosa, mais consistente; e, de todo modo, diferente e complementar. Por outro lado, o leite, que de todo modo é rico e equilibrado do ponto de vista nutricional, e é o alimento mais rico em cálcio que existe (o único, aliás, rico em cálcio), precisa continuar fazendo parte da dieta da criança, cujos ossos estão em crescimento rápido e devem se mineralizar continuamente. A partir do sexto mês, portanto, e ao menos durante os dois primeiros anos de vida, é importante que ele receba primeiramente uma e em seguida duas sopinhas (30 gramas de carne ou de peixe, 20 gramas de semolina, de 8 a 10 gramas de azeite, de 20 a 40 gramas de purê de verduras — batidas no liquidificador ou peneiradas —, uma colher de chá de queijo, uma pitada de sal e 200 gramas de água), e ao menos duas refeições à base de leite.

3.2. As vitaminas e o ferro

Na dieta deve haver vitaminas. As vitaminas são nutrientes "essenciais", ou seja, não sintetizáveis pelo organismo, e no entanto necessárias, em quantidades bastante reduzidas, para algumas funções metabólicas vitais. Existem tabelas que indicam a dose "recomendada" para cada vitamina, tabelas que ninguém conhece de cor e que são de pouca utilidade prática. Basta lembrar que uma dieta fresca, equilibrada e com suficientes componentes de alimentos crus (porque muitas vitaminas se degradam no calor) contém muitas vitaminas. Isto nem sempre se verifica com as "nossas" dietas artificiais, e por isso é possível que incorramos em carências parciais de vitaminas. No primeiro ano de vida, o leite materno, naturalmente "cru", o leite de fórmula, geralmente vitaminado, e as frutas e as verduras garantem uma quantidade suficiente. Mas há uma vitamina que pode estar faltando "naturalmente", porque não se encontra em quase nenhum alimento, nem no leite humano e, em dose muito escassa, no leite de vaca. É a vitamina D, que serve para facilitar a absorção de cálcio. A vitamina D é sintetizada pelo organismo quando a pele é exposta ao sol. No primeiro ano de vida a criança tem uma necessidade especial de sol, porque sua massa (e também seu esqueleto) triplica nesse período (de 3.500 gramas no nascimento a 10 mil gramas com um ano de idade). Com efeito, a carência de vitamina D (nos filhos dos vikings que desembarcaram na Groenlândia, nos filhos dos operários dos cortiços daquela Londres fuliginosa do fim do século XIX e início do XX, nos negros das cidades da América do Norte, mas também nos lactentes da Itália pobre e aleitada com mamadeira dos anos 1940 e 1950) produziu epidemias de raquitismo, conhecida como a doença dos ossos moles. Também na Itália rica, vitaminada e salutar do final do século passado, pode-se verificar uma pequena escassez de vitamina D em relação à necessidade tão intensa de cálcio do lactente. É mais exceção que regra, porque o cálcio do leite materno é absorvido com especial facilidade, porque a vitamina D é acrescentada em quantidades ideais no leite de fórmula, e a exposição à luz do sol é geralmente suficiente. Todavia, ao menos na criança nascida pré-termo (a criança prematura, que tem menos reservas de cálcio), na criança de seis a doze meses que recebe menos leite, e na criança com crescimento muito rápido (que tem mais necessidade de cálcio), uma pequena suplementação vitamínica (a dose total recomendada é de 400 Unidades Internacionais ao dia) pode fazer algum sentido.

Pelos mesmos motivos, o pré-termo e a criança com crescimento mais rápido são os que mais precisam de uma maior ingestão de ferro. O leite contém pouco ferro, já dissemos, mas as reservas (exceção para o pré-termo) bastam para os primeiros seis meses. O acréscimo de ferro na dieta (alimentos enriquecidos ou antes poucos miligramas de ferro elementar contido em preparos farmacêuticos) é a regra nos Estados Unidos, e pode ser conveniente nos demais países também, nas condições já descritas, para as famílias vegetarianas, ou em outros casos, a critério médico.

4. A freqüência das refeições, o ritmo do sono e a aquisição da ciclicidade

Como já dissemos, o aleitamento materno, ao menos no primeiro mês, deve ser "solicitado" pelo bebê. Por dois motivos: para manter o estímulo da produção de prolactina e porque a criança ainda tem de amadurecer os biorritmos que conferem "ciclicidade" aos momentos da vida.

O biorritmo principal é o diurno (também denominado ritmo nictemeral, ou noite-dia, pois é controlado parcialmente pela luz): este biorritmo tem suas centrais de comando em pelo menos dois núcleos cerebrais, um dos quais (a glândula pineal, onde Descartes colocava o cruzamento entre mente e corpo, entre *res cogitans* e *res extensa*), controla a produção de melatonina — o hormônio do sono —, ao passo que o outro, independentemente, ativa ou desativa o denominado *sistema reticular ascendente*, que controla o nível de vigilância. O biorritmo noite-dia também é co-controlado por outro grande sistema, denominado *eixo hipófise-supra-renal*. É a hipófise que controla a supra-renal, e esta produz ciclicamente o cortisol, o grande hormônio da vida e da luta. Este hormônio é produzido em quantidade máxima pela manhã e em quantidade mínima à noite, regulando dessa forma uma série de funções vitais, desde o estado de alarme à freqüência do ritmo cardíaco, à transpiração, ao tônus muscular, ao consumo do açúcar. Além dos biorritmos noite-dia, há também biorritmos mensais, entre os quais o ciclo das menstruações é o mais evidente. Podemos imaginar que esses biorritmos mensais sejam controlados por um relógio interno e pela Lua, assim como o ritmo noite-dia é controlado por um relógio interno e pelo Sol? Tudo está em harmonia na Terra. Mas também há um biorritmo sazonal, mais evidente nos animais, mas que pode ser demonstrado no homem; e provavelmente há outros biorritmos, mais curtos do que o dia, menos estudados e menos conhecidos.

Produzir os próprios biorritmos, e harmonizá-los com os ritmos dos outros e com o ritmo da luz, requer certo tempo. A família contribui nessa tarefa: dando ou não a refeição em determinado horário, dando ou não atenção e respostas, deixando acesa ou apagando a luz. É um dos modos, inconscientes, da educação, que também consiste em qualidade e horário das refeições, em responder ou não e em como se atende ao chamado da criança, em fazê-la dormir na própria cama ou no próprio quarto, num quarto sozinha, desde o início, ou após os primeiros meses, ou após o primeiro ano, ou mais tarde. O que é melhor? O bom senso, "o coração", nos diz que é bom ir ao encontro das necessidades e adequá-las tranqüilamente; aceitar os "não-ritmos" da criança no primeiro mês de vida, adaptando os nossos aos dela, para depois ajustar progressivamente os seus aos nossos.

Há uma regra? Não, e não acredito que haja estudos sérios sobre o que é melhor ou pior: e não acredito que possamos dizer que exista um melhor ou um pior. Mas é certo que a escolha do próprio estilo (que na minha opinião deve seguir o próprio coração, mas também pode significar adaptar a si e a criança às necessidades da vida, ou aos costumes familiares e nacionais, ou à harmonia do casal; ou moldar a harmonia do casal sobre o novo "fator de atração") não é sem efeito. A criança acostumada a dormir sozinha não se sairá nem pior nem melhor do que a criança acostumada a dormir na cama dos pais, mas certamente será diferente. Isso vale para o modo com que ela será colocada para dormir, assim como para o modo como será acariciada, embalada, "conversada", e também para o ritmo com que receberá as refeições.

Na realidade, estou falando especialmente do aleitamento natural; porque o artificial, justamente por ser artificial, poderá ser mais facilmente ritmado pelo relógio mecânico do que pelo biológico, e seguirá a regra de sete refeições na primeira semana, de seis refeições no primeiro ou nos primeiros dois meses, de cinco refeições no segundo ou no terceiro bimestre, e depois de quatro refeições. Minha tendência é sugerir um número de refeições maior do que o que se costuma propor ao lactente, porque considero que refeições mais reduzidas e mais numerosas correspondem à fisiologia; mas é verdade que muitos lactentes se adaptam (ou pedem?) quatro refeições ao dia desde o final do primeiro mês. Eu nunca intervenho no acordo que mãe e filho estabeleceram entre si, a menos que perceba que um dos dois esteja exagerando e que daí possa surgir uma desarmonia.

Mas preciso dizer uma coisa, que talvez devesse ter dito antes, ao falar do aleitamento materno: as mães que aleitam no seio sabem melhor do que eu o que devem fazer; as mães que aleitam com a mamadeira, ao contrário, são mais dependentes. Talvez haja neste meu julgamento um erro de seleção: de fato, as mães que decidem aleitar já são desde o início, estatisticamente, mais dotadas, mais cultas, mais privilegiadas socialmente. No entanto, parece-me — eu percebo isso ao escrever e ao relembrar — que este oferecer o seio confere à mãe uma segurança interna, uma consciência de seu saber fazer, uma competência (um caráter sagrado) que mesmo mais tarde dificilmente a deixará errar no árduo caminho da educação.

5. O sono (o choro, as cólicas)

Já falamos do sono, por isso serei breve, mesmo que uma conversa puxe outra e que o sono da criança tenha muito a ver com a saúde da família.

Os lactentes têm uma necessidade de sono maior que a nossa e não aceitam a divisão em duas únicas fases, noite-dia, a primeira dedicada ao sono, a segunda à vigília. De dia adormecem várias vezes, de noite acordam com freqüência.

Todos os lactentes acordam mais vezes durante a noite, mas nem todos choram ou chamam. Do que depende? Não sei, e provavelmente ninguém sabe, já que este é um dos assuntos que em geral provocam discussões. Talvez, mas não está provado, dependa da educação, consciente ou inconsciente; talvez do temperamento da criança; talvez da dor de barriga. O choro dos primeiros meses, as "cólicas", são um fenômeno psicossomático, psicossocial, próprio dos lactentes sem irmãos e dos filhos de mãe em idade adiantada, como dizem — provavelmente com boas razões — alguns estudos estatísticos em larga escala; ou então expressam uma relação mãe-filho desarmônica, como sugere uma leitura psicanalítica apoiada na observação; ou ainda são expressão de alergia ao leite, como foi comprovado mediante experiências que consistiam em administrar, à mãe, algumas cápsulas contendo proteínas do leite de vaca que provocavam cólicas no filho amamentado no seio, e comparando estes casos com outros em que eram administradas cápsulas contendo "placebo" que, ao contrário, não tinham efeito.

Todas as coisas que eu disse são verdadeiras, pelo menos sua verdade apóia-se em pesquisas sérias, e acredito que não são contraditórias. Minha opinião explícita é que esses fatores se somam e interagem. Para ser mais claro ainda, direi que existem estreitas interações entre afetividade de um lado e resposta imunitária do outro. Ambos os sistemas (o "cérebro líquido" do sistema imunológico e o cérebro "a cabo" do sistema nervoso), no lactente, ainda estão aprendendo; aliás, estão se construindo. É impensável que não haja troca de informações e que não haja influência recíproca.

Distúrbios do sono, cólicas e distúrbios do apetite geralmente andam juntos: e certamente, ao menos nos casos mais graves, dependem de alergia alimentar; mas a "escolha" de chorar ou não pode ser educada.

Restam poucas dúvidas quanto ao fato de que, se a criança dorme sozinha e se os pais não respondem a seus chamados, essa "escolha" do choro acaba enfraquecendo. Portanto, pode-se "educar a não chorar". Mas isso não significa que seja a opção certa. Decerto as crianças dos orfanatos "nunca choravam", e pairava silêncio nos dormitórios.

6. A posição no sono e a morte súbita

A morte súbita e inesperada (chama-se SMSI, ou Síndrome da Morte Súbita Infantil) é um fenômeno em certa medida misterioso, que, eliminando-se as outras causas de morte no primeiro ano de vida, restou como a mais importante. Atinge cerca de uma criança em mil, pouco mais ou pouco menos conforme o país.

No máximo, podemos dizer que é filha da miséria: atinge mais os países pobres; as crianças negras mais do que as brancas; as que nasceram abaixo do peso mais do que as que nasceram com peso normal; mais durante o inverno que durante o verão; mais as crianças excessivamente cobertas do que as pouco cobertas; mais os filhos de mãe fumante; mais as crianças "de nariz escorrendo", e assim por diante; deve ser dito, enfim, que é um quadro que estatisticamente apresenta redução.

Nenhuma causa "cientificamente exata" dessas mortes foi dada, exceto uma: a descoberta de que quase todos os que morrem de morte súbita têm uma pequena anomalia eletrocardiográfica, ou seja, um modesto alongamento de um segmento do traçado, o trecho Q-T, índice de um provável desequilíbrio neurovegetativo ou de amadurecimento da condução do estímulo no músculo cardíaco. A pesquisa foi realizada em Milão pelo grupo de Peter Schwartz. Cerca de 10 mil recém-nascidos foram submetidos a eletrocardiograma nos primeiros dias de vida; mais tarde verificou-se que aquela dezena de crianças que as leis da estatística atingiriam com a maldição da morte súbita pertenciam ao pequeno grupo com um Q-T um tanto mais longo do que os outros. Na realidade, nos anais das velhas famílias e nos registros civis das paróquias essas crianças eram indicadas como "mortas por sufocamento"; e é possível que fosse exatamente assim. Sufocadas pela incapacidade de enfrentar o obstáculo do nariz escorrendo, do rosto afundado no travesseiro, e que morreram por uma parada precoce do coração facilitada pela pequena e transitória anomalia revelada pelo eletrocardiograma.

Desde que o mundo é mundo, os lactentes eram postos para dormir de barriga para cima, deitados de costas. Nos anos 60, a Europa foi invadida por uma daquelas modas, totalmente sem fundamento, segundo a qual o lactente tinha que dormir de barriga para baixo. Chamava-se "posição americana" e, como tudo que era americano, devia ser mais avançado, mais moderno, mais científico que a antiga posição de costas. Não sabemos muito bem por quê: lembro-me de que também a adotei, com a mesma superficialidade e o mesmo conformismo com o qual agora a condeno. Dizia-se que essa posição estimulava o lactente a manter a cabeça para cima, "a enrijecer a musculatura" das costas, a olhar para o mundo através das barras da cabeceira. Depois também se disse que dormindo de barriga para baixo era mais difícil que sufocasse com a regurgitação. O fato é que, nos últimos quatro ou cinco anos, verificou-se que morrem pelo menos duas vezes mais as crianças que são postas de barriga para baixo do que aquelas que ficam de barriga para cima. As que são colocadas de lado também morrem, porque da posição lateral, que é instável por natureza, passa-se facilmente à posição de barriga para baixo. Em países como Inglaterra, França e Nova Zelândia, onde se fez uma campanha insistente contra a posição de barriga para baixo, o "procúbito", a mortalidade por SMSI reduziu-se até a um terço.

7. A chupeta

A chupeta é uma daquelas coisas que os médicos "proíbem", com maior ou menor determinação, dependendo da qualidade da própria auto-imagem. Eu sou um tímido e não proíbo; mas me convenci de que a chupeta deve ser incluída entre as piores coisas que o homem inventou; uma daquelas falsas mensagens que a sabedoria popular transmite através das gerações.

O que me convenceu foi um trabalho recente que avaliava todas as associações possíveis entre nível de inteligência alcançado quando criança e cuidados recebidos no primeiro ano de vida. Após as oportunas correções para aqueles fatores que confundem (entre os quais naturalmente constam a idade, o nível socioeconômico, o nível de instrução da família), a associação mais forte resultou ser a do uso ou não da chupeta.

Nunca devemos acreditar totalmente nos trabalhos científicos; e não porque estejam mentindo, mas porque as correlações que se encontram, apesar da significação estatística, podem ser enganosas e passíveis de serem "des-provadas" amanhã. Mas a meu ver parece que podemos crer nessa associação. Chupeta significa uma maior oportunidade de nos fecharmos em nós mesmos, uma interatividade reduzida com os adultos, uma menor atenção por parte destes, um depauperamento lingüístico.

O lactente com uma chupeta na boca fica quieto; e talvez até esteja contente: está satisfeita, para falar com a linguagem de Freud, a sua libido oral. Certamente, algumas vezes a "necessidade" (os compromissos familiares) se interpõe entre as possibilidades de cuidados dos pais e as necessidades da criança. Há algum tempo, as crianças, muito mais do que hoje, eram deixadas sós, rigidamente enfaixadas, mecanicamente embaladas, bem mais do que hoje abandonadas a uma chupeta permanente, e apesar disso cresciam normais.

Mas tudo isso não basta para negar que o uso da chupeta — oferecida à criança antes que ela a peça, feito um baseado para um menino da escola secundária — seja errado, tanto do ponto de vista pedagógico quanto do ponto de vista ortodôntico. O aspecto ortodôntico, em comparação com o pedagógico, certamente passa para segundo plano. Ainda assim, deixar que a chupeta deforme o palato, o alinhamento das arcadas dentárias, a própria configuração do rosto, e que acabe dificultando a respiração oral, provocando otites recorrentes, tornando obstrutoras adenóides e amígdalas, diminuindo a duração dos dentes, obrigando a "aparelhos" na idade escolar, certamente não é o melhor dos presentes para a criatura tão amada.

Percebo que fui muito prescritivo; aliás, muito proibitivo, rígido. Cada um de nós tem sua história e suas pequenas manias, e as reproduz em sua vida profissional, ou quando escreve um livro. O médico tem muitas histórias, aliás, é feito de muitas histórias; mas os pingos de história que eu posso deixar cair neste livro dedicado aos cuidados, à prevenção, à criança sadia, à criança do bem-estar, virão com mais facilidade de minha história particular, de pai e avô, do que daquela de médico. Como médico, vejo uma porção de crianças dentuças, com a mordida aberta, com a boca deformada pela chupeta, o palato alto e estreito, o nariz fechado, sempre resfriadas, com otites recorrentes, sinusites e assim por diante. Como médico, aborreço-me com essa situação, e me alegro um pouco porque pelo menos tenho o que contar, o que explicar, e por vezes o que corrigir. Como pai felicito-me que nenhum dos meus três filhos, não perfeitos mas apesar disso amados, tenha usado chupeta. E isso me dá mais força em minha rude desaprovação das crianças com a boca deformada pela chupeta. Como avô, quase a mesma coisa. Apenas o sexto, o último de meus netos, ainda pequenino, usou a chupeta, que a mãe lhe deu "por desespero"; mas acredito que a usou moderadamente. Também tenho outra netinha que nunca teve chupeta, mas que desde sempre chupa o dorso da mão, e ainda o faz aos oito anos de idade. Esta minha quarta neta, e um pouco o último também, fazem que em mim se insinue a suspeita de que tudo o que disse acima, todas as minhas seguranças teóricas e médicas quanto à artificialidade da chupeta, não sejam tão sólidas; que deve haver algo de natural num hábito tão popular. E abrandam — é inevitável que um avô se deixe dobrar — a desaprovação. Seja como for, se pudermos deixar de lhe dar a chupeta, melhor.

8. A aquisição do sorriso, da linguagem, do movimento finalizado e a posição ereta

"*Incipe ridendo puer, risu cognoscere matrem.*" Não tenho certeza de que a citação seja 100% correta, mas 90% com certeza. Nem lembro direito quem foi que a escreveu: "Começa, ó criança, rindo, a reconhecer tua mãe pelo sorriso." É a mais antiga e esplêndida intuição e representação da conversa feliz que liga a mãe ao filho mediante o sorriso. O sorriso nasce do interior (a metafísica do sorriso). O recém-nascido também; uma vez vencida a batalha do parto, ao relaxar, às vezes consegue encontrar o caminho do sorriso, como vemos em algumas extraordinárias fotos de Leboyer. Mas normalmente as preocupações da sobrevivência, ou a incerteza da capacidade visual, ou a imaturidade do Eu, retêm o sorriso atrás dos lábios da criança até o final do primeiro, ou mesmo do segundo mês. Depois o sorriso floresce: e imediatamente um sorriso de resposta floresce no rosto da mãe. Assim tem início o diálogo mais íntimo, mais feliz, mais repetitivo, mais milagroso, mais fundamental da vida, num jogo de reciprocidade que nunca tem fim. Esse jogo conduz a dança entre mãe e filho; dá a ambos um motivo de vida e, ao mesmo tempo, um instrumento de comunicação e de aprendizado: dá um sentido ao aprendizado.

Ambos aprendem a comunicar, aprendem a ser, encontram um motivo para ser. O corpo da criança aprende sozinho, por tentativas e erros, a reconhecer a si próprio, a saber onde se encontra a cada momento seu pé ou mão, a realizar um movimento voluntário. Antes, muito antes de nascer, já fazia movimentos automáticos (com os quais "aprendia" a se mexer): esses movimentos — como "de estiramento" — que envolvem o corpo todo, além de movimentos "quase voluntários", como beber o líquido amniótico ou chupar o dedo, são agora estudados em ultra-sonografia para avaliar a normalidade do amadurecimento cerebral. Após o nascimento, e após os primeiros movimentos "quase voluntários" para se aproximar do mamilo e abocanhá-lo, ao redor da sexta ou nona semana, a criança substitui os movimentos "de estiramento" com outros movimentos mais curtos, irrequietos, que param quando algo de interessante acontece. Esses movimentos são, de um lado, o aviso da integridade do sistema nervoso; de outro, constituem os exercícios de auto-aprendizado pelos quais a criança se torna dona do próprio corpo. Depois chegam os movimentos com um determinado fim (cujo sentido é dado pelo desejo de fazer, de descobrir): agarrar um objeto (aos quatro ou cinco meses), ficar sentado (aos seis ou sete meses), ficar em pé com um apoio (nove meses), dar os primeiros passos (doze meses).

Ao contrário, a sucção, o pranto, e depois, sucessivamente, o consolo, o sorriso, a audição da palavra, o balbuciar, a lalação, tudo isso representa a escola da comunicação e da linguagem: primeiramente animal (o contato, a sucção), depois não-verbal (o sorriso, a risada, o choro), em seguida verbal, humana, cada vez mais humana. É maravilhoso ver como um animal recém-nascido aprende a se tornar dono de seu corpo (o potro que se põe de pé). Dizem que até um autômato pode aprender a fazer isso, por tentativas e erros, instruindo sua "rede neural" artificial; mas nem por isso é menos maravilhoso. É ainda mais maravilhoso, no entanto, olhar como uma pessoa, que ainda não sabe ficar em pé, aprende, ouvindo, a falar.

Eu não me lembro de minha mulher falando com nossos filhos quando pequenos (certamente, eu falava com eles, mas em segredo; e cantava para eles canções de ninar, as canções de minha guerra, as canções dos alpinos), mas me lembro de que quando comecei a ver Paula, minha primeira e mais velha nora, falando com seu terceiro filho (dos que vieram antes, como de meus filhos, eu não tenho lembrança) como se fosse um adulto, e como se realmente aquela coisinha, que era pouco mais que um tubo digestivo, pudesse responder, aliás como se respondesse de fato, foi como uma epifania: eu tinha ficado ao mesmo tempo surpreso, risonho e extasiado.

Mas elas, aquelas coisinhas, aprendem de fato; registram as palavras que lhes dizemos com mais freqüência, deixam-se ajudar pelas confirmações maternas para atribuir a essas palavras um significado; repetem, repetem e repetem; assim como repetem todo gesto que tenha um efeito (infelizmente, o gesto que mais tem efeito é jogar no chão alguma coisa que um avô bastante disponível vai pegando sem parar) e dali eles extraem as leis da natureza, a lei da gravitação universal, a lei da causalidade, a lei da obediência do avô.

É incrível o peso, positivo ou negativo, de um ambiente lingüisticamente (afetivamente) rico ou pobre no desenvolvimento das potencialidades da mente.

Como todos sabem, há uma disputa infinita quanto à hereditariedade da inteligência. A mim parece até impossível discutir sobre isso, ou pensar que a inteligência, uma função diferenciada do corpo humano, não seja passível de ser herdada, e não consigo deixar de me escandalizar (ainda que compreendendo os motivos disso, até os éticos) com o fato de que falar da hereditariedade da inteligência para algumas pessoas e em alguns ambientes seja um tabu. Penso que a inteligência é uma função poligenética e multifatorial, influenciada pelo ambiente, mas muito condicionada pelo gene, aliás pelos genes, muitos dos quais se encontram no cromossomo X, de modo que a inteligência se comporta como um caráter ao menos parcialmente associado a X e se herda, no caso dos meninos, predominantemente da mãe.

Todavia, apesar desse meu preconceito organicista, não posso deixar de lembrar o peso que a carência lingüística pode ter sobre o desenvolvimento da inteligência nessa idade da vida. Os centros da linguagem, se não forem estimulados agora, não se estruturarão: se não se aprende a falar (se não se constrói o próprio instrumento lingüístico) nessa idade da vida, nunca se aprenderá.

E se alguém, embora não sendo surdo, viver num ambiente afetiva e lingüisticamente pobre, vai construir para si uma linguagem tão pobre a ponto de parecer intelectualmente subdotado. Não vamos esquecer que um lado da inteligência (função cujo significado é muito fácil de compreender e muito difícil de definir) é na realidade uma inteligência "verbal"; e que para desenvolver um pensamento temos necessidade de uma linguagem interna, que deverá ser tanto mais rica quanto mais quisermos resolver problemas difíceis. Este é um verdadeiro problema: o problema dos filhos de mãe de inteligência abaixo do normal; identificá-los e levá-los para creches "normais" faz que o seu quociente de inteligência aumente consideravelmente.

Esses resultados provêm da pesquisa e da crônica. Da história chegam dois exemplos lendários de carência lingüística: a história das duas meninas-lobo, Amala e Kamala, que, já grandinhas, foram encontradas em um bando de lobos junto do qual haviam crescido, e que nunca conseguiram falar, nem se comportar de modo humano; e a história do experimento (de método nazista) de Frederico II da Suábia, que para saber se a linguagem "nascia por si" e de que gênero seria, fez babás criarem um grupo de recém-nascidos, mas eram proibidas de falar com eles: todos morreram.

Funções neurológicas superiores (o sorriso, a palavra) e funções motoras (o controle da cabeça, a posição sentada, a deambulação) se adquirem harmoniosamente, em conjunto. No primeiro e no segundo ano de vida não se fala nem de desenvolvimento psíquico nem de desenvolvimento motor, mas sim de "desenvolvimento psicomotor": tudo se desenvolve conjuntamente como que guiado por um programa interno já preestabelecido, ativado por uma motivação interior para viver e comunicar-se, com o apoio de um ambiente interativo. Um atraso na capacidade de dar os primeiros passos é um dos fortes sinais de um baixo desenvolvimento intelectual.

9. Conclusões

O primeiro ano de vida passa rapidamente. O desenvolvimento físico e psicomotor prossegue acompanhando um programa já escrito, muito semelhante em todos nós. A interação com outros seres humanos, particularmente com a mãe, é indispensável para que o programa possa se realizar. Do mesmo modo que as aves "sabem" voar ou cantar por conta própria, porque têm isso inscrito em seu genoma: mas à informação genética, como já dissemos, *deve* se acrescentar uma informação epigenética (ou seja, sobreposta à genética) que a fortaleça, o ensino ativo por parte dos pais. Os pais do pintinho, assim como os pais da criança, seguem um programa genético que os força a alimentar e educar a prole. "Um genitor suficientemente bom" não erra, se apenas aceitar seguir seu instinto de procriador. E também o filho crescerá "suficientemente bom".

Em certo sentido, portanto, o desenvolvimento do lactente, que segue linhas instintivas fortemente gravadas no genoma e sob o impulso de uma força vital exuberante, não pareceria implicar verdadeiros problemas: a árvore cresce em direção ao Sol tanto se cuidarmos quanto se não cuidarmos dela.

Entretanto, há poucas dúvidas de que a personalidade começa a se moldar desde logo; que ser amamentado no seio ou na mamadeira, receber ou não a chupeta, dormir sozinho ou acompanhado, a mãe conversar muito ou pouco com ela, ou mais simplesmente a qualidade inefável de sua relação com a mãe, possam modificar, imperceptivelmente, a personalidade da criança. Claro, o caminho da vida é longo, e as melhoras que a vida impõe ao desenvolvimento são muitas; não podemos pretender demais de nossa capacidade de influenciar os outros: mesmo que se trate de nosso filho. A força dos caracteres genéticos pode ser dobrada com dificuldade por um tipo de educação que não podemos evitar ter, e que, se o sangue é sangue, de algum modo estará em harmonia com nossos (e seus) caracteres genéticos.

Claro que tudo isso não é idêntico nas diferentes famílias, porque ninguém é idêntico ao outro; ao contrário, não podemos procurar ser idênticos, porque isto significa inautenticidade.

Nossa sociedade, dizem, carece de valores compartilhados; a banalização das teorias educacionais e especialmente a banalização e a deformação do ensino revolucionário e genial de Freud são um dos motivos da fraqueza moral que parece ter atingido nossos adolescentes. Deste ensinamento deriva a idéia de que os primeiros eventos existenciais marcam a vida toda do ser; e também é fruto da banalização deste ensinamento aquela educação permissiva cujo objetivo é "não traumatizar". Bobagens, leitura equivocada. Também a idéia de que tudo, ou quase tudo, relativo à personalidade esteja em jogo no primeiro ou nos primeiros anos de vida nunca teve uma comprovação científica séria e deve ser interpretada com reservas. No entanto, embora não seja totalmente compreensível, quem quer que tenha assistido ao diálogo que se desenrola entre mãe e filho bem sabe que algo importante nasce durante esse primeiro ano de vida.

A coisa mais significativa, talvez, diga respeito aos pais, que pela primeira vez assumem o papel fundamental de quem cuida, de quem assume plenamente uma responsabilidade. Este "cuidar" é a palavra de ordem que o homem transmite de geração em geração; e que será introjetada pela criança, a qual vai se exercitar em seguida a "cuidar" (da boneca, dos soldadinhos de chumbo, do irmãozinho menor, do cachorro da casa) até que, por sua vez, vai assumir a tarefa de criar uma família. Na maneira de desempenhar esta tarefa fundamental, cada qual deve buscar, dentro de seu dever, a sua liberdade, e procurar fazer crescer com raízes sólidas, mas com a liberdade de voltar-se ao Sol, o próprio rebento.

Claro, hoje pensamos em coisas das quais ontem não teríamos sequer cogitado: as crianças eram criadas como Deus queria, e se não morriam pelo caminho era uma graça. Ontem as crianças eram muitas, e muitas também morriam, a maioria no primeiro ano de vida: de parto, de malária, de diarréia, de pneumonia, de tétano, de coqueluche, de tuberculose, de desnutrição. Aquele ontem que eu conheci — foi apenas há cinqüenta anos — simplesmente parecia-me normal. O anteontem, cem anos atrás, ao menos para os pobres, era trágico. A atenção que os pais dedicavam aos filhos era relativa, porque a alta mortalidade tendia a desiludir as expectativas. O professor era a vida, dura desde o início, e os resultados até que não eram péssimos. Hoje corremos o risco de que os pais dêem atenção exagerada à criança e a compreendam mal. Não tenho receitas simples contra esses riscos: acredito que não haja receitas simples.

O pediatra que dá assistência à família (a família nasce, de fato, nesse momento, ao redor do filho) deve se abster de regras, prescrições, de tudo o que induz à dependência. Deve promover na mãe a segurança de seu papel e a capacidade intrínseca de saber desempenhá-lo, fortalecendo em cada uma delas a capacidade de escolher pelo filho, ainda que contra a cultura dispersiva e enganadora da sociedade em que vive. Deve fazer crescer a confiança e a liberdade, sendo esta filha daquela... Diferente, muito mais delicada e difícil será a intervenção onde faltar uma família adequada: uma intervenção de ajuda que o pediatra deverá ativar dentro dos serviços sociais.

6
Vacinar, não vacinar

Se a medicina é a arte de não deixar adoecer, há poucas dúvidas quanto ao fato de que as vacinas constituem o mais simples, mais econômico, mais genial e mais eficaz dos instrumentos. Trata-se de injetar germes mortos, ou "adormecidos", para a produção de uma resposta defensiva (os anticorpos) idêntica àquela desencadeada pela doença real, que poderá ser rejeitada no momento devido e para sempre. Talvez possamos afirmar que a vacina contra a varíola foi o primeiro ato da medicina moderna caracterizada, com respeito à medicina do passado, por concretude, eficácia e empirismo, entendido no melhor dos sentidos, ou seja, como experiência reproduzível.

1. Começando do zero: a história épica da vacina contra a varíola

Como todos sabem, a prática da inoculação da varíola das vacas, a varíola vacínia (daqui o termo vacina, atribuído a qualquer outro método de imunização ativa), entrou para a medicina oficial através de uma experimentação *in corpore vili* praticada por um estudante de medicina, um certo Edward Jenner, no filho de sua zeladora, em 1796. Mas a história da vacina contra a varíola é muito mais antiga e muito mais longa, e muito mais rica de implicações sociais.

Já em 1774 um camponês de Gloucestershire tinha feito o mesmo tipo de inoculação em toda sua família, convencido pela observação popular de que a varíola que se pegava do gado protegia contra a varíola que se pegava do homem. Antes ainda, em 1721, lady Maria Worteley Montagu, em Londres, mandou que inoculassem a varíola em sua filha, dessa vez de uma pessoa que estava sarando da doença: uma varíola atenuada, podia se pensar no rastro de uma tradição, aliás de uma prática (a variolização), que havia chegado no civilizado Ocidente tanto da África quanto da China, onde já era "medicina oficial" há centenas de anos. No curso da mesma epidemia, o doutor Sloane inoculou a varíola, do mesmo modo, em seis condenados à morte, três homens e três mulheres, demonstrando em seguida sua imunidade à doença (aos seis, naturalmente, fora concedido o perdão, em homenagem à ciência e para o bem geral). No mesmo ano, na Nova Inglaterra, o reverendo Cotton Mather, fervoroso puritano, junto com o doutor Zabdiel Boylston, inoculou a varíola em seu filho e dois escravos negros; depois do sucesso daquela inoculação, estendeu a prática a 242 pessoas, das quais seis morreram (2,5%). Entre os não-vacinados, porém, a mortalidade foi de 15%. Experimentos cruéis, mas salvadores, numa época em que o limite entre a vida e a morte era tão delicado como papel de seda. É fato que, em meados do século XVIII, na Inglaterra, Dinamarca e Suécia a inoculação se tornara uma prática do Estado e era realizada nos hospitais.

Tudo isso para dizer que o "milagre científico e sanitário" da imunização contra a varíola nasce com base na observação popular (a mesma base pela qual "se sabia" que, uma vez vencida certa doença infecciosa, ficava-se definitivamente imunizado contra ela). Esta observação popular não surge de uma intuição genial, mas dos antecedentes conceituais e materiais derivados da prática da variolização, que não é bem recebida pela medicina tradicional, mas conforme ao espírito livre do "século das Luzes". Posteriormente (a verdadeira história da vacinação estava então apenas começando) ela se espalha pelo mundo todo, feito uma mancha de óleo, transportada, entre mil dificuldades, por missionários ou por apóstolos laicos: na Itália, por Luigi Sacco, Vincenzo Dandolo, Antonio Miglietta; no Oriente Médio, e posteriormente dali para a Índia, por Jean de Carro; por Joseph Marshall e por John Walker, com a frota inglesa, na bacia do Mediterrâneo; por Francisco Balmis na América do Sul, onde a varíola vacínia chega por intermédio de uma série de órfãos, "inoculados" e dois a dois, de modo a manter-se vivo o vírus até o desembarque — tornando-se um empreendimento benemérito do Estado; em 1821, sob os Bourbons de Nápoles, torna-se prática obrigatória, defendida por párocos, aos quais se confiava a obrigação de "apregoar o uso da varíola vacínia, e frisar nas instruções de catecismo e de esmolas que seria grave falta a dos pais que deixassem a vida dos filhos exposta ao perigo da varíola humana". E depois disso que me falem mal dos Bourbons.

A varíola foi erradicada; portanto não há mais vacina contra essa doença. Mas a história da varíola vacínia, à qual dediquei um espaço certamente desproporcional, se o compararmos às dimensões e às finalidades deste livro, é, como se compreende, uma história épica e ao mesmo tempo simbólica. Contém tanto a necessidade apostólica de se divulgar a salvação quanto a necessidade prometéica de alterar a ordem das coisas e fazer valer a razão sobre a natureza; tanto a oposição dos devotos — leve mas não inexistente —, à última pretensão, quanto a pesquisa de uma prova experimental, epidemiológica, da eficácia da intervenção; tanto os receios populares quanto aos hipotéticos riscos de uma difusão ainda maior da doença induzida pela vacinação e quanto aos riscos, muito menos hipotéticos, dos efeitos colaterais; finalmente, contém o chamado à lei, o papel laico de apoio e propaganda aceito pela Igreja.

2. Difteria e tétano

Muito mais tarde, em 1939, uma lei impôs na Itália uma nova vacinação: agora contra a difteria. Trinta anos mais tarde, em 1968, outra lei prescreverá a associação da vacina antidiftérica com a antitetânica numa única ampola. Desde 1968 não há mais denúncias de casos de difteria na Itália, e os casos de tétano são muito raros, restritos a idosos, que em sua maioria nunca foram vacinados.

Na realidade, a população aceitou distraidamente essas duas vacinas, e houve até alguma resistência por parte dos médicos, que não hesitavam (eu próprio fiz o mesmo no início de minha prática profissional) em emitir certidões falsas, condescendentes, de vacinações na realidade não realizadas.

Essa relativa indiferença e, em parte, essa oposição, que se deviam ao receio de reações indesejadas, quase sempre irrelevantes, é socialmente compreensível. De fato, a mortalidade por tétano, por sua própria natureza, é acidental (feridas, queimaduras). Quanto à mortalidade por difteria — doença, ao contrário, contagiosa —, ela ocorrera no passado com graves epidemias, tanto mais graves quanto maior era a carestia, até culminar, na Europa (sem considerar a União Soviética), em 1 milhão de casos, com 50 mil mortos, durante a Segunda Guerra Mundial. Com o bem-estar do pós-guerra, sua virulência atenuou-se espontaneamente, e a gravidade do problema já não estava sob os olhos de todos. Os casos registrados em 1952 foram 30 para cada 10 mil habitantes, ou seja, 15 mil na Itália toda para uma população de pouco mais de 47 milhões de habitantes. Números que hoje nos parecem nada negligenciáveis, mas que na época não abalavam tanto assim o senso comum, seja porque ainda não havíamos nos convencido da onipotência da medicina nem do próprio direito à imortalidade, seja porque na maioria dos casos a cura já era possível.

3. A vacina contra a poliomielite

No entanto, não se curava a poliomielite ou paralisia infantil. A poliomielite era uma infecção muito difundida, que se devia a três subtipos de um enterovírus, cada um deles independente, do ponto de vista imunológico, dos outros dois. Na maioria dos casos ninguém percebia a infecção, e todos, inevitavelmente, iam ao seu encontro, mas em menos de um em cada cem casos ocorria a paralisia. A paralisia infantil era muito pouco freqüente, porém mais freqüente (e existencialmente mais grave) do que a difteria, chegando, nos picos máximos, a cerca de 50 casos ao ano em cada 100 mil habitantes. Na Itália, no final da década de 1950, as denúncias eram de aproximadamente 2 mil casos anuais. Nos anos 60, a poliomielite era certamente a mais temida das doenças da infância.

Até por isso, e pela fulminante campanha de vacinação, a "operação" contra a poliomielite teve um caráter épico, quase como a da antivariólica, com seus mortos e feridos (as crianças que, por engano, foram vacinadas com um vírus não totalmente inativado). A primeira campanha de vacinação com vírus morto (método Salk) envolveu, na Itália, 1 milhão e 800 mil crianças, durou menos de dois anos e concluiu-se triunfalmente em 1955. A vacina Salk foi utilizada maciçamente no início dos anos 60; em 1964, como quase no mundo inteiro, optou-se por substituir o vírus morto injetável pelo vírus atenuado via oral, já largamente experimentado, de maneira independente, por Koprowski (na África), por Cox (na América do Sul) e por Sabin (em Chiapas e na União Soviética). A escolha era motivada pela maior facilidade de administração, mas também pela perspectiva de que o vírus atenuado, que se desenvolve no intestino do mesmo modo que o vírus selvagem, pudesse acabar substituindo-o totalmente. Com essa segunda estratégia, a vacina disseminou-se em todo o mundo, a paralisia infantil de fato desapareceu e estamos aguardando a erradicação do vírus.

Aproximadamente uma vez em cada milhão de vacinações registra-se um caso de paralisia infantil. A vacina Sabin, como dissemos, é constituída por um vírus vivo, atenuado; de vez em quando até um vírus atenuado encontra uma janela nas defesas do vacinado e provoca a doença. Quando o vírus atenuado tiver suplantado em toda parte o vírus selvagem, prevemos que se poderá voltar, por alguns anos, à antiga vacinação com vírus morto, a Salk, mais incômoda, porque deve ser injetada, porém mais segura, já que o vírus morto não pode mais despertar, e após alguns anos, se o vírus da poliomielite, como o da varíola, tiver sido erradicado, poderemos parar com a vacina. Por enquanto não podemos. Pequenas comunidades holandesas, que por motivos religiosos não haviam aceito a vacina, viram reaparecer a epidemia, limitada aos não-vacinados. Recentemente, na Albânia, tivemos uma epidemia com mais de uma centena de casos, devido à má conservação da vacina.

> **VACINA CONTRA POLIOMIELITE NO BRASIL**
>
> Graças a estratégias bem planejadas como o Dia Nacional de Vacinação contra a Poliomielite, o Brasil não registra qualquer caso novo da doença desde junho de 1989, tendo recebido da Organização Mundial da Saúde (OMS), em 1994, o Certificado de Erradicação da Poliomielite. Porém, ainda há necessidade de manter a vacinação contra esta doença, visto que a erradicação não é global e existe risco de reentrada do vírus selvagem em nosso meio. Em muitas regiões do Brasil, apesar de as taxas médias de cobertura vacinal terem aumentado significativamente, elas ainda são inferiores ao desejável. O calendário básico de vacinação brasileiro inclui a vacina oral (Sabin) contendo vírus vivos atenuados (poliovírus tipos 1, 2 e 3), num esquema de três doses (dois, quatro e seis meses) e um reforço após um ano, e alguns estados incluem um segundo reforço entre quatro e seis anos de idade. Após completar o esquema básico, a eficácia é superior a 95%. No Brasil, a vacina com vírus inativados não é utilizada em grande escala por causa de seu alto custo. *Fontes*: 1) Fundação Nacional de Saúde – Ministério da Saúde. 2) Bricks, L. F. & Oselka, G. W. Imunizações. *In* Marcondes, E. (Coord.). *Pediatria básica*. São Paulo: Sarvier, 2002, p. 106-7.

4. A vacinação contra a hepatite B

Esta vacina contém pelo menos dois elementos inovadores. O primeiro é que não se trata nem de um germe atenuado nem de um germe morto; a vacina é uma molécula constituída artificialmente, dotada de características imunizantes (antigênicas) parecidas com as do vírus natural; uma espécie de autômato bom, reproduzível em série infinita pela bioengenharia. A segunda novidade é que a vacina não foi preparada por uma doença de periculosidade imediatamente perceptível: os efeitos da doença (e portanto os efeitos da vacina) manifestam-se apenas na idade madura. De fato, a hepatite B é uma hepatite crônica, não muito difundida, que geralmente é curada, mas, se não o for, pode, depois de muitas décadas, evoluir para cirrose e/ou câncer.*

Em Taiwan, onde o câncer do fígado é mais precoce e atinge a infância, ao fim de uma década sua freqüência reduziu-se a um décimo.

---

* Para o Brasil, a Organização Pan-Americana de Saúde (OPAS) possui estimativa de infecção pelo vírus da hepatite B em três padrões diferentes, conforme a região geográfica. O primeiro padrão definido como de alta endemicidade, com prevalência superior a 7%, presente na região Norte, Espírito Santo e oeste de Santa Catarina; um segundo padrão, de média endemicidade, com prevalência entre 2 e 7%, nas regiões Nordeste e Centro-Oeste do Brasil; e um terceiro padrão, de baixa endemicidade, com prevalência abaixo de 2%, nas demais unidades federadas das regiões Sul e Sudeste. *Fonte*: FUNASA (Fundação Nacional de Saúde) – Ministério da Saúde. (N.R.T.)

> VACINA CONTRA HEPATITE B NO BRASIL
>
> Desde 1992, a Organização Mundial de Saúde (OMS) recomenda que todos os países incluam a vacina contra hepatite B em seus calendários vacinais. Para que se obtenha um impacto mais rápido na redução da incidência da doença e de suas complicações crônicas (cirrose, hepatite crônica e câncer de fígado), o ideal é vacinar todos os recém-nascidos, indivíduos pertencentes a grupos de risco, todas as crianças e adolescentes não-imunes. No Brasil, a vacina contra hepatite B foi implantada primeiro na Amazônia, que juntamentre com algumas regiões do Espírito Santo e Santa Catarina são consideradas áreas de grande endemicidade, e gradativamente passou a ser preconizada em outras regiões, até ser incluída no calendário nacional a partir de 1999. O esquema de vacinação envolve três doses, com intervalo de um mês entre a primeira e a segunda dose e de seis meses entre a primeira e a terceira dose. *Fonte*: Bricks, L. F. & Oselka, G. W. Imunizações. *In* Marcondes, E. (Coord.). *Pediatria básica*. São Paulo: Sarvier, 2002, p. 108-9.

5. As vacinas não-obrigatórias, mas aconselhadas: coqueluche, sarampo, parotidite ou caxumba, rubéola*

Uma história mais complexa e mais atormentada e, na minha opinião, muito instrutiva, foi a de uma vacinação não-obrigatória mas muito difundida no mundo: a vacina contra a coqueluche. A coqueluche é uma doença altamente contagiosa (pode-se calcular que ainda hoje adoecer dela seja quase inevitável, já que 100% dos jovens aos 20 anos apresentam anticorpos no sangue, sinal de que a infecção ocorreu), que a opinião popular considera já leve e curável, mas que há não muito, num mundo muito mais pobre — e desde sempre fome e pobreza são os companheiros de viagem que tornam terríveis as doenças infecciosas — era realmente ameaçadora e agravada por uma grande mortalidade.

Uma vacina contra coqueluche, produzida com germes mortos no calor, finamente triturados e inativados com formol, foi preparada desde a década de 1920 e largamente comercializada. A partir das décadas de 1940 e 1950 na Itália, e em muitos países, era administrada em dose única juntamente com a vacina do tétano e da difteria (DT), formando uma

---

* No Brasil, todas essas vacinas são obrigatórias. (N.R.T.)

vacina "tríplice" conhecida pela sigla de DTP.* Todavia, aos olhos de todos os epidemiologistas, e provavelmente também dos médicos, logo ficou evidente que os efeitos indesejáveis da DTP eram muito superiores à da DT.

Isso certamente se deve, em parte, à complexidade biológica da velha vacina, hoje denominada "celular", uma vez que é composta tanto das toxinas inativadas com formalina quanto da célula bacteriana toda, e em particular por um de seus componentes — os lipopolissacarídeos — fortemente reativo; em parte, os efeitos, indesejáveis e às vezes imprevistos, da vacina podiam ser atribuídos a dificuldades de padronização e de purificação. Seja como for, ao passo que para a vacina DT havia apenas queixas de alguma reação local dolorosa ou alguma reação febril geral, para a vacina DTP foram descritas febres mais altas (até superiores a 40,5 graus), reações particulares como choro inconsolável, um grito hiperagudo, um quadro transitório caracterizado por colapso, perda do tônus muscular e redução da resposta aos estímulos, e, muito mais raramente, uma espécie de encefalite com dano irreversível, caracterizada por um início dentro das 72 horas pós-vacinação. De pouco adiantou (e até era verdade) dizer que este era um efeito extremamente raro, que talvez não dependesse da vacina, mas de encefalites causadas por vírus ocasionais e casualmente concomitantes à inoculação, e que os danos da coqueluche eram bem maiores e graves do que aqueles provocados pela vacina. Mas, embora em muitos países como no Reino Unido, nos Estados Unidos e no Japão se tivesse alcançado uma cobertura total da vacina com vantagens indiscutíveis — foram zerados a mortalidade, a necessidade de internação e os danos, até neurológicos, ligados à doença —, houve uma reação popular, tanto no Reino Unido como no Japão, que obrigou a suspensão da administração "universal". Nesses países a epidemia reapareceu, houve novas mortes, e tornou-se a introduzir a vacina, mais uma vez a pedido da população. Mas, no Japão, foram acrescentadas duas modificações importantes: deslocou-se a vacina para o segundo ano de vida e substituiu-se a vacina "celular" por uma constituída não da célula

---

* A *vacina tetravalente* combinou em uma única injeção as vacinas DTP e HiB (anti-hemófilo). No Brasil, ela é aplicada aos dois, quatro e seis meses de idade e evita a difteria, tétano, coqueluche, meningite e outras infecções causadas pelo *Haemophilus Influenziae* tipo B. (N.R.T.)

bacteriana inteira mas apenas das toxinas inativadas e purificadas: a vacina "acelular". Este passo abriu caminho para a formulação de vacinas acelulares contra a coqueluche cada vez mais seguras e tão eficazes quanto as outras, as últimas com técnicas "recombinantes", ou seja, utilizando moléculas constituídas em laboratório, como ocorre na vacina contra a hepatite. A vacina foi experimentada em larga escala, mas de acordo com um rigoroso plano experimental, com uma cláusula de "consentimento esclarecido", em diversos países, entre os quais a Itália, comparada — às cegas — com a vacina celular e o placebo, e foi definitivamente aprovada.

A história, já interessante, de uma melhora técnica induzida por uma pressão popular, então julgada (e certamente até o era) irracional — uma história sintomática de uma participação cada vez mais intensa e disseminada nas questões de saúde —, não termina aqui. Termina com um processo "leigo" na Suprema Corte de Londres, entre uma produtora de vacinas, a Wellcome, e um cidadão que pedia indenização por uma encefalopatia "causada por vacina". Foi um processo histórico, que se desdobrou na base de milhões e com o envolvimento de peritos de fama mais que reconhecida de ambos os lados, e que se encerrou com a absolvição da vacina: não há prova suficientemente comprovada de que a vacina celular, mesmo no passado, tenha causado encefalopatias. Uma conclusão "leiga", sancionada por um juiz e por um tribunal popular, e de que não podemos ter certeza que contenha a *verdade,* mas que encerra o litígio. De fato, acredito que a vacina produzida hoje, mesmo a "celular", seja bem mais apurada do que a produzida tempos atrás, e que seja razoavelmente segura. Mas não podemos desprezar o fato de que essa conclusão "leiga", promovida por diferentes interesses e sustentada, indiretamente, por um poder econômico imenso, estava em contradição com outra conclusão histórica, à qual havia chegado — após muito trabalho e investigações meticulosas aplicadas caso a caso — uma comissão médica de estudo, segundo a qual o incidente "encefalítico" era possível e sua incidência podia ser calculada, no que diz respeito ao passado, para um caso a cada 300 mil vacinas.

Por que contei essa história para vocês? Para dizer que a verdade talvez não pertença a esta terra; para fazer que compreendam que por trás da verdade há interesses; para que vocês possam compreender como os interesses produzem, ao mesmo tempo, progresso e desconfiança; para fazer que compreendam alguns dos porquês da desconfiança e da aversão das reações espontâneas contra a vacinação; e também para dizer-lhes que, apesar de serem compreensíveis, não são suficientemente justificadas; para incentivá-los a crer, mais do que na justiça, no poder de controle e de intervenção da democracia e da opinião pública, papel que é precioso, ainda que às vezes não se possa confiar nele.

Uma vacina muito menos discutida, e à qual a Itália chegou com considerável atraso com relação à maioria dos países desenvolvidos, é a vacina contra o sarampo, que é comercializada em combinação com as vacinas da rubéola e da parotidite (caxumba), na vacina denominada SRC (sarampo, rubéola e caxumba) ou tríplice viral. A vacinação contra o sarampo é obrigatória nos Estados Unidos, e também na Iugoslávia, há algumas décadas.*

Da vacina anti-sarampo, uma das mais experimentadas no mundo, é difícil falar algo que não seja positivo. É uma vacina viva, isenta de riscos, ainda que possa ocasionar algum distúrbio discreto, em geral um sarampo atenuado na semana seguinte à inoculação. É a prevenção de uma doença que não é tão grave, mas tampouco fácil de suportar: uma semana de febre, até alta, cerca de dez dias de aula perdidos. Na África, e nos países pobres em geral, onde a doença se sobrepõe a uma situação de desnutrição disseminada, o sarampo e suas complicações representam a primeira causa de morte na idade de crescimento, e as campanhas de vacinação tiveram um impacto notável sobre a mortalidade (diga-se de passagem — e não é uma observação irrelevante — o resultado positivo de uma maior sobrevivência das crianças gerou perplexidade e preocupação quanto aos efeitos disso na disponibilidade de comida e de trabalho na idade adulta). Na Itália, a vacinação, além de reduzir a incidência da doença, quase extinguiu a complicação mais importante, a encefalite pós-sarampo, certamente a mais comum das encefalites, que atinge 1,2 indivíduo por mil casos de sarampo.

A vacina contra a rubéola, obrigatória no Brasil, é considerada indispensável, apesar da irrelevância clínica da doença "natural": a vacina

---

* No Brasil, a SRC é obrigatória, em dose única aos doze meses de idade. (N.R.T.)

representa a única medida eficaz para a prevenção das más-formações resultantes da infecção quando ela ocorre durante a gravidez.

A vacinação contra a caxumba, ou parotidite, é talvez a menos importante das três na associação SRC, e sozinha não valeria a pena; mas também a parotidite é uma doença que está em toda parte e se agrava por um discreto número de complicações menores (uma reação meníngea muito comum mas inocente, um envolvimento do pâncreas freqüente mas clinicamente pouco relevante), por uma única complicação incômoda, a localização testicular, exclusiva da doença quando contraída na idade adulta, e por fim por uma complicação realmente grave mas muito rara, a surdez, que atinge cerca de um caso em cada 10 mil.

Uma vacina da qual não podemos deixar de falar é a contra o hemófilo influenza tipo B (*Haemophilus Influenziae B*, ou HiB). Esta bactéria é responsável por outras doenças respiratórias da criança. Durante a Primeira Guerra Mundial foi co-responsável, junto com o vírus da gripe denominada "espanhola", por muitas mortes causadas por broncopneumonia gripal; mas aquela é uma velha história, ligada à carestia e à pobreza; hoje este hemófilo é um micróbio relativamente benigno, que provoca a otite mas não mata ninguém. Há porém uma variante do hemófilo influenza, o HiB, que é particularmente agressivo, e que na criança, até o quinto ano de vida (nunca acima desta idade), é capaz de causar doenças "invasivas", entre as quais a mais importante é a meningite. Com que incidência? Calcula-se uma quinzena de casos de meningite por hemófilo ao ano a cada 100 mil crianças abaixo de cinco anos. Na prática, isso representa, na Itália, cerca de 400 a 500 casos ao ano, que são curáveis em 95% dos casos, com mortalidade próxima do zero e com um acometimento de surdez em 5% dos casos. Como podemos perceber, bem menos perigosa (sob o perfil epidemiológico, não sob o perfil pessoal) do que o sarampo, e menos perigosa (sempre estatisticamente), em relação à surdez, do que a inocente caxumba.

Fui um dos poucos que, por ocasião da chegada dessa vacina na Itália — e que, seja dito, nunca demonstrou efeitos indesejáveis — consideraram-na não-econômica, ao menos até quando não se tivesse atingido cobertura plena da vacinação contra o sarampo; ganhei assim certa, e talvez não imerecida, impopularidade. Todavia a vacina, que ainda é muito cara, foi adotada por muitas regiões da Itália. Aliás, já é usada em muitos países ocidentais, com bons efeitos epidemiológicos: praticamente cancelou as manifestações mais típicas da infecção. Posso afirmar que é um mal? Não, certamente; vou me limitar a dizer que é um bem bastante caro, e ainda assim vou parecer um nostálgico e um tanto materialista, reacionário, antipático. E, de fato, já que não podemos abrir mão da opinião dos outros, também me tornei antipático a mim mesmo.

Depois da vacina anti-HiB, cujo uso é cada vez mais freqüente, pelo menos nos países mais ricos, foi desenvolvida uma vacina contra outro agente infeccioso muito perigoso e difundido, o pneumococo, que em todos os países é o principal responsável pela pneumonia e, nas crianças de idade pré-escolar, também pela meningite. Uma vacina antipneumocócica já é usada há bastante tempo, mas é apenas parcialmente eficaz e somente após dois anos de idade, ao passo que a vacina anti-HiB já é eficaz a partir dos primeiros meses. Também essa vacina não tem efeitos colaterais, mas é dispendiosa. Foi testada experimentalmente primeiro na África (onde a mortalidade por pneumococo é altíssima), depois seu uso estendeu-se em todos os países ocidentais (onde, por outro lado, a mortalidade por pneumococo é praticamente nula) e faz parte da rotina de vacinações "não obrigatórias" mas "fortemente recomendadas". O fato de que, por motivos econômicos, seu uso não possa ser proposto nos países pobres não pode deixar de ser motivo para algumas reflexões.

> VACINA TETRAVALENTE CONTRA COQUELUCHE, DIFTERIA, TÉTANO, MENINGITE E INFECÇÕES CAUSADAS PELO HiB NO BRASIL
>
> A vacina contra coqueluche faz parte do calendário básico de vacinações brasileiro, estando combinada à vacina contra difteria, tétano, meningite e infecções causadas pelo *Haemophilus Influenziae* tipo B (vacina tetravalente, que juntou a DTP e a anti-hemófilo). A vacinação básica é aplicada aos dois, quatro e seis meses. As vacinas acelulares vêm sendo cada vez mais utilizadas, mas seu custo é elevado. Enquanto as vacinas acelulares não estiverem disponíveis para uso rotineiro, é fundamental manter a vacinação com vacina celular, pois a coqueluche é uma doença grave, principalmente em crianças com idade inferior a um ano. No Brasil, o aumento da utilização da vacina celular levou a uma importante redução nas taxas de incidência de coqueluche, que passou de 44,4 por 100 mil habitantes em 1982, para 0,35 por 100 mil habitantes, em 1996. *Fonte:* Bricks, L. F. & Oselka, G. W. Imunizações. *In* Marcondes, E. (Coord.). *Pediatria básica.* São Paulo: Sarvier, 2002, p. 105-6.

> **VACINA CONTRA SARAMPO NO BRASIL**
>
> O sarampo é a terceira doença que pode ser prevenida pelo uso de vacina a ser erradicada do Brasil (a primeira foi a varíola e a segunda foi a poliomielite). Sua erradicação ocorreu em 2000, mas o vírus continua circulando no mundo, havendo risco de reentrada em nosso meio, não sendo ainda uma doença de controle permanente. Para que mantenhamos esta situação epidemiológica é importante que toda criança de um ano de idade receba a vacina contra sarampo, preferencialmente combinada com vacina tríplice viral ou SRC (sarampo, rubéola e caxumba). A vacina do sarampo, quando administrada após um ano de idade, tem eficácia superior a 90% e confere proteção vitalícia. *Fontes*: 1) Bricks, L. F. & Oselka G. W. *In* Marcondes, E. (Coord.). *Pediatria básica*. São Paulo: Sarvier, 2002, p. 107-8. 2) Sato, H. S., Bricks, L. F. & Contim, D. Imunizações. *In* Grisi. S. & Escobar, A. M. (Coord.). *Prática pediátrica*. São Paulo: Sarvier, 2000, p. 39-52. 3) Fundação Nacional da Saúde – Ministério da Saúde.
>
> **VACINA CONTRA *HAEMOPHILUS INFLUENZIAE* TIPO B (HiB) NO BRASIL**
>
> As vacinas contra a bactéria *Haemophilus Influenziae* tipo B (HiB) estão indicadas para a imunização de rotina em crianças de dois meses até cinco anos de idade, com objetivo de prevenir doenças invasivas causadas por este agente (meningite, pneumonia, epiglotite, artrite, osteomielite). No Brasil, as crianças menores de dois anos passaram a receber em 1999, em caráter de rotina, a vacina HiB. A partir de 2002, a vacina tetravalente (DTP + HiB) passa a substituir as vacinas DTP e HiB para crianças menores de um ano de idade que estão iniciando o esquema de vacinação. A criança receberá aos dois, quatro e seis meses de idade uma dose da vacina tetravalente e aos quinze meses o reforço da DTP. *Fonte*: Fundação Nacional da Saúde – Ministério da Saúde.

6. As outras vacinas

Há uma grande quantidade de vacinas, e muitas outras ainda estão sendo criadas.

A vacina contra a varicela ou catapora já está bem experimentada, e no momento em que estou escrevendo este livro, está para chegar à Itália.

A vacina contra a hepatite A está pronta e já vem sendo comercializada e utilizada por pessoas em situação de risco e para bloquear as epidemias (a mais recente na região da Apúlia). Mas a hepatite A, outrora causa muito comum de "icterícia", desapareceu dos países ricos; aliás, é provável que a vacina seja usada quase exclusivamente para turistas em viagem a países pobres.

A vacina contra tuberculose, uma antiga vacina praticamente nunca usada na Itália, nem mesmo quando a tuberculose reinava (essa também poderia ser uma história interessante sobre os "poderes" e os "quereres" que estão por trás da sorte ou má sorte das vacinas), ao contrário é obrigatória na França. Também na França, há muito vem sendo usada a vacina contra a encefalite centro-européia, e, em muitos países fora da Europa, a vacina contra a febre amarela.

Adultos e crianças mordidos por cães desconhecidos são submetidos à vacina anti-rábica.

Para todos os idosos, todo ano, recomenda-se a vacina contra a gripe, diferente a cada ano porque é diferente o vírus que se prevê que possa dar a volta ao mundo (a gripe espanhola, a chinesa, a afegã, a russa, etc.).

A vacina contra a meningite por meningococos está sendo continuamente melhorada.* Aplica-se, em alguns países, nos soldados que, expostos a uma vida em comum em ambientes limitados, correm maior risco de pequenas epidemias.

A vacina contra a diarréia provocada por rotavírus está sendo constantemente testada, e é objeto de polêmicas quanto a suas vantagens e possibilidades de aplicação.

Em constante melhoramento também se encontra a vacina contra o pneumococo, o micróbio corriqueiramente mais envolvido nas pneumonias, mas também nas otites e nas sinusites da criança. A vacinação é muito aconselhada para o idoso, mas já é muito utilizada durante a infância.

A lista ainda seria longa; podemos dizer que não há doença importante para a qual a pesquisa médica não esteja testando uma vacina. Isto representa uma explosão sanitária e comercial da qual ainda não distinguimos bem os limites e os efeitos ecológicos.

---

* A meningite quase desapareceu em muitos países, mas no Brasil ainda é grande a sua incidência nos meses de inverno. (N.R.T.)

OUTRAS VACINAS NO BRASIL

VACINA CONTRA VARICELA

A vacina contra varicela já existe no Brasil desde 1995, mas somente a partir de 1997 é recomendada oficialmente pela Sociedade Brasileira de Pediatria para todas as crianças com idade superior a um ano. Entretanto, em razão do custo elevado, essa vacina ainda não foi incluída no calendário de imunizações do Ministério da Saúde. É composta por vírus vivos atenuados da cepa Oka, sendo administrada em dose única para crianças saudáveis de doze meses a treze anos de idade. *Fonte*: Bricks, L. F. & Oselka, G. W. Imunizações. *In* Marcondes, E. (Coord.). *Pediatria básica*. São Paulo: Sarvier, 2002, p. 110-11.

VACINA CONTRA HEPATITE A

A vacina contra hepatite A não faz parte do calendário nacional de vacinação, mas desde que haja disponibilidade é recomendada a toda criança com idade superior a um ano e pessoas sem imunidade pertencentes a grupos de risco.

A vacina é composta por vírus total morto, sendo administrada em duas ou três doses. Estima-se que a proteção deva durar mais de vinte anos. *Fonte*: Bricks, L. F. & Oselka, G. W. Imunizações. *In* Marcondes, E. (Coord.). *Pediatria básica*. São Paulo: Sarvier, 2002, p. 110.

VACINA CONTRA TUBERCULOSE

A Organização Mundial de Saúde (OMS) estimou que em 1989 ocorreram 1,3 milhão de casos e 450 mil óbitos por tuberculose em crianças menores de quinze anos de idade nos países subdesenvolvidos. A tuberculose em crianças apresenta importantes características epidemiológicas: a morbimortalidade é maior, pois as crianças tendem a desenvolver doença mais grave, a infecção e a doença tuberculosa indicam que há transmissão recente da micobactéria na comunidade, e as crianças infectadas são fonte de futuros casos de tuberculose pulmonar contagiosa.

A vacina BCG (bacilo de Calmette e Gérin), obrigatória no Brasil, contém uma cepa atenuada do *Mycobacterium bovis*, devendo ser aplicada em dose única, por via intradérmica, a partir do nascimento. De acordo com a OMS, a vacina BCG deve ser aplicada na inserção inferior do músculo deltóide direito; esta padronização facilita a verificação da presença da cicatriz vacinal. A criança deve ser vacinada no primeiro mês de vida, a fim de se diminuir o risco de infecção pelo *M. tuberculosis*. O Ministério da Saúde indica um reforço da vacina BCG por volta dos seis anos de idade, o que não é adotado em todos os estados. A eficácia da vacina é maior na prevenção de formas graves da doença (meningite tuberculosa, tuberculose miliar e formas disseminadas) do que na prevenção da tuberculose (70% *versus* 50%, respectivamente).

Fontes: 1) Lee, V. K., Nakaie, C. M. A., Cordiere, J. M. A. Tuberculose. *In* Grisi, S. & Escobar, A. M. (Coord.). *Prática pediátrica*. São Paulo: Sarvier, 2000, p. 467. 2) Bricks, L. F. & Oselka, G. W. Imunizações. *In* Marcondes, E. (Coord.). *Pediatria básica*. São Paulo: Sarvier, 2002, p. 105.

VACINA CONTRA FEBRE AMARELA

A vacina contra febre amarela faz parte do Plano Nacional de Imunizações desde 1998, nas áreas de risco, sendo composta por vírus vivos atenuados cultivados em ovos embrionários (cepa 17-D). Deve ser aplicada em dose única, por via subcutânea, após os seis meses de idade para residentes e viajantes para a área endêmica (estados do Acre, Amapá, Amazonas, Distrito Federal, Goiás, Maranhão, Mato Grosso, Mato Grosso do Sul, Pará, Rondônia Roraima e Tocantins). Para residentes e viajantes para a área de transição (alguns municípios da Bahia, Minas Gerais, Paraná, Piauí, Rio Grande do Sul, Santa Catarina e São Paulo), a vacina está indicada a partir dos nove meses de idade, recomendando-se uma dose de reforço a cada dez anos. A eficácia é superior a 95%. Turistas devem ser vacinados pelo menos dez dias antes de viajar para áreas de risco. *Fontes:* 1) Bricks, L. F. & Oselka, G. W. Imunizações. *In* Marcondes, E. (Coord.). *Pediatria básica*. São Paulo: Sarvier, 2002, p. 109-10. 2) Fundação Nacional da Saúde – Ministério da Saúde.

VACINA CONTRA DOENÇA MENINGOCÓCICA

Existem vacinas polissacarídicas contra meningococo do tipo A; C; AC; A,C,Y e W135. Há também uma vacina que contém o polissacarídeo do meningococo C combinado com a proteína da membrana externa do meningococo B, e, mais recentemente, foram desenvolvidas no Reino Unido vacinas polissacarídicas conjugadas com proteínas transportadoras (toxóide tetânico ou toxina diftérica mutante não tóxica). Tais vacinas não fazem parte do Plano Nacional de Imunização e são recomendadas apenas para controle de surtos epidêmicos (o tipo de vacina depende do sorogrupo responsável pela epidemia) ou para os seguintes grupos de risco: portadores de asplenia anatômica ou funcional e imunodeficientes. *Fonte:* Bricks, L. F. & Oselka, G. W. Imunizações. *In* Marcondes, E. (Coord.). *Pediatria básica*. São Paulo: Sarvier, 2002, p. 111.

VACINA CONTRA PNEUMOCOCO

Há muitos anos, é disponível uma vacina constituída por mistura de polissacarídeos de 23 sorotipos diferentes que representam 85-90% dos sorotipos responsáveis por doença invasiva nos EUA e pouco mais de 80% no Brasil. A resposta imune a esta vacina 23-valente é de curta duração, não havendo indução de memória imunológica. Sua maior indicação é para indivíduos portadores de condições clínicas especiais como asplenia anatômica ou funcional e portadores de imunodeficiências

> e certas doenças crônicas como pneumopatias, cardiopatias, diabetes mellitus, nefróticos. Atualmente crianças pertencentes aos grupos de risco, com idade de dois a dez anos, devem receber uma dose reforço a cada três a cinco anos. Mais recentemente, foi licenciada no Brasil uma vacina conjugada heptavalente que inclui os polissacarídeos capsulares de sete sorotipos de pneumococo conjugados a uma variante não tóxica de toxina diftérica. Pode ser administrada a partir dos dois meses de idade, em três doses com intervalo de dois meses entre elas e um reforço entre doze a quinze meses, porém seu custo é elevado. *Fontes*: 1) Oselka, G. Vacina conjugada contra o pneumococo. *In* Margaritelli C.E. et al. (Ed.). *Atualização em imunizações*. São Paulo: CEDIPI, 2002, p. 45-53. 2) Bricks, L. F. & Oselka, G. W. Imunizações. *In* Marcondes, E. (Coord.). *Pediatria básica*. São Paulo: Sarvier, 2002, p. 111. 3) Fundação Nacional da Saúde – Ministério da Saúde.

7. Algumas considerações

Preferi expor a vocês a longa história de cada vacina em vez de buscar responder com uma opinião preconcebida à pergunta (retórica) que propusemos no título deste capítulo.

Acredito que se trata de uma história que conta muito, uma história que é bom que os que cuidam da criança, médicos e pais, conheçam, para perceber a imensa distância que há entre o estado de saúde das crianças que nascem hoje e das que nasceram há menos de um século ou das que nascem hoje nos países pobres. Uma história exemplar, com suas luzes e sombras, do progresso do homem. Vou tentar resumir:

a) As vacinas representaram a mais formidável resposta da medicina à doença: mais do que a cirurgia, mais do que os antibióticos.

b) No combate às doenças, muito mais poderoso que as vacinas foi o bem-estar generalizado: todas as doenças que a vacina aproximou da erradicação já estavam diminuindo no momento da difusão da vacina, por causa do aumento de bem-estar que se deu no Ocidente do século XX.

c) A história das vacinas é uma história popular: foram descobertas no povo (varíola), foram modificadas por causa da reação do povo (coqueluche), foram abençoadas pelo povo (poliomielite).

d) A história das vacinas não é somente feita de dedicação: enormes interesses, algumas imprudências e até um certo cinismo são parte disso; nenhuma vacina é sem vítimas, nenhum sucesso foi obtido sem fracassos.

e) O problema da vacina não é igual no mundo todo: a vacina contra o sarampo, na Itália, evita uma semana de ausência da escola e cerca de duzentas encefalites pós-sarampo ao ano. Na África, evita alguns milhões de mortes (que no entanto, amanhã, se tornarão o mesmo número de bocas famintas, difíceis de serem alimentadas). Mais ou menos o mesmo pode ser dito em relação à vacinação anticoqueluche, anti-HiB, anti-hepatite B e antipneumocócica, e por outras que não mencionamos como a antimeningocócica.

f) As vacinas levam ao desaparecimento das doenças infecciosas "naturais". É pouco provável que essa incrível revolta ecológica permaneça sem um peso existencial (deixamos para trás o mundo do risco e nos encaminhamos para um mundo de segurança) e sem um peso biológico. Nem a primeira nem a segunda afirmação são sem fundamento. No que concerne ao primeiro ponto, digamos que a não-aceitabilidade da doença e da morte constituem a mais visível modificação ética de nossos tempos. E no que diz respeito ao segundo, devemos assinalar que uma forte corrente de pensamento sugere, com algumas provas, que o aumento de freqüência da patologia alérgica nas últimas décadas deve ser atribuído à diminuição das doenças "naturais" de alta disseminação, começando pela tuberculose e terminando com o sarampo.

g) Está se dando um conflito ideológico quanto às vacinas. De um lado há movimentos "fundamentalistas" que têm por alvo mais fácil a obrigatoriedade das vacinas e como segundo motivo a aversão para com o progresso médico e tecnológico. Em contrapartida, há o peso da indústria que envolveu energia e capitais nas vacinas, e na necessidade de segurança e no instinto de "comprar a própria saúde", que de algum modo caracteriza a época em que vivemos.

h) Acredito que, no que diz respeito a ambos os lados, tenhamos de ser críticos e um tanto quanto desconfiados. Todavia, a relação custo-benefício ainda pende para o lado das vacinas. Se alguém me pede um conselho prático, eu tenho poucas dúvidas. As vacinas que temos até agora à disposição, por mérito da indústria mas também do discutível porém eficaz "controle popular", são muito efetivas e seguras. É oportuno que os pais saibam de suas vantagens assim como de seus riscos, que são mínimos e bem conhecidos, porque bilhões de vacinas foram utilizadas no mundo, sob um sistema de vigilância talvez não homogêneo, mas, ao menos em alguns países, muito rigoroso. Também é dever do médico comunicar aos pais os dados numéricos — em termos precisos de probabilidades estatísticas — dos riscos e vantagens de cada vacina: quais os custos, quais os riscos das doenças "selvagens".

Mas não quero deixar de dar a breve lista dos riscos, ainda mais porque é realmente breve.

Vacina contra a poliomielite: há a possibilidade de que, imprevisivelmente, o vírus Sabin, atenuado, provoque paralisias: um caso em cada 2.800.000 doses.

Vacina DT: reações locais ligeiramente dolorosas e reações genéricas febris de curta duração em menos de 10% dos casos.

Vacina "acelular" contra a coqueluche: como para a vacina DT.

Vacina contra a hepatite B: sinais isolados de reações imunitárias de tipo neurológico (uma polirradiculoneurite paralítica que desaparece em alguns meses).

Vacina contra o sarampo: há a possibilidade de que o vírus atenuado produza um exantema febril (um "sarampinho"). Como o sarampo-doença, a vacina contra o sarampo também deixa uma fraqueza transitória (*anergia*) do sistema imunológico.

Vacina contra a rubéola: aqui também a vacina pode ser seguida por uma pequena doença, que em raríssimas ocasiões se complica com dores articulares que podem durar algumas semanas.

Vacina contra a caxumba, uma vacina que não é indispensável, administrada "de carona" junto à do sarampo e rubéola: se efetuada com cepas virais pouco imunogênicas e pouco reativas, como acontece atualmente na Itália, protege muito pouco: se efetuada com cepas mais imunogênicas e mais ativas, como a da caxumba natural, provoca uma meningite linfocitária (palavra carregada de ameaças, mas na realidade, para o paciente, apenas uma forte dor de cabeça).

Não acredito que haja algum bom motivo, a não ser de princípios, para não aceitar as propostas e imposições das vacinas obrigatórias (tétano, difteria, poliomielite, hepatite B): a relação entre riscos e benefícios é evidente demais, ainda que eu acredite que, quando o país tiver uma população essencialmente "madura", deveríamos poder renunciar ao vínculo da obrigatoriedade.

Acredito ainda, passando às vacinas optativas, que seja parte do sentimento comum o desejo, que compartilho, de "poupar", com baixo custo biológico e com despesa muito inferior à de um brinquedo, o filho ou os netos de uma doença grave e perigosa, como o sarampo ou a coqueluche, ou ameaçadora para a gestação, como a rubéola.*

E para o futuro? Sou muito tolerante, e creio que ainda haja espaço para outras vacinas "úteis": contra a gripe e contra o pneumococo para a idade avançada, mas, sem deixar de ser razoável, também para a idade pediátrica; e contra doenças pandêmicas como a malária. Parece-me, ao contrário, que outras vacinas já comercializadas no Ocidente devam ser consideradas "de luxo", ainda que não sejam prejudiciais. Creio ainda que as escolhas gerais já foram feitas por forças mais poderosas do que nós e não controláveis, mas que ainda podemos aceitá-las honradamente e com vantagem, embora contribuam (mas não mais que o automóvel) a tornar nossa vida cada vez mais artificial. Acredito, no entanto, que está na hora de começarmos a colocar um limite para esse futuro.

---

* As vacinas contra sarampo e coqueluche fazem parte do calendário básico de vacinação brasileiro. O Programa Nacional de Imunizações recomenda as vacinas contra sarampo e rubéola para mulheres ainda não vacinadas em idade fértil (12 aos 49 anos). Ver o calendário básico de vacinação brasileiro no apêndice deste livro. (N.R.T.)

7
A CRIAÇÃO: O SEGUNDO E O TERCEIRO ANOS

No final do primeiro ano de vida, com a aquisição da linguagem e da autonomia motora, as coisas mudam radicalmente. A criança já não é um pedaço de sua mãe; já não vive pendurada no seio, nem efetiva nem simbolicamente. Seu mundo ampliou-se para além das fronteiras do berço ou do carrinho, chega ao menos até a porta da residência, um limite que pode alcançar sem ajuda, inicialmente engatinhando, mas logo também em pé, ereta, como o primeiro hominídeo na savana. É um mundo cheio de cantos, mobília, obstáculos, surpresas e descobertas; assim como é cheio de obstáculos, surpresas e descobertas o mundo lingüístico que é explorado junto com o mundo topográfico.

E também o mundo afetivo está sofrendo uma revolução: porque desde agora, e a cada dia mais, "eu sou eu e você é você". O cordão umbilical é cada vez mais longo, mais delgado, mais invisível. A mãe sabe dizer alguns *nãos*; e a criança também quer dizer seus *nãos*. Atrás da mãe, aos poucos foram se destacando outras figuras secundárias: o pai, poder obscuro mas não inimigo; os avós, espíritos alegres com os quais é fácil estreitar alianças; os irmãos, presenças ambíguas, concorrências que levam a prepotências, companhias para o jogo e para a briga, e também potencial ponto de referência e inspiração.

É o fim do idílio. Nada mais é fácil, nada mais é automático. O poderoso impulso para o desenvolvimento, aquele que naturalmente levava a agarrar o mamilo, a sorrir, a se apoderar dos objetos, a sentar-se, a falar, a levantar-se, não se esgotou (nunca se esgotará); mas de repente viu-se tendo de lidar com o mundo exterior, em parte conhecido e previsível, mas em parte, e cada vez mais, desconhecido, cada vez mais poderoso, cada vez mais capaz de moldar mas também de contrastar e quase de apagar o programa genético gravado pelo acaso e pela necessidade nos volumes da biblioteca do DNA. Certamente isso acontecia desde o primeiro dia de vida, e até antes disso. Claro, já a interação com a mãe, por melhor ou pior que fosse seu resultado, não era irrelevante na formação da pessoa: mas as coisas aconteciam sozinhas, sem que percebêssemos. Mãe e filho seguiam quase sem poder se opor, o impulso natural para ser mãe e para ser filho, ainda que a primeira o fizesse sem poder se livrar de seu passado e de sua cultura, que inconscientemente despejava, dia a dia, no molde predisposto. Agora que a argila tomou forma, ou melhor, vida; agora que tem certa resistência, que está aprendendo a se opor em nome de si própria; agora não se pode escapar à necessidade de assumir uma postura voluntária e determinadamente educativa. Na verdade, a gente não se dá conta disso de imediato, muitos educam sem realmente o perceber, e outros adiam a aceitação do papel de educadores até o infinito (e neste adiamento já há a escolha, só parcialmente inconsciente, de determinado modelo educativo).

E-ducar: levar para fora, ajudar a crescer. É obrigação de todos os pais, conseqüência de ter posto no mundo a própria criatura. Coragem.

1. "The terrible two"

Assim se denomina o segundo ano de vida, esse despertar, essa batalha inesperada: *os terríveis dois anos de idade*. A criança foge, não quer comer, diz não, pergunta "por quê?", desobedece, cai da cama, despeja em cima de si o café quentíssimo, toma detergente, não quer dormir, acorda para ir à cama da mãe, não quer abaixar a calcinha, vai sujar nos cantinhos, joga objetos pontiagudos com toda a força de que é capaz, põe o dedo no olho do irmão, deixa o gato arranhá-lo, debruça-se na janela, joga-se no chão.

Esta fase do desenvolvimento da personalidade tem dois componentes: o do oposicionismo sistemático e o da exploração. São duas faces do mesmo fenômeno: a busca do próprio limite. O que me é permitido? Até onde posso chegar? Eu sou mais forte ou é a mamãe? Mas também: sou capaz de descer as escadas sozinho? Vou conseguir pegar aquele vaso no parapeito? Abrir essa caixa? Quebrar esse prato? Que gosto terá aquele líquido verde? E aquelas compressas coloridas? O que acontece se eu coloco os dedos naqueles dois furinhos ali? Se eu girar aquela torneira vai sair água quente do mesmo modo que acontece quando papai gira a torneira?

Essa fase de crescimento exuberante, este confronto com o mundo exterior, os animais sabem controlá-lo muito bem. Todos nós vimos na televisão documentários mostrando o elefante que dá um tapa com a tromba, a leoa tranqüila dando uma patada no leãozinho inoportuno ou pegando-o pelo cangote se ele se afasta demais. Só nos macacos, e no máximo nos grandes antropomorfos, reconhecem-se dificuldades: há a mãe alfa, que é segura de si e que sabe deixar à filha o justo espaço de exploração sem lhe chamar a atenção em demasia; há o grupo dos idosos que resmunga e coloca em seu lugar o pequeno chimpanzé quando está agitado ou muito exibicionista; mas também há a mãe-macaco de baixa auto-estima que transmite à filha o próprio medo e a própria timidez; a babuína maltratada quando pequena que, por sua vez, vai maltratar sem motivo.

São a incerteza dos afetos, a insegurança do papel, a obscuridade da memória que se interpõem entre mãe e filho, entre natureza e educação; e tais inseguranças vão se tornando cada vez mais pesadas à medida que a caixa craniana aumenta de tamanho e o encéfalo aumenta a capacidade. O maior grau de liberdade associando-se a um maior nível de elaboração produz um grau de insegurança cada vez maior.

O que quero dizer com isso? Que do modelo de referência animal podemos tirar mais facilmente as normas da boa educação, que ficam à perfeição, como o bom senso dita, na metade do caminho entre rigidez e permissividade.

As regras que podemos deduzir desses modelos são muito simples: o filhote deve ser livre dentro de um raio de ação e de esquemas de comportamento que não coloquem em perigo sua segurança pessoal e sua estabilidade emocional. Ao adulto (ponto de referência obrigatório para a criança, aquele de quem ela espera continuamente a confirmação do próprio comportamento e até mesmo a confirmação da realidade do que existe) cabe definir esses limites e fazer que sejam respeitados. Dentro desses limites não pode haver limitações, nem intromissões: seria contra as regras que genitor e criança estão sempre reescrevendo, porque as raias do limite devem ir se alargando à medida que as habilidades e a confiabilidade no pequeno aumentam. Por outro lado, a incerteza do limite, além do risco material, produz desestabilização ética, sentimento de culpa, motivo de conflito interior; o limite, ao contrário, é lei, ordem, segurança, estabilidade.

Diz-se — e é assim — que a criança que se opõe está desafiando o adulto para conhecer quais são seus limites. Na realidade, nesse comportamento de desafio ou de negação já há um quê de errado, de excessivo, de frágil: o sinal de uma fenda. Desafiar o adulto, agredi-lo, procurar desestabilizar a referência segura, contestar o incontestável: na minha opinião, tudo isso já contém um certo desespero, a semente da fraqueza futura. É certo: a criança, ao lado do adulto, deve se sentir ao mesmo tempo livre e segura; livre e segura porque tudo aquilo que pode fazer automaticamente é permitido e protegido pela bondosa autoridade dos pais; é permitido porque é seguro e porque é justo; porque, se fosse inseguro ou injusto, um simples sinal do pai, a patada, o tapinha com a tromba, o grunhido de desaprovação, iria detê-lo desde logo, quase desde antes de começar.

Esta harmonia deve ser construída desde o início, ou deve ser reconstruída se apresentar alguma fenda: na base da autoridade, que é filha de um amor reconhecido.

A luta pelo poder entre pai e filho é um contra-senso, e não pode ser sentida de nenhum dos dois lados, porque os papéis hierárquicos não são postos em dúvida. O ato de desafio já é uma desarmonia: causada por concessões anteriores que puseram em crise o mundo simples da criança, ou a uma ordem que não deveria ter sido dada: porque se tivesse sido uma ordem necessária não haveria como ter surgido o espaço de negociação.

Há receitas? Não sei. Mas é difícil seguir as receitas: as palavras se deixam dizer, os fatos se enfrentam em campo, e nunca estamos sozinhos ao enfrentá-los. As crianças são diferentes uma da outra; diferente é o contexto em que nos movemos; diferente é o grau de acordo entre os pais e o grau de segurança no interior de cada um deles.

Minha receita é: vá para onde seu coração levar. Que não significa faça o que lhe der na cabeça, mas procure ouvir a si próprio(a) muito bem; e quando você tiver falado e ouvido a si próprio(a), se você realmente se sentir de acordo consigo próprio(a), e se sentir que está fazendo uma coisa "por amor", aquela é a direção certa.

Você sempre deve pensar que a educação não tem uma direção única, de pais para filhos; o genitor-educador educa a si próprio(a), procura a si próprio(a), constrói-se enquanto constrói o filho, constrói-se sobre o filho. Toda decisão que tomar com relação a seu filho modifica você também.

Ou ainda: tome cuidado com o que fizer; erre, porque só "quem nada faz não erra", mas não falte por omissão, por desatenção, porque tem mais o que fazer. Esse, o de fazer seu filho crescer, nesse momento de sua vida e da dele, é o dever mais impreterível e primeiro que você tem.

Escrevi "procure ouvir bem a si próprio(a)". E acredito que esse seja o primeiro elemento indispensável para ser um bom genitor; ou melhor, para se tornar um ser humano bom; ou, melhor ainda, para estar no próprio lugar. Mas errei ao não escrever "procure ouvir bem sua criança". Procure se colocar em seu lugar; procure compreender sua fragilidade, seu desespero, sua confiança, sua necessidade de consenso.

Essa, a de se colocar no lugar do outro, é a segunda condição para os seres humanos, e portanto para ser genitor. E é o outro lado do espelho. Quando você olhar dentro de si, para compreender o que vê, você tem que se estranhar só um pouquinho, e se observar com os olhos do outro; quando olha para dentro do outro, você não pode fazê-lo se não tiver aprendido a ouvir o que estiver dentro de você.

É isso que eu disse: "aprendido". Porque (talvez) estas coisas possam ser aprendidas. Sem freqüentar a escola, mas colocando-se, por vontade própria, não só instintivamente, numa condição de audiência. É um exercício, um dos muitos exercícios que a condição de ser humano entre outros seres humanos nos impõe; e fazemos isso sem perceber, ou sem que o outro tenha de dizê-lo (é a inteligência social ou a inteligência emotiva que dita isso a você). Mas às vezes é até bom deixar que os outros nos digam, e sabermos depois repetir isso para nós mesmos, por nós mesmos, na hora certa. Aprender a fazer isso significa aprender a ser pais. Fortalecer o instinto positivo ao exercitá-lo.

Há também outras regrinhas de uso corrente, como as regras do *bridge*; são regras que não fazem sentido se faltar a direção contida na receita geral.

Por exemplo: não se preocupe demais pelo fato de a criança ter códigos de comportamento diferentes para pessoas diferentes. É natural que ela se comporte diferentemente com a mãe, com o pai, com os avós, com a babá, com a professora do jardim-de-infância. No entanto, faça que não haja divergências de fundo entre você e o seu cônjuge: que a criança, você, ou seu companheiro(a) não encontrem como estabelecer alianças de dois contra o terceiro.

Ou então: não se deixe levar pela ira, e muito menos pela violência. Mas não se preocupe demais se acontecer de você resolver uma situação de conflito de modo simplificado, com a patada da leoa ou o tapinha do chimpanzé. Aí também você tem de ir para onde o coração o levar: só tome cuidado para que seja realmente o coração.

Ou então: dê poucas regras mas regras seguras. Não dê ordens que não sejam estritamente necessárias; especialmente não dê ordens às quais seja possível, ou talvez justo, desobedecer (coma, faça cocô, pare de chorar, cumprimente, durma); especialmente não dê ordens que não sejam simples, claras, isentas de contradição. Mas se tiver de dar uma ordem simples e necessária (agora vamos para casa; vamos apagar a luz; dê a mãozinha ao papai porque vamos atravessar a rua), não permita que a ordem deixe de ser obedecida, não permita caprichos; nem, muito menos, que a criança se revolte contra essas ordens. O capricho é sinal de insegurança e infelicidade. A criança caprichosa é uma criança infeliz, que se tornou assim devido à insegurança do papel dos pais.

Essa insegurança, a insegurança de nosso papel, já o dissemos, chega a nós de longe; é parte do fato de sermos homens; é filha de algo que foi chamado "livre-arbítrio", cujo nascimento coincidiu, para o *homo*, com tornar-se Adão. (Na verdade, esta insegurança já nasce no primata: a mãe insegura produzindo um filho inseguro; mas isso é "funcional", pois perpetua a estirpe: o filho inseguro será de baixa estirpe, assim como o era a mãe.)

Sou incerto, portanto, sou. Nos séculos passados, ou melhor, nas décadas passadas, a tradição apagava, ao menos na superfície, essa insegurança. As regras educativas (diferentes para o nobre, o burguês, o mercador, o criado, mas sempre explícitas e funcionais) resultavam no produto médio esperado. Mas desde sempre, ao menos assim penso, as mulheres foram capazes de ir além dessas regras, seguindo sempre a mesma receita, indo para onde o coração as levava, e introduzindo, neste produto médio, as matizes da individualidade. Disso os homens não eram capazes, e ainda não o são. Os homens pretensiosamente constroem, para um mundo que não conhecem, as regras da "puericultura", e para superar essas regras as mulheres sempre foram obrigadas a lutar (dentro de si) encontrando consolo e confirmação unicamente dentro de sua misteriosa relação com o filho.

Mas terminado o primeiro ano de vida, a mãe já não está sozinha com o filho. O pai impõe sua presença, e ao pai exige-se que esteja presente. Não pode se abster. É por isso que a educação se torna difícil; requer um acordo profundo; requer que o pai também pare para ouvir seu coração (ou para fazê-lo falar, porque coração de homem tende a falar pouco). É da presença do pai que nascem as teorias sobre a educação, uma mais perniciosa que a outra, que confundem o inato sentir da mãe.

2. Os estilos educativos, os estilos de apego

Se realizarmos uma simples experiência — experiência que aliás se repete constantemente na vida —, ou seja, se pusermos uma criança no segundo ano de vida numa situação "estranha" (*strange situation*) de separação-união com a mãe (a mãe deixa a criança num ambiente novo, junto com uma pessoa nova, e pouco depois volta para buscá-la), obtemos da criança uma série de comportamentos-padrão, que expressam uma série de "estilos de apego".

O apego "seguro": é o comportamento mais freqüente e mais "sadio", diz respeito a 60-65% das crianças: a criança chora quando a mãe a deixa, pára com a exploração do novo ambiente, em seguida vai se tranqüilizando aos poucos e se comunica com a nova pessoa, e na volta da mãe exprime sincera felicidade.

O apego "evitatório": abrange de 10 a 20% das crianças. O pequeno não pára a exploração quando a mãe o deixa; "disfarça", dirige-se prazerosamente para a nova pessoa e, quando a mãe volta, continua não dando sinais de grande emoção.

O apego "ansioso-resistente" ou "dependente-coercitivo": concerne a 10-20% das crianças. A criança não aceita ficar sozinha no novo ambiente com a nova pessoa: pendura-se desesperada na mãe e não se deixa consolar depois que esta a deixou; quando a mãe volta, ainda está em lágrimas, aliás, as lágrimas tornaram-se berros.

Cada um desses estilos de apego corresponde a um estilo educativo específico das mães. As mães das crianças com apego seguro têm disponibilidade para compreender sua criança e ajudá-la. A criança construiu a "base segura" que a sustentará durante toda a vida. Tem confiança na humanidade, e especialmente em sua mãe; também tem confiança em si própria: saberá brincar com os amiguinhos, saberá tomar conta dos companheiros em dificuldade; irá se deixar examinar com confiança pelo pediatra.

As mães das crianças evitatórias em geral expressam uma recusa aos pedidos de proteção e de afeto, têm uma atitude mais rígida, mostram aversão ao contato físico. A criança acostuma-se a não esperar delas um apoio imediato, e, por defesa, inibe o sistema de apego, ainda que o abandono represente para ela um grande estresse, disfarçado, mas que pode ser documentado ao se estudar a resposta neurovegetativa de taquicardia e sudoração. Desse modo, aos poucos essas crianças vão construindo dentro de si uma auto-imagem de criança não amável. Poderão, quando maiores, apresentar depressões ou comportamentos anti-sociais; na escola mostram muita autonomia, pouca dependência do professor, desenvoltura, busca de amizades muito selecionadas.

As mães das crianças ansioso-resistentes estabeleceram com seus filhos relações baseadas na imprevisibilidade; seu comportamento é instável, uma mistura contraditória de disponibilidade e pouco interesse. Freqüentemente são hipercontroladoras e intrusivas, bloqueiam as crianças em suas brincadeiras e relações livres, exigem comportamentos sociais artificialmente educados, fazem ameaças de abandono. Seus filhos não são capazes de construir para si uma base segura, e tampouco foram colocados na situação de construir para si próprios um comportamento defensivo de auto-suficiência. Suas estratégias serão igualmente contraditórias e incoerentes. Quando adultos poderão desenvolver mais facilmente neuroses de ansiedade e fobias. Recusarão a escola, onde mostrarão pouca autonomia e procurarão relações de domínio ou submissão ao colega ou ao professor.

Essa forma de apego transmite-se através das gerações: de mãe para filha e de mãe para mãe. É possível que haja um componente de ordem biológica: no fundo, o filho, também nascido do mesmo tronco, poderia ter *a priori* uma semelhança comportamental com a mãe. Portanto, por sua vez, poderia interagir negativamente com ela na construção de uma relação mais ou menos confiante e segura. Mas muitas evidências sugerem que, ao contrário, se trata de algo "construído", de "epigenético", para usarmos uma palavra com a qual já nos familiarizamos. É claro que esse estilo de apego se formou nos primeiros meses, naquela fase em que a educação é mais instintiva e menos racional, portanto mais difícil de ser orientada. Mas também é claro que, se os estilos disfuncionais nascem da insegurança da mãe com relação à própria afetividade, é sobre esta que, desde os primeiros meses, o pediatra (ou o marido?) poderá "trabalhar": não no sentido de "manipular" a mãe, mas ajudando-a a recuperar sua liberdade autêntica: a saber sentir "para onde o coração a leva".

Também é claro que já no segundo ano, quando o eu está nascendo, a inclinação de fundo, a tendência, não poderá (não deverá?) ser modificada: mas as "novas" pessoas que entram na história da criança, o pai antes que os outros, deverão saber se inserir num percurso já predefinido; e será fácil, se a criança tiver sua base segura; vai exigir muito mais afeto, atenção e cautela se esta base for instável.

3. O terceiro ano: o nascimento do Eu

Se pintarmos com batom a ponta do nariz de uma criança de dois anos e a colocarmos diante do espelho, a criança vai tocar no nariz: ela se reconheceu. Este comportamento é exclusivo do homem. Em nenhuma idade, nenhum outro animal, nem mesmo o chimpanzé (ou talvez apenas o chimpanzé pigmeu, o gonobo, o mais humano, mais feliz, mais carinhoso entre os primatas) é capaz de se "reconhecer" mediante esse simples gesto instintivo, que significa: saber se ver do lado de fora, saber falar de si como de outra pessoa.

E tudo nos leva a crer que seja assim; que a propriedade fundamental do homem seja justamente a autoconsciência, e que a autoconsciência se conquista após os primeiros 24 meses, mais ou menos ao mesmo tempo que o uso dos pronomes mim/ti e a disponibilidade de cerca de cinqüenta palavras.

Provavelmente é por isso que, antes daquela idade, não há lembranças explícitas. O feto tem uma memória, a criança tem uma memória atenta e muito viva, aprende a reconhecer, a falar, adquire capacidades: mas essas memórias, sobre as quais ainda assim se baseia o nascimento do eu, até aquele momento não são objetiváveis; não constituem histórias que possam ser contadas. São memórias diferentes, que se adquirem — e eventualmente se perdem depois — em diferentes tempos: a memória pragmática, que é a memória do fazer (a criança aprende a se mexer, a andar, a falar), que se adquire a partir do feto e nunca se perde; a memória semântica, que é a memória dos significados (sabe o que é um gato, o que é um carro, quem é a mamãe), e dá sentido a nossa vida; e a memória episódica, a memória das histórias, a que se deixa contar (lembra o que aconteceu, sabe descrever, para os outros e para si o que acontece). As lembranças explícitas são já lembranças episódicas, ligadas talvez à capacidade de contar, talvez ao desenvolvimento do hipocampo, a sede da contextualização das lembranças.

3.1. Contar histórias

Talvez na aquisição de uma memória episódica e/ou na capacidade de contar — e de contar para si — histórias, portanto, de refletir; na capacidade de falar a si próprio com a linguagem interna, que é o instrumento do pensamento racional; talvez esteja nessa função deliciosamente lingüística e misteriosa a essência do nascimento do eu. Talvez esteja aqui a suspensão entre o "terrível dois anos" e o mais maleável três anos: entre a idade em que o Eu está nascendo e aquela em que já nasceu; entre a idade sem tempo e a idade em que o tempo começa a ter um sentido, uma direção, uma possibilidade de reconstrução através da história, que tem um princípio, um desenvolvimento, um fim; a idade em que a explicação — verbal — começa a se tornar possível, e o simples relato, a explicação do que aconteceu, a codificação de um fato, talvez de uma queda, ou de uma perda, ou de um conflito, ajuda na compreensão e na aceitação daquilo e de si mesmo.

A história pressupõe o reconhecimento das pessoas — os protagonistas da história — e de um tempo contínuo: os dois ingredientes da vida como somos capazes de concebê-la.

Contar e ouvir histórias é uma necessidade ancestral do homem; mais forte que a necessidade de cerveja, de vinho, de tabaco ou de heroína. Os hieróglifos, os profetas, Homero. O homem tem necessidade de histórias. O homem construiu a si mesmo como espécie, construiu a memória da própria espécie, contando a si próprio as histórias dos reis, dos heróis, dos deuses, de Deus. A criança constrói a si própria contando para si a história daquilo que acabou de acontecer, a história do Chapeuzinho Vermelho, a história do Pequeno Polegar, sempre igual a si própria, sempre igual, que pode ser reproduzida em qualquer hora.

Mas brincar também é, a partir dessa idade, produzir histórias. Os próprios jogos são histórias: os videogames, assim como os jogos de habilidade, como as competições. Fazer as coisas junto com eles, até as compras, ou uma excursão, ou brincar, é construir histórias. Desse momento em diante, a presença de vocês na vida de seus filhos será registrada em sua memória episódica, sob forma de história. As histórias, os brinquedos, as viagens: são muitos os modos de viver junto com os filhos, de fazer as coisas junto com eles, de dar-lhes a chave para a compreensão do mundo. Esse, finalmente, e de agora em diante cada vez mais, é também um espaço para o pai.

4. Os distúrbios da linguagem

Nos primeiros anos, naturalmente, as crianças erram ao falar, e quanto mais estiverem atrasadas na aprendizagem, mais vão errar. Seus erros em geral são deliciosos, e o adulto os imita com prazer, ainda que com pouco sucesso.

Freqüentemente a criança não possui alguns fonemas e por isso os troca: o *r* com o *l*, o *c* com o *t*; quase sempre muda as vogais de lugar — aliterando —, às vezes ao longo de todo o segundo ano; usa uma linguagem que só a família compreende (os gêmeos, aliás, falam entre si com uma linguagem absolutamente cifrada); geralmente balbucia.

Esses tipos de distúrbios — distúrbios fonológicos, disfonias — desaparecem quando a criança ingressa na escola. Em geral, aos dois anos, uma criança monta frases de pelo menos duas palavras, tem à disposição no mínimo uma dúzia de vocábulos e mais da metade das palavras é compreensível por parte de um estranho. Aos três anos de idade, usa mim/você e preposições, é capaz de manter uma conversa, ao menos dois terços de suas palavras são compreensíveis para um estranho. Não atingir essas etapas aponta algo mais que um distúrbio fonológico: pode estar em jogo um distúrbio da linguagem semântico-sintática, uma verdadeira disfasia. São crianças que precisam ser levadas ao pediatra, e para as quais este vai procurar o apoio de especialistas: otorrino, foniatra, neuropsiquiatra.

5. Pequenas apreensões ortopédicas

A ortopedia (do grego *ortos paidéia*, infância direita, ou seja, a ciência para endireitar as crianças) é, por sua natureza, um ramo da pediatria. É verdade que na época do raquitismo era difícil endireitar as pernas tortas. Hoje, de cem crianças que são levadas ao ortopedista nos primeiros anos de vida, por algum distúrbio relacionado ao andar, talvez duas tenham de fato um problema. Assim como são inseguras na linguagem, as crianças no segundo ou no terceiro ano de vida são inseguras sobre as pernas; e os pais, que não estavam acostumados a vê-las em pé, levam-nas ao ortopedista porque andam mal e "curvam os pés" muito para dentro ou para fora; porque têm as pernas em forma de O ou em forma de X; porque a planta do pé é chata.

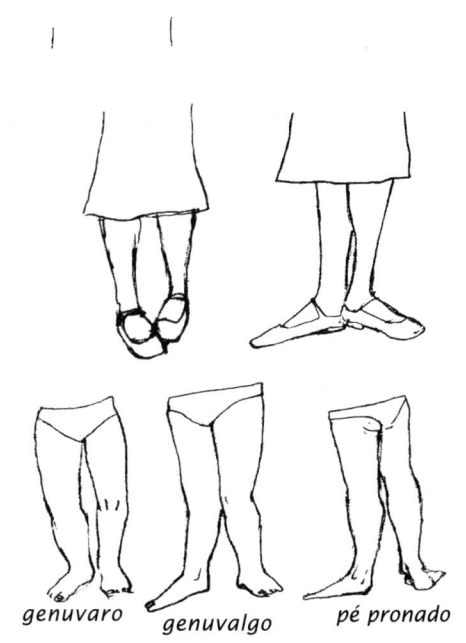

genuvaro   *genuvalgo*   *pé pronado*

Tudo isso, na grande maioria dos casos, não corresponde a uma patologia, mas a uma variação da norma, nada grave, e em parte produzida, ou pelo menos evidenciada, pelo desenvolvimento de músculos próprio da idade e destinado a se autocorrigir.

As pernas em forma de X (genuvalgo) é um efeito muito comum de peso e de uma certa frouxidão dos ligamentos. Se a distância interna entre os tornozelos não ultrapassar os 5 centímetros, nem é necessário levar a criança ao médico.

As pernas em O (genuvaro) têm a mesma causa das pernas em X, mas são menos freqüentes; aqui também, se o espaço entre os dois joelhos, sob peso, não ultrapassar 4-5 centímetros, também não é o caso de levar a criança ao médico.

Pontas dos pés para dentro ou para fora: demonstram o mesmo tipo de variação da norma, uma inclinação diferente do colo do fêmur (retroversão, anteversão), quase sempre familiar, que não se modifica com botinhas ortopédicas ou outros métodos similares; vai andar como o pai ou como a mãe e se corrigir sozinho.

O pé da criança, por natureza, é "frouxo"; sob peso, a planta pode parecer que se achata, mas nas pontas dos pés está normal, perfeita.

Não é preciso se preocupar: o pé "frouxo" não antecede o pé chato, e não requer suportes ou botinhas especiais, cuja eficiência na prevenção para o verdadeiro pé chato nunca foi demonstrada. Não pensem nos pés chatos antes dos 5 anos. O pé deverá ser observado com atenção só se houver um traço familiar; mas antes dos 8 ou 9 anos não há intervenções úteis.

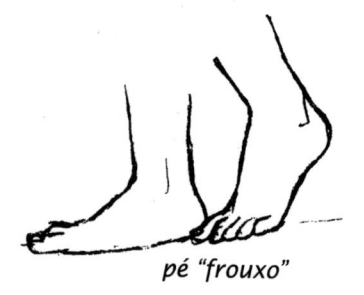

pé "frouxo"

6. O penico

A educação para o uso do penico é um tema clássico dos manuais de puericultura; na realidade é um tema que se aborda de maneira dogmática, muito distante do que acaba de fato acontecendo em casa.

As crianças aprendem sozinhas a fazer xixi "voluntariamente"; basta que não tenham o incômodo da fralda, que as impede de "ver enquanto fazem". Mas não se trata de um verdadeiro problema. Ensinar a fazer cocô, ao contrário, é um problema. Fazer cocô é uma coisa muito mais complicada, mais contraditória, menos "limpa" que fazer xixi.

Antigamente ensinava-se a criança a fazer cocô no penico antes de completar um ano, e não era tão difícil como poderia parecer. Ao contrário, ensiná-la durante os *"terríveis dois anos"* é um problema. Aqui também não se pode generalizar demais: não é que a criança de dois anos diga *não* por princípio. Há crianças dóceis e colaboradoras em todas as idades; e forçar demais, em qualquer idade, é um convite à recusa. Mas é difícil fazer coincidir a "necessidade" — o reflexo de relaxamento anal que segue o enchimento da ampola retal — com a "sentada"; mais difícil ainda é tornar voluntário este ato reflexo, quando a única voluntariedade possível, a qual a criança tende a privilegiar, é, ao contrário, a de "segurar". A fralda, que por comodidade se usa até depois de um ano de idade, e algumas vezes até depois de dois anos, mudou muitas coisas para o bem e para o mal. A necessidade de educar para o penico é menos urgente e menos obrigatória socialmente do que em épocas anteriores. Derivam daí, de um lado, pedidos de menos pressão por parte dos pais, e, do outro, um prolongamento impróprio do hábito do "não-penico"; o resultado, desejado de ambos os lados, é o de uma redução dos conflitos.

7. O apetite

A criança entre dois e três anos já não tem o mesmo apetite dos primeiros doze meses. Objetivamente come menos, embora consuma muito mais. Se o lactente de 10 meses pesando 9 quilos come entre 800 e 900 calorias, o "desmamado" de 2 anos, que pesa 12 quilos, deveria ingerir umas 1.000, mas em geral ingere 800, ou até menos. Enquanto o lactente sempre é gordo, o desmamado sempre é magro. A relação peso-altura diminuiu. A camada de gordura que deixava arredondada a silhueta do lactente, no desmamado ficou bastante minguada.

É assim que deve ser; mas isso decepciona bastante a vocação de nutriz da mãe (e um pouco também a do pai). Gostariam de ver o filho comendo, acumulando algo para o amanhã; saber que "as coisas" não estão sendo jogadas fora, que estão trabalhando por algo.

Esse conflito da comida é o mais comum entre pais e filhos: trata-se de uma batalha perdida — e errada — já de saída. Não há como fazer um filho comer se ele não quiser; e procurar convencê-lo (não estou dizendo obrigá-lo: estamos na idade do *não*) é o melhor modo de perder a autoridade.

Temos de levar em conta que, dentro de certos limites, esse pouco apetite é fisiológico, que essa diminuição se deve ao crescimento de outros apetites (explorar, conhecer), que a insistência e a imposição de um dever ("coma, ao menos para agradar a mamãe") correm o risco de conseguir somente que esse distúrbio se torne crônico, ou de preparar um distúrbio pior na adolescência. Com freqüência a criança come o bastante, pois para somar as 800 calorias não há necessidade de muita coisa: 400 g de leite adoçado com quatro ou cinco biscoitos, uma fruta, um pratinho de sopa, um ovo, 30 g de pão. Algumas vezes, ao contrário, o pequeno come realmente pouco: e apesar disso, Deus vê e providencia, ele é igualmente esperto e ativo. Significa que esse tanto lhe basta; a natureza está preparada para suprir carências bem piores. Não há cura para esse distúrbio; não há mais o que fazer, no que diz respeito aos pais, senão morder a língua e fazer de conta que não está acontecendo nada.

Em contrapartida, os pais devem estar atentos se a criança mostrar um grande apetite e a curva do peso se distanciar da curva da estatura e for subindo. Sobretudo se na família houver algum obeso. Geralmente, o que acontece é o contrário: nesse caso, ninguém percebe que há algo errado. A felicidade de ver o filho comendo e crescendo, "guardando", prevalece. Mas, antes, seria bom remediar. Pelo menos tentar.

8. Os dentes

Os dentes são um tesouro que a natureza não criou para que durassem (porque o homem em outros tempos era um negócio descartável): é bastante importante, até para a economia, fazer que durem o mais possível.

Antigamente, o primeiro desfalque começava já no primeiro ano de vida: bastava uma chupeta com mel para destruir a primeira dentição. E uma vez com os germes da cárie instalados na boca, eliminá-los era a coisa mais difícil do mundo. Quando, no período do início da escola, os primeiros molares irrompiam, os primeiros dentes permanentes na selva dos dentes (cariados) de leite, esses "novos" dentes já estavam prontos para conseguir o seu furinho. Em essência, entre uma obturação e outra chegava-se aos trinta anos com os dentes já em estado lastimável, prontos para as coroas, as pontes, os implantes.

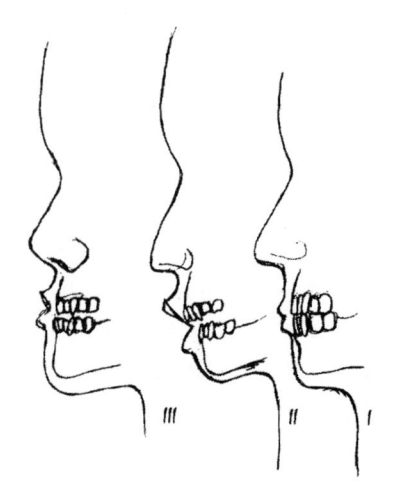

Assim era a cárie. Hoje ela está quase derrotada: os recém-nascidos, os lactentes, os desmamados, as crianças maiores, ingerem flúor, escovam os dentes com cremes dentais com flúor, aprendem a usar o fio dental. E é assim que se deve fazer e apenas atentar para os excessos; informar-se sobre o conteúdo de flúor na água de torneira (na verdade sempre é baixo); não colocar muita pasta de dente na escova das crianças: caso contrário, elas vão comer a pasta de dente com flúor.

Hoje existe outra patologia oral para a qual é preciso ficar atento, talvez mais perigosa do que a cárie. Trata-se das maloclusões, os defeitos da mordida, as diferenças entre a arcada dentária superior e a arcada inferior: muito para trás, muito para frente, mordida cruzada, mordida aberta, mordida coberta; é mais fácil ter uma mordida "errada" do que uma mordida "correta".

Os dentes têm sua duração encurtada por causa de uma mordida imperfeita: sofrem fricções, erosões; dificuldade de autolimpeza; a musculação mastigatória fica submetida à tensão e produz dores de cabeça misteriosas; o palato se deforma deslocando-se para o alto e reduzindo o espaço para as cavidades nasais; a articulação temporomandibular prejudica-se por excesso de trabalho. Não se trata apenas de natureza; mais uma vez a epigênese sobrepõe-se à gênese: o trabalho da língua sobre o palato, a chupeta, o hábito de respirar pela boca, a hipertrofia amigdalar, tudo isso concorre para modificar a estrutura do maciço facial, a conformação do palato, o desenvolvimento da mandíbula, a permeabilidade das vias respiratórias superiores, e por sua vez é modificado por elas, num círculo patógeno fechado, cujos efeitos são o ronco, as sinusites, as otites recorrentes, as deformidades estéticas.

O controle da estrutura e da higiene dentária é parte dos cuidados que se deve ter na criação dos filhos durante o segundo ou o terceiro ano de vida. Alguns tratamentos caros e outros simples, mas uma grande poupança para o amanhã. Mamães, pediatras, dêem à boca a devida atenção.

8
AS DOENÇAS DURANTE A IDADE DO DESENVOLVIMENTO

As doenças da criança são marcadas pelo tempo do desenvolvimento. São relativamente pouco freqüentes — e quase sempre prejudicando o estômago e o intestino — no primeiro ano de vida, quando o pequeno é protegido pelos anticorpos e leite maternos, e também pelo ambiente doméstico "fechado" (muito mais fechado hoje, em virtude da grande redução dos nascimentos e conseqüente "unicidade" da prole).

Na época da escola maternal as doenças (causadas por infecção) são, ao contrário, inúmeras, e na maioria das vezes respiratórias, em razão da abertura ao convívio social numa fase da idade da vida em que a resposta imunitária ainda é imatura.

Na idade escolar as doenças diminuem cada vez mais, ainda que tendam a ser mais graves (tumores, doenças causadas por distúrbios da imunidade, asma).

Enfim, após os quinze anos, quase não há doenças, e prevalecerão acidentes, traumas esportivos, distúrbios do desenvolvimento do âmbito genital.

A mortalidade pediátrica concentra-se em sua quase totalidade no primeiro ano de vida. Reserva-se o termo "mortalidade infantil" precisamente à mortalidade no primeiro ano de vida. Por sua vez, a mortalidade infantil concentra-se predominantemente no primeiro mês, por causa essencialmente da mortalidade ligada à prematuridade, do baixo peso no nascimento e de más-formações graves. Passado o primeiro mês de vida, a quase exclusiva causa de morte é a denominada SMSI (cf. p. 110) ou "morte branca" ou "morte no berço": uma morte acidental, que não se deve a doenças.

A mortalidade infantil na Itália em 1996 correspondeu a cerca de seis por mil nascidos; a mortalidade até os cinco anos é de sete por mil. Esses números são bons, muito próximos daqueles dos países escandinavos (respectivamente quatro e cinco por mil) e do Japão (quatro e seis por mil), melhores do que os dos Estados Unidos (oito e nove por mil) e infinitamente distantes dos da Itália de trinta anos atrás (44 e 50 por mil), dos de países da América do Sul, incluindo-se a Argentina (30 e 25 por mil), e mais do que nunca distantes daqueles dos países mais pobres, como a Etiópia (113 e 177 por mil) e a Nigéria (200 e 320 por mil).* Após o primeiro ano de vida, a causa principal de mortalidade são os tumores, cuja incidência é de cerca de dois casos para cada mil, e destes mais da metade se curam. A mortalidade por tumor, portanto, incide sobre a mortalidade geral em cerca de 1 ponto (1/1000). A segunda causa de morte é representada pelos acidentes, mais meio ponto. Após os quinze anos, os acidentes, e em geral as mortes violentas, incluindo-se aí homicídio e suicídio, permanecem como principal causa de morte.

Poucas doenças portanto, e pouquíssima mortalidade. A morte da criança, de fato corriqueiro que era no início do século XX, quando morria uma em cada quatro ou cinco, tornou-se algo extraordinário, quase inaceitável, e freqüentemente não aceito, quase inatural. A criança já não morre, vive isolada e protegida (na grande maioria dos casos), aliás, excessivamente protegida, a ponto de ter dificuldade — uma vez que se tornar adulto para as obrigações civis —, de andar sobre as próprias pernas.

---

*   No Brasil, em 1990, a taxa de mortalidade infantil foi de 48 óbitos de menores de um ano para cada grupo de mil nascidos vivos e a mortalidade até os cinco anos foi de 40 por mil. O censo de 2000 registrou uma queda da taxa de mortalidade infantil para 29,6 óbitos de menores de um ano por mil nascidos vivos. *Fonte*: Instituto Brasileiro de Geografia e Estatística – IBGE. (N.R.T.)

1. O primeiro ano

1.1 O vômito habitual

O lactente come (bebe) uma quantidade extraordinária de comida (bebida): cerca de 150 ml de leite para cada quilo de peso. É como se um adulto ingerisse 10 litros de leite por dia. Na realidade, esta é sua necessidade.

Mas não consegue. A "válvula" interposta entre a parte inferior do esôfago e o estômago, a *cárdia*, "não segura" e deriva daí um *refluxo gastroesofágico* mais ou menos viscoso, causa de uma "regurgitação", mais ou menos abundante. Sendo assim, o lactente, ou muitos deles, no final da refeição ou após uns dez minutos, ou até mais tarde, vomitam uma parte da comida. Um distúrbio comum, nada grave, algumas vezes associado a uma lesão da parede do esôfago causada pelo efeito irritante do suco gástrico.

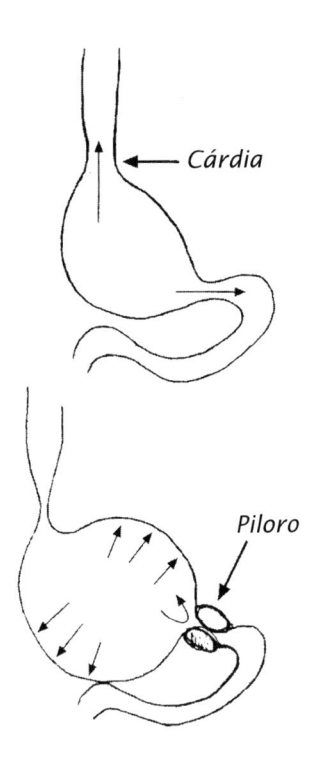

Numa pequena parte dos lactentes, por volta do final do primeiro mês, é outra "válvula" (orifício) que entra em crise, o *piloro*, entre o estômago e o intestino delgado. Dessa vez a crise é de outro cunho: o orifício não se abre, o esfíncter pilórico permanece contraído. A doença se chama *estenose hipertrófica do piloro;* o estômago não se esvazia, dilata-se, e no final vomita "em jato" seu conteúdo. Esta condição de obstáculo, parcialmente controlada por fatores genéticos, é muito mais rara, muito mais grave, e imediatamente identificável como patológica, do que o refluxo gastroesofágico que, de fato, na maioria dos casos, não é preocupante. O refluxo em geral não se trata; a estenose do piloro, ao contrário, requer intervenção cirúrgica.

1.2. A diarréia

Assim como o estômago "não agüenta" aceitar a quantidade de alimento (leite) ingerido, o intestino "não agüenta" absorvê-lo todo: ou melhor, mal consegue. De fato, o lactente sadio evacua mais vezes do que a criança maiorzinha: até cinco ou seis vezes por dia, sem que isso signifique "diarréia". Fala-se de diarréia somente quando houver uma perda de água, ou melhor, quando o intestino absorver menos água do que necessita para manter o sistema equilibrado, perdendo água ativamente.

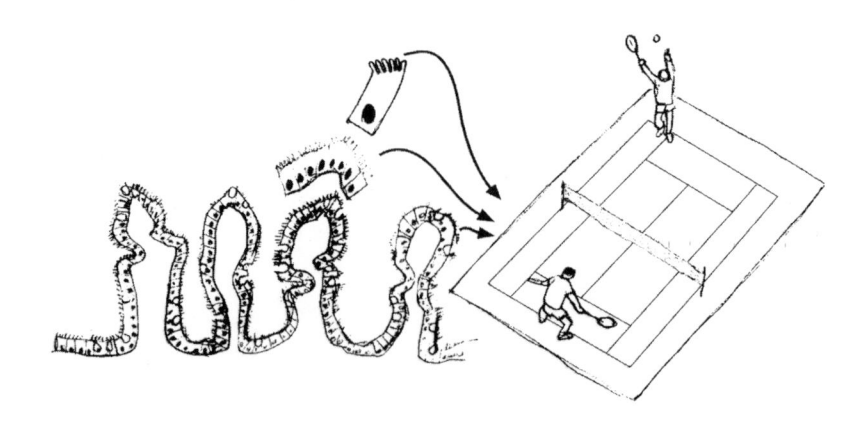

Mais uma vez temos que nos remeter ao caso do desequilíbrio entre superfície e massa. Quanto menor a massa (quanto menor a criança), maior é, relativamente, a superfície. Esse excesso de superfície diz respeito, naturalmente, também à superfície intestinal. Esse excesso de superfície explica por que a perda de água com a diarréia, na criança, é muito mais grave do que a perda de água no adulto; comparável às vezes àquela forma mortal de enterite que é provocada pelo vibrião da cólera. É essencial, para as necessidades da criança, que a superfície de absorção da mucosa intestinal seja grande. Numa criança, a superfície do tubo intestinal parece pouca coisa, aproximadamente um metro quadrado; mas se o esticarmos, se aplainarmos todas as dobras, todas as "vilosidades" e as "microvilosidades", a superfície intestinal se torna tão grande quanto uma quadra de tênis. Essa enorme superfície é essencial para a absorção; mas se o fluxo hídrico se inverter, se as perdas prevalecerem sobre as entradas através dessa enorme superfície, o corpinho do pequeno se esvazia de água, desidrata-se. É o drama representado pela *gastroenterite*. A infecção, bacteriana ou viral, corrói, aplaina, apaga as microvilosidades e as vilosidades, danifica os mecanismos de transporte intracelular do sal e da água, e em questão de poucas horas o lactente se torna um saquinho vazio, um pequeno ser rugoso, de pele frouxa e apático. Mas esse drama pertence a outros tempos: desse mal, antigamente, morria uma criança em cada vinte nascidas, dessas mortes "a Madona de agosto fazia a sua coroa" (não é uma frase blasfema, é uma frase devota que ouvi, na Sardenha, há cinqüenta anos). Agora, na Itália, isto já não acontece. Embora pequeno e indefeso, o nosso pequeno lactente tem muito mais defesas do que o pequeno lactente de cinqüenta anos atrás, ou do pequeno lactente de Angola, de Moçambique, da Guatemala ou da Índia: os vírus intestinais (*rotavírus, adenovírus, astrovírus*) ou as enterobactérias (*salmonela, campilobacter, bacilos coliformes*) não conseguem produzir danos tão graves, e a gastroenterite reduziu-se a pouca coisa, com poucas evacuações, pouca desidratação e pouco risco. A gastroenterite, de fato, não recebe tratamento, basta garantir que a criança receba (via oral, através de uma pequena sonda, ou por via intravenosa) toda a água e o sal que perdeu ou está para perder, e esperar que a infecção desapareça.

1.3. A hipersensibilidade alimentar

Mas tanto ontem quanto hoje outro fator, além da infecção, desempenha seu papel nesta área crítica que é representada pela superfície intestinal de absorção: a hipersensibilidade com relação aos alimentos.

Nosso sistema imunológico é feito de tal modo que, no encontro-embate com moléculas "estrangeiras", responde com uma produção de anticorpos que procuram eliminar essas moléculas. Em seguida, dependendo do caso, pode se tornar imune ou então tolerante. Noutras palavras, verifica-se uma resposta de anticorpos a todo elemento novo que se introduzir na dieta. Normalmente, a essa primeira resposta segue-se uma fase de adaptação, que termina com a elaboração de uma "tolerância imunológica". Essa reação não diz respeito ao leite materno, que não provoca uma reação de rejeição, mas pode dizer respeito a moléculas daqueles alimentos que a mãe come e que podem ser encontradas não modificadas no leite materno. Ou então — e mais obviamente — diz respeito aos alimentos estranhos (p. 98).

Quer o pequeno receba leite materno, quer não, o principal protagonista dessa reação de rejeição é o leite de vaca, que contém poderosos alergênicos "estrangeiros". A hipersensibilidade ao leite pode estimular todo tipo de distúrbio: vômitos, diarréia, má absorção, e pode provocar danos graves se representar o único alimento (o leite em pó também é leite de vaca) e danos menores se tomado "disfarçadamente", transmitido pelo leite materno. Estes danos se expressam com os sintomas diretos que já vimos, o vômito e a diarréia; além disso, com sintomas cutâneos comuns (o eczema, ou dermatite atópica), e, enfim, com um efeito secundário, a desnutrição, que produz um defeito das defesas e a inevitável prostração do lactente diante da doença.

Também outros antígenos "estrangeiros" (o ovo, a soja, qualquer outro tipo de alimento), em particular se introduzidos na dieta no início da vida, produzem respostas inicialmente de rejeição, em seguida de tolerância. Em alguns, as primeiras reações podem prevalecer; em outros vai ser adquirida uma tolerância só depois de muito tempo, e às vezes nunca.

Sobre esse ponto, como a respeito de muitos outros, é preciso dizer que as coisas hoje são bem diferentes de antigamente. Tempos atrás, a intolerância ou hipersensibilidade ao leite simplesmente não era reconhecida; e muitas das mortes por diarréia crônica de outras épocas podemos atribuir hoje a essa condição. Mais freqüentemente, a infecção dava o sinal, transformando em diarréia aguda intratável uma condição desconhecida de desnutrição devida à hipersensibilidade.

Há vinte ou trinta anos a intolerância ao leite ainda provocava algumas "diarréias intratáveis", que necessitavam de meses de internação; há quarenta ou sessenta anos provocava emagrecimento e morte por inanição, o que nenhum médico diplomado após 1960 jamais viu; no Vêneto, era chamada de "mal de *simioto*" (macaquinho), porque o pequeno lactente de faces cavadas lembrava um macaco ou um pequeno chimpanzé.

Hoje, o próprio conhecimento faz que se corra em busca de soluções, substituindo determinado alimento por outros mais bem tolerados.

1.4. A intolerância ao glúten: a doença celíaca

Leite e farinha: que outros alimentos são mais apropriados para as crianças no primeiro ano de vida? Entretanto, depois do leite, a farinha de trigo é o alimento mais temível. Com uma diferença: a intolerância ao leite, à medida que "amadurecem" o intestino e o sistema imunológico, transforma-se em tolerância. A intolerância ao glúten, que é a proteína do trigo, dura a vida toda e se chama doença celíaca. Este tipo muito particular de intolerância está inscrita no DNA, não é adquirido, e se encontra em uma pessoa a cada duzentas. Atrasar a introdução do trigo na dieta não adianta: os distúrbios causados pela intolerância talvez sejam menos evidentes, mas não mais breves; melhor então reconhecê-los logo.

É difícil abrir mão dos alimentos feitos com farinha, quase tão antigos quanto o homem: mas os efeitos da intolerância ao glúten persistem a vida inteira. Se no primeiro ano de vida produz diarréia e desnutrição, nas idades seguintes determina anemia e baixa estatura, e mais tarde ainda induz a doenças auto-imunes e tumores. Um indivíduo com intolerância ao glúten, um "celíaco" que desconhece sê-lo, tem pelo menos noventa vezes mais chances de um não-celíaco de desenvolver um tumor do trato gastrintestinal, e ao menos dez vezes mais probabilidades de desenvolver uma doença auto-imune (diabetes, artrite reumatóide, alopecia, plaquetopenia, etc.).

Hoje o diagnóstico de doença celíaca é muito fácil: basta haver suspeita, e com um simples exame de sangue podemos saber, 99 vezes em cada 100, se essa suspeita é verdadeira ou falsa. E com isso fechamos o diagnóstico da doença. No entanto, quatro vezes em cada cinco, o diagnóstico não é realizado. Deve-se perguntar — e a pergunta até o momento não recebeu uma resposta unânime — se não seria o caso de se fazer, por meio desse simples exame de sangue, um trabalho de triagem, um *screening* nas crianças em idade escolar. Minha opinião, embora eu suspeite de todo *screening*, é que este exame deve ser realizado.

1.5. A bronquiolite

No lactente, as infecções virais das vias respiratórias, particularmente a que se deve ao Vírus Sincicial Respiratório ou VSR, não param no trato superior nariz-garganta: em geral "descem" até o trato respiratório inferior, produzindo uma inflamação nas últimas terminações bronquiais, os bronquíolos, e nos alvéolos pulmonares, provocando um grave distúrbio nas trocas respiratórias. Quem já teve o infeliz privilégio de assistir à autópsia de um lactente, terá percebido a finura dos brônquios de terceira ordem: são pouco mais do que fios. Não é de surpreender que uma inflamação os estrangule. Mas a infecção viral "desce" ainda mais; até os alvéolos pulmonares, que já não têm condições de produzir aquela substância protetora — o *surfactante* —, que conhecemos ao falar do feto e do recém-nascido (cf. p. 82); desse modo, os alvéolos colabam, o pulmão "murcha", e ali se formam aqueles acúmulos de células que se chamam sincícios e que deram o nome ao VSR.

Lembro-me bem dos pequenos lactentes cansados por insuficiência respiratória, frios e cianóticos, que a enfermeira alinhava no carrinho da medicação e levava para realizar o "emplastro com mostarda" na desesperada tentativa de descongestionar os pulmões e melhorar a oxigenação.

Mas também a bronquiolite, assim como a gastroenterite, "já não é a de outros tempos". É quase incrível, aos olhos de um velho médico como eu, o quanto nem tanto o tratamento mas a melhora do "terreno", do "tecido biológico" de que as crianças de hoje são feitas, transformaram profundamente o vulto das doenças. Na maior parte dos casos, a bronquiolite sara sozinha; num pequeno número de casos exige um tratamento com oxigênio e um suporte alimentar (nutrição gota a gota com pequena sonda) para as crianças que, cansadas pela dispnéia, não conseguem sugar; enfim, nos casos mais graves, é utilizada a inalação de adrenalina, que mantém a abertura dos bronquíolos.

1.6. As doenças da nutrição: anemia e raquitismo

No primeiro ano de vida a criança triplica de peso. É um fato admirável que ele cumpre contra mil dificuldades: a escassez do leite da mãe, a intolerância a alimentos diferentes, as infecções à espreita, a grande necessidade dietética. Deixando de lado os imprevistos, há um funil obrigatório: a assimilação de uma quantidade suficiente de cálcio e de ferro. A sustentação do corpo em crescimento é feita pelos ossos, e o osso é feito de cálcio (e de fósforo); o sangue que corre nas veias é feito de hemoglobina, e toda molécula de hemoglobina tem de conter uma molécula de ferro. Mas tanto o cálcio quanto o ferro têm uma absorção intestinal limitada; além disso, enquanto o cálcio está contido no leite em quantidades razoáveis, o ferro está presente em quantidade insuficiente. Deriva daí que ao crescimento em peso do lactente no primeiro ano de vida corresponde necessariamente uma relativa carência de ferro (portanto uma anemia) e de cálcio (portanto "quase um raquitismo"). Ambas as condições são mais ou menos fisiológicas e ameaçam "naturalmente" o lactente em crescimento. Para nos entendermos: o lactente se satisfaz com um nível de hemoglobina bem mais baixo que o adulto, 11 g em 100 no lugar de 14 ou 15, e tem um esqueleto sempre pobre e ávido de cálcio, "macio" embora elástico, e aliás relativamente solicitado por causa do baixo peso da criança.

A prevenção de uma anemia grave num bebê em crescimento tão rápido é possível, em primeiro lugar, pela presença de uma grande reserva: o recém-nascido possui uma concentração de glóbulos vermelhos, portanto de hemoglobina, de aproximadamente o dobro da criança de um ano. Só o nascido pré-termo, ou nascido abaixo do peso, não possui este "capital" e precisa receber um suplemento de ferro; de qualquer modo, o ferro na forma de carne deve ser acrescentado à dieta no segundo semestre.

A prevenção do raquitismo está ligada à ingestão de uma pequena quantidade de vitamina D, que facilita a absorção do cálcio. A vitamina D encontra-se em quantidade suficiente no leite materno, e é sintetizada na pele do lactente sob o efeito dos raios solares. Assim, uma razoável exposição ao sol e/ou o acréscimo de pequenas quantidades de vitamina no leite artificial e/ou a ingestão de leite materno previnem o raquitismo: mais uma doença que praticamente desapareceu.

2. A idade do desmame: a escola maternal

É a época das infecções. O convívio social relativamente precoce, numa idade de imaturidade imunológica e fisiológica, produz um número de infecções respiratórias febris que se manifestam numa média de cinco a sete infecções anuais (com valores máximos ao redor de 25 e valores mínimos próximos do zero). As infecções respiratórias são as que todos conhecem: o *resfriado*, a *amigdalite*, a *laringite*, a *otite*, a *bronquite* e a *broncopneumonia*. Tosse, coriza, glândulas inchadas, amígdalas e adenóides hipertróficas constituem o quadro da criança "*mocciosa*" ["ranhosa"], termo que no italiano indica a criança da idade pré-escolar e escolar, sempre com nariz escorrendo; ou o quadro da "criança linfática", com os gânglios linfáticos do pescoço, as amígdalas e as adenóides aumentadas, e o nariz constantemente entupido.

Essa condição acaba, geralmente, por volta dos cinco ou seis anos de idade: a repetição das infecções produz uma defesa, feita em parte por anticorpos específicos, contra os agentes infecciosos mais corriqueiros, e em parte por um aumento da habilidade "não-específica" do sistema imunológico para enfrentar as infecções. Entre essas infecções também devem ser contadas as clássicas "doenças infectocontagiosas da infância", algumas das quais (o sarampo, a escarlatina, a catapora) são exantêmicas, ou seja, caracterizadas por uma erupção cutânea típica.

Muitas dessas doenças contagiosas (a coqueluche, o sarampo, a rubéola, a caxumba, a catapora) podem ser prevenidas com a vacinação; outras, como o eritema infeccioso, o exantema súbito e a mononucleose infecciosa, são seguidas por imunidade permanente, e portanto destinadas a não se repetirem; outras ainda, tipicamente o resfriado, a amigdalite ou a bronquite, dão uma imunidade bastante relativa, e se repetem mais de uma vez na mesma pessoa, até porque estão ligadas a vírus diferentes ou a diversos tipos sorológicos de um mesmo vírus, e cada qual evoca apenas anticorpos específicos.

Em sua grande maioria, essas doenças de "superfície" são virais. São exceções a amigdalite de estreptococo, uma infecção relativamente rara (talvez uma amigdalofaringite em cada dez se deva hoje ao estreptococo); algumas vezes, à infecção viral de base sobrepõe-se um agente infeccioso bactérico (pneumococo, hemófilo), responsável por supurações (sinusite, otite, broncopneumonia): essas sobreposições também são raras (talvez duas vezes em cada dez), certamente muito mais raras por causa dos ciclos de antibióticos habitualmente prescritos.

Parte das causas dessas infecções recorrentes está correlacionada a uma permeabilidade imperfeita das vias respiratórias superiores, por sua vez ligada a um espessamento do tecido linfático faríngeo e retrofaríngeo e/ou a um defeito de estruturação do maciço facial com deslocamento para o alto do palato. Ambos os aspectos merecem ser melhor explicados.

O aumento ou hipertrofia do tecido linfático é o sinal de um excesso quantitativo, e talvez de um defeito qualitativo, da resposta imunológica local: de fato, as amígdalas e as adenóides são apenas um acúmulo de linfócitos, ou seja, são protagonistas da resposta imunitária.

Por outro lado, uma má estruturação do maciço facial deve-se parcialmente a causas genéticas, por um defeito estrutural de sobreposição das arcadas dentárias. Esta, em parte, se adquire por meio de hábitos viciosos, como o da chupeta, e em parte está ligada, num círculo vicioso de causa-efeito-causa, ao aumento da adenóide e da amígdala, que em seguida a própria respiração bucal, com os estragos que provoca, acabará por perpetuar. Numa boca com sobreposição errada das arcadas dentárias, a atividade muscular para a mastigação e a sucção sofrem desvio da normalidade. O poderoso músculo lingual pode encontrar pouco espaço atrás da arcada dentária e expandir-se para o alto, empurrando para cima o palato, que é o céu da boca mas também é chão do nariz, e este força para cima o septo nasal, desviando-o, e acorcundando o perfil; ou então pode acontecer de a língua procurar espaço para trás, aumentando a dificuldade respiratória.

O nariz constitui um poderoso filtro para o ar que se inspira, que é aquecido e umedecido; a criança que precisa respirar com a boca aberta não tem essa defesa, e ficará exposta à irritação bronquial e à tosse. Uma boa permeabilidade nasal é também pressuposto necessário para se evitar a estagnação na trompa de Eustáquio, que levará à otite, e nos seios pára-nasais, que levará à sinusite. A sinusite persistente e recorrente — a causa da coriza —, por sua vez, manterá a inflamação naso-amígdalo-faríngea, de modo que o círculo torna a se fechar.

2.1. A alergia respiratória

Há outro mecanismo que concorre para o distúrbio da circulação aérea nas cavidades nasais, sobrepondo-se às infecções cujos efeitos fortalece: a alergia respiratória.

Não sabemos por que, mas a alergia veio adquirindo um peso cada vez maior na patologia humana. Os dados mais recentes revelam o crescimento da asma (que não é obrigatoriamente doença alérgica, mas está ligada à alergia por inúmeros "laços"): entre 30 e 40% da população geral. É provável que isso se deva à menor freqüência e gravidade das infecções, o que produz uma "deriva", no sentido alérgico, da resposta imunitária. Talvez isso se deva à macropoluição ambiental. Pode ser que

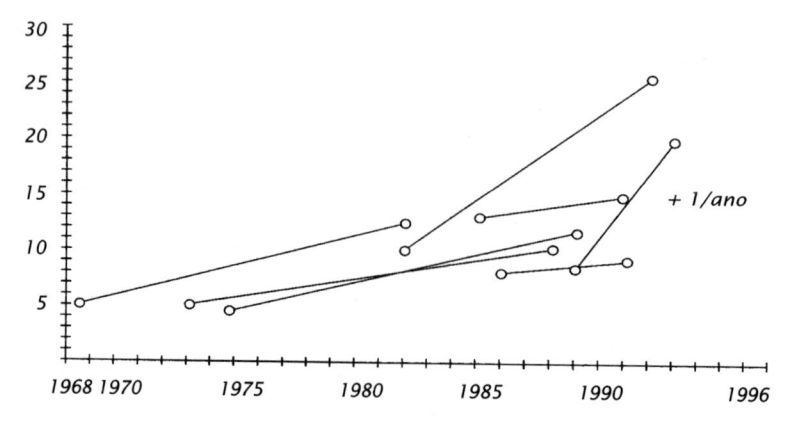

Aumento da asma, que quadruplicou nos últimos trinta anos. Cada reta dentro do gráfico indica um estudo da incidência da asma realizado pelo mesmo grupo de autores em dois momentos históricos diferentes.

esteja ligado às diversas condições de vida, vida enclausurada dentro de casa, em casas cada vez mais fechadas, mais aquecidas e menos ventiladas. Os alérgenos "perenes", ou seja, os que estão estavelmente presentes no microambiente doméstico, responsáveis pela sensibilização, e portanto pela rinite (nariz constantemente entupido), pela bronquite asmática, são os alergênicos maiores do ácaro do pó doméstico (Der1 e Der2), o alergênico maior do pêlo de gato (Fel d1) e o alergênico maior da barata (Bl 1). O último parece ter um papel primário nos Estados Unidos, país em que a situação socioambiental é pior que na Itália, onde ainda se considera o ácaro o principal alergênico.

A alergia pode ser curada ou prevenida em parte: aleitamento materno, abstenção do fumo por parte dos pais, higiene do ambiente com combate ao ácaro do pó. A alergia representa o sinal de uma vida excessivamente protegida, excessivamente enclausurada, excessivamente caseira. Abram as portas e as janelas; abram a vida de seus filhos o mais que puderem. Não é fácil, mas ao menos tentem.

3. A idade escolar: a criança começa a se tornar adulta

Claro, a família já se abriu: a criança começou a ampliar seu mundo, suas referências, seus modelos éticos; começou a construir sua pessoa sem saber disso. Já pagou seu "imposto sobre a saúde" contraindo e vencendo as doenças respiratórias recorrentes, das quais saiu ou está saindo, com a chegada à escola fundamental. Seu sistema imunológico amadureceu, e também sua máquina para pensar está amadurecendo. A idade escolar é a idade dos primeiros pensamentos, das primeiras preocupações, da competição, do confronto, do choque. Já não há a doença pronta, a cama pronta, a mamãe pronta, a comida pronta. Alguma coisa é preciso ganhar por si. Há doenças à espreita, as mesmas doenças do adulto, raras, mas as mesmas, ou muito parecidas: tumor, doenças reumáticas, os acidentes de percurso. Mas há especialmente o pensamento e, por trás do pensamento, o conflito.

É a idade do conflito edipiano, a competição com o pai e com o irmão para a exclusividade do amor materno. É a idade do conflito hierárquico, a competição para o sucesso escolar, o sucesso esportivo, a liderança ou para a aceitação por parte dos colegas. É a idade do conflito consigo próprio, entre o dever e a renúncia. Tudo isso leva a doenças? Tenho plena convicção de que sim; falaremos sobre isso mais adiante.

Sabemos também que o início da escola fundamental vê desaparecer as doenças por infecção e o surgimento de distúrbios dolorosos: dor nas pernas, dor de barriga, dor de cabeça.

3.1 A cefaléia, as dores abdominais, as dores do crescimento

Eu não acredito que essas dores sejam fictícias: aliás, não tenho dúvidas, sendo eu próprio uma pessoa que sofre de enxaquecas, de que se trata de dores verdadeiras. A enxaqueca é o mais típico dos distúrbios dolorosos "sem matéria" e sem causa. Mas uma "matéria", ainda que não a encontremos, existe: a fina musculatura do couro cabeludo, os músculos da face e do pescoço, os vasos através dos quais, durante o acesso, o fluxo circulatório se restringe e depois se expande; as terminações nervosas, os neurotransmissores, a serotonina (um modulador da resposta nervosa), a substância P (o mediador específico da dor), as encefalinas e as endorfinas (os antídotos da dor) são as bases materiais dessa dor. E a causa também sempre existe, ao menos uma causa desencadeadora: cansaço, insônia, luz, fome e, especialmente, o estresse, a tensão não-resolvida, o sofrimento existencial que nos garotos é quase sempre uma tensão escolar. A enxaqueca atinge 10% das crianças em idade escolar; e a enxaqueca abdominal — uma dor abdominal bastante forte e duradoura, a ponto de obrigar a interrupção da atividade normal, que muitos indícios sugerem ser uma forma particular de enxaqueca denominada justamente "enxaqueca abdominal" — atinge 4% das crianças na mesma idade; enfim, a dor nas pernas atinge 2,5% dos jovens. São três tipos de dores ligadas entre si: a dor nas pernas aparece primeiro, já antes do fim da escola maternal; a dor de barriga aparece durante a escola maternal e em seguida na idade escolar; a dor de cabeça é a última a comparecer, na idade escolar, e depois no adolescente e no adulto; é aquela que não nos deixa mais. De início, na criança, é rápida, dura poucos minutos, não é localizada; depois se torna cada vez mais freqüente e mais insistente, mais longa, escolhe sua sede predileta e sua forma, seus sintomas: cada um tem a sua enxaqueca.

A enxaqueca, em sua forma típica, caracteriza-se por uma seqüela geral, que ultrapassa o simples fenômeno doloroso. Distúrbios da visão, alterações do humor, incômodo com luz ou com barulho, sonolência até o sono profundo, náusea e vômito, redução e depois aumento da diurese e modificações da irrigação sangüínea da cabeça precedem, acompanham ou seguem a crise dolorosa. Tudo isso, junto com os fatores que desencadeiam a enxaqueca, especialmente o estresse, justifica, para essa condição, a hipótese psicossomática: ou seja, o acontecimento de um distúrbio físico em grande parte mediado pelo sistema nervoso autônomo.

Nem todos os distúrbios dolorosos são enxaquecas, ainda que os três tipos de dor de que falamos caracterizem-se por uma estrita familiaridade e tendam a comparecer nas mesmas pessoas, como se nelas houvesse um defeito do sistema de controle interno da dor: um sistema, aliás, bem conhecido e bem descrito, que tem um percurso "descendente", do "coração" do cérebro para baixo pela medula espinhal até os gânglios espinhais aos quais chegam da periferia as fibras doloríficas, e que tem como mediadoras as endorfinas e as encefalinas, "as chaves que fecham os portões da dor".

Certamente existem cefaléias não-hemicrânicas, e existem dores nas articulações que não estão relacionadas com a enxaqueca: são as denominadas "dores do crescimento", assim denominadas no mundo inteiro, ainda que dificilmente possamos crer que o fato material de "crescer" em altura tenha algo a ver com isso. Do mesmo modo, há dores abdominais recorrentes não-hemicrânicas e que não receberam nenhuma outra explicação.

Dor nas pernas, dor de barriga, dor de cabeça curam-se do mesmo modo: com algumas palavras de consolo (o efeito "placebo", muito poderoso em todas as idades), ou então com analgésicos (em geral aqueles que usamos contra febre, como a dipirona ou o paracetamol). Mais raramente, nas formas de clara caracterização hemicrânica, particularmente severas e de alta recorrência, intervém-se com terapias "de fundo" (carbamazepina, flunarizina, fármacos betabloqueadores, triptofano).

Mas não podemos esquecer o componente psicossocial de todas essas formas. Encontrou-se uma relação entre a dor de cabeça e uma situação familiar relativamente "elevada", com uma mãe trabalhadora de tipo intelectual ou com vínculo empregatício, com um sucesso escolar geralmente bom.

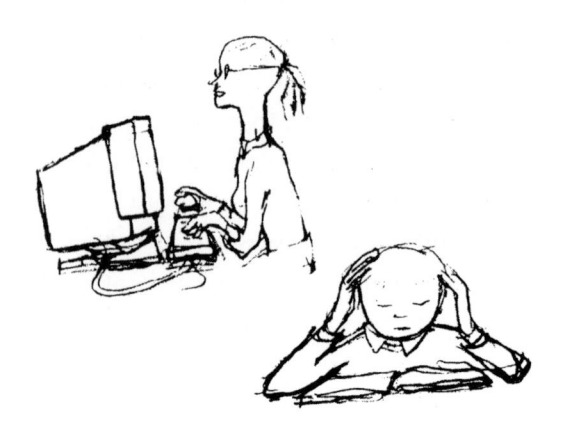

A dor de barriga, ao contrário, estaria relacionada a uma situação sociocultural menos boa, com um sucesso escolar mediano, com uma mãe trabalhadora que recebe um apoio social suficientemente empático.

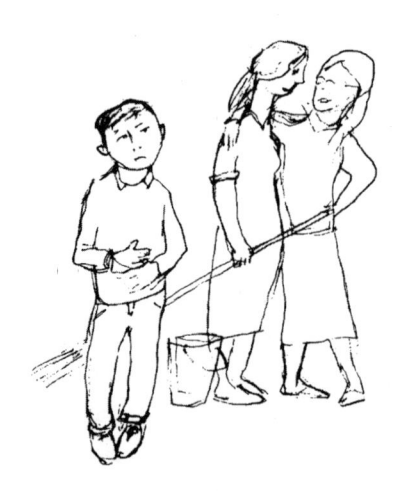

A associação dor de barriga-dor de cabeça estaria ligada a uma situação familiar e social mais desagregada e de poucos recursos.

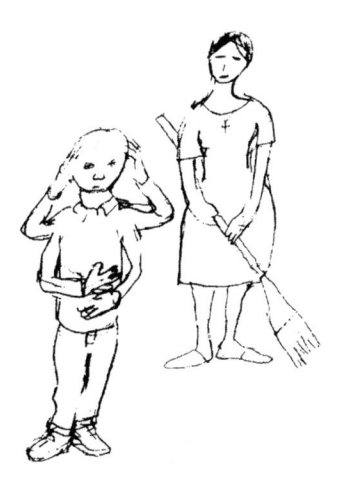

Mais específicas, estatisticamente mais fortes e mais interessantes são as associações da enxaqueca verdadeira com o perfil de personalidade da criança. Esta caracteriza-se por um alto grau de responsabilização, de empenho e de sucesso escolar, e por uma evidente sensibilidade: a crise de enxaqueca — cujos fatores desencadeantes principais são estresse, cansaço, falta ou excesso de sono, jejum — é sustentada por episódios frustrantes de pouca relevância objetiva: a sensação de ter sofrido uma injustiça, de ter se comportado mal, de ter cometido algum ato que poderia ter sido evitado.

3.2. A enurese

Junto com as dores aparecem outros distúrbios que atingem a esfera neurovegetativa e comportamental.

Um deles, o mais conhecido e um dos mais difundidos, é representado pela enurese. *En-ureo* significa literalmente "fazer xixi sobre si próprio"; a enurese diurna, geralmente ocasional, e a enurese noturna, geralmente habitual, atingem cerca de 5% das crianças de cinco anos e 3% das crianças de dez anos. É um caso complexo, esse da enurese.

Há crianças que tardam a controlar a micção noturna (*enurese primária*) e outras que por alguns anos mantiveram a cama seca e depois, a certa altura, tornam a molhá-la (*enurese secundária*).

Há enureses familiares, hereditárias, e enureses isoladas, esporádicas.

Há crianças que molham a cama na primeira metade da noite, e outras que a molham na segunda metade.

Há enfim — e é a distinção mais "moderna" — a enurese em que prevalece uma imperfeita coordenação da musculatura da bexiga, por causa de uma imaturidade na inervação ou de hábitos de micção errôneos; e enureses que se devem à incapacidade de concentração da urina durante a noite, em virtude de uma incompleta ciclicidade do ritmo noite-dia da secreção interna do hormônio antidiurético. Ambas as explicações são parcialmente sustentadas por dados objetivos, mas requerem uma demonstração suplementar. Nem está claro se realmente há duas formas distintas de enurese, uma "hormonal" e uma "da bexiga". Talvez existam essas duas enureses distintas, mas é mais provável que ambos os fatores, o da bexiga e o neuro-hormonal, contribuam para produzi-la.

Na minha experiência, a enurese aparece quase obrigatoriamente, e o componente primário para seu tratamento é a reeducação. Mas nem o primeiro, nem o segundo mecanismo, e nem sequer a demonstração de genes responsáveis pela enurese hereditária, já identificados em dois cromossomos distintos, eliminam a velha explicação "psicológica". Esta, como sempre, deve ser compreendida como um componente concomitante da causa, e não como "a causa". De fato, a enurese é um hábito vicioso, que se cura de diversos modos: com a educação da bexiga, com a palavra, com a hipnose, com o jogo, com o carinho, enfim, com aquele sistema complexo de reeducação guiada pelo registro eletrônico que se chama *biofeedback*; e, por fim, até com hormônio antidiurético sintético, a vasopressina, que se administra por via nasal à noite, antes de se deitar, e que reduz a quantidade da urina noturna.

A enurese até se cura sozinha; todo ano, cerca de 15% dos enuréticos param de molhar a cama. Mas a partir dos sete ou oito anos é razoável procurar uma intervenção "profissional" para resolver um problema que perturba a auto-estima e a autonomia da criança e que, segundo algumas pessoas, tem repercussões até na esfera sexual.

3.3. A encoprese

A encoprese, isto é, "sujar-se", fazer cocô nas calças, é um distúrbio mais incômodo e constrangedor do que a enurese. Trata-se do efeito de uma prisão de ventre, que teve início "por brincadeira" ou "por recusa", e se torna tão obstinado a ponto de ser invencível; tanto que as fezes, que têm de sair, são quase paradoxalmente perdidas, sem a criança perceber e sem que possa voluntariamente segurá-las: fala-se de uma incontinência "paradoxal".

Também a encoprese, como a enurese, é um distúrbio complexo, que aos poucos foi se transformando num hábito vicioso, que se trata "materialmente" com alguns clisteres e muitos laxativos e/ou "psicologicamente" com o ensinamento, a explicitação, a reeducação, o *biofeedback*. Importante é ver-se livre dele, se possível removendo depois as incrustações psicológicas que este vício deixou atrás de si, ou, se preferirem, que este vício revelou...

Mas, ao mesmo tempo em que friso que nem a enurese nem a encoprese podem ser totalmente compreendidas sem levarmos em conta o pensamento ou o não-pensamento — o inconsciente — que está por trás delas, recomendo também que não se psicologize demais. A mente da criança, tanto em seu componente externo (a consciência) quanto no componente interno (o inconsciente), é uma mente fresca; os percursos do espírito não são rígidos, as estruturas parasitárias são removidas com facilidade. A encoprese é tratada com laxativos, e a enurese pode ser tratada com o hormônio antidiurético, ou seja, com fármacos sintomáticos que não eliminam o conflito (quando houver), mas que podem acabar, junto com o distúrbio, também com o defeito secundário de auto-estima. Por isso podemos, aliás devemos, contar com essa elasticidade natural da mente da criança e com sua capacidade de sair, mesmo sozinha, das armadilhas que dificultam seu crescimento. Concomitantemente devemos vê-la com um olhar confiante e protetor; e oferecer-lhe as oportunidades para adquirir, passo a passo, consciência, responsabilidade, segurança, confiança.

3.4. O vômito do aluno, a fobia escolar, as últimas doenças febris

Outra manifestação típica e patente de conflito é o vômito do aluno. Um fenômeno tão típico que é suficiente mencioná-lo para compreendê-lo. De manhã, antes ou depois do desjejum, ou sem que tenha tido vontade ou possibilidade de engolir qualquer coisa, a criança, que tem de ir para a escola cinco dias por semana, vomita ou tem ânsias. Depois vai para a escola e tudo passa.

Algumas vezes. Outras vezes, não consegue nem mesmo ir à escola: a dor de cabeça, uma febre que volta a subir sempre que tenta retomar o caminho da escola, a impedem de ir.

Nesta *folie-à-deux*, geralmente a mãe, com maior ou menor consciência, é conivente com o pequeno grevista; algumas vezes, aliás, ela é a secreta inspiradora da situação.

É a fobia escolar. É difícil fazer que passe, ainda mais quando é uma *folie-à-deux*.

É a idade das fobias. A fobia escolar é mais do que uma fobia; e quase sempre tem uma ou mais justificativas: o professor, os companheiros, a matéria, a própria criança, a saudade de casa. Outras fobias, ou seja, os medos irracionais de situações, coisas ou pessoas, um cachorro, um quarto, um velho, um relógio, um retrato, não têm nenhuma explicação explícita. Essas também passam.

Não é difícil explicar as fobias da criança nem sua cura, considerando a sensibilidade dos centros cerebrais ancestrais profundos que respondem ao estímulo emotivo do medo e ao sucessivo, mas vagaroso, amadurecimento dos mecanismos de controle da razão situados no córtex.

3.5. O conflito e a patologia psicossomática

É possível que o conflito esteja na base não só dos distúrbios que enumeramos até o momento — da enxaqueca à enurese, da encoprese ao vômito do aluno —, mas de outros distúrbios menores, e talvez também de alguma doença maior.

Por distúrbios menores entendo a patologia dolorosa, a dor de barriga, a dor de cabeça, a dor nas pernas; depois os distúrbios do apetite, da atenção, do sono. Mais adiante, na mocinha, os distúrbios do ciclo menstrual; e, em todas as idades, as infecções, que em algumas crianças duram até depois do ingresso na escola de ensino fundamental. Para esses distúrbios, o discurso da imunidade — que ainda não está madura — continua valendo, visto que a perfeita funcionalidade imunológica só se alcança após os quinze anos.

Mas a importância do conflito psíquico já foi demonstrada com grande precisão e elegância. Trata-se de pesquisas realizadas no adulto, no qual se observou experimentalmente que o percentual de acometimento pelos vírus respiratórios, inoculados em voluntários, é diretamente proporcional ao grau de estresse manifestado pelo sujeito. Mas também é preciso acrescentar que antigos estudos clínicos confirmam, quase com o mesmo rigor, que isso também é verdade para a criança, ou seja, que até a amigdalite depende do estresse.

Essa correlação provavelmente se deve ao "jogo" das endorfinas, moléculas de produção diencéfalo-hipofisárias, também denominadas "as moléculas do bem-estar", que sabem modular a resposta do sistema imunológico. E é possível que algumas vezes, pelo mesmo caminho, até doenças mais severas, as da imunidade alterada (auto-imunidade, doenças reumáticas) abram seu caminho. Que isso não pareça fantasia: a vida da criança e do adulto depende, em grande medida, da emoção e do pensamento, e isso é razoável, está de acordo com os conhecimentos de fisiopatologia e de epidemiologia. Isso também vale para os tumores, até para a data da morte; e está de acordo com minha experiência de médico.

Não pretendo fazer psicologismo barato; mas desprezar esta face da realidade corresponde a negar tudo o que não se vê e não se toca de imediato, com a mesma ingenuidade com a qual antigamente negavam-se (ou não se podiam imaginar) as bactérias. Em nosso caso aconteceu, aliás, o contrário: em outros tempos "sabia-se" que "se morre de desgosto", que a dor "marca", que "podemos nos deixar morrer" e assim por diante. A sabedoria popular tinha captado algo que a cientificidade de hoje em parte apagou do sentimento comum. Mas tudo isso, que outrora era praticamente óbvio, e que é novamente considerado verdadeiro hoje, já que nos foi confirmada pela pesquisa científica, é mais verdadeiro ainda para a criança, que não sabe encontrar as palavras para expressar seus sentimentos.

Esta condição é conhecida, no adulto, como *alexitimia*, que significa, literalmente, não ter palavras que exprimam os sentimentos. É imediatamente intuitivo, é sabedoria popular, é experiência comum e também é função reconhecida da psicanálise que a explicitação do conflito interior e de suas causas — antes de mais nada para si próprio — tem um papel terapêutico; e essa explicitação é difícil numa idade em que a introspecção e a verbalização (não existe introspecção sem verbalização) ainda são imaturas.

Uma explicação científica dos processos psicossomáticos — ainda que este termo, usado em demasia, e um tanto contraditório porque contrapõe duas entidades não separáveis, isto é, o corpo e a mente, não teve sorte no mundo da medicina erudita — poderia ser maçante para o leigo e banal para o médico. Na realidade, pode ser esclarecedora para ambos. Direi apenas o suficiente para fazer compreender que tanto o antigo e genérico termo "psicossomática", quanto aquele mais recente e mais pleno de cientificidade "psiconeuroendocrinoimunologia", expressam uma realidade e não mais uma simples teoria, e muito menos uma fantasia.

O substantivo *psicossomática* indica aquele distúrbio patológico feito de distúrbios (dores, vômito, cansaço, febrícula, "palpitações"), de doenças psíquicas (histeria), orgânicas (num passado recente também eram consideradas nesse ramo algumas doenças alérgicas como a asma, ou auto-imunes como a alopecia ou a colite ulcerativa), ou "funcionais" (como a hipertensão): todas doenças que parecem (ou pareciam) não ter causa orgânica, *sine materia*. Em seu conjunto, essas doenças recebiam tradicionalmente uma interpretação psicanalítica.

O adjetivo *psicossomático* pode ser aplicado a todo evento que, a partir de um estímulo emocional (a percepção de um perigo, um rosto amado, uma prova a ser vencida, uma preocupação), produz um efeito no corpo (o enrubescer do rosto, o empalidecer, as lágrimas; também a parada da salivação, as modificações da salinidade no suor,

Diagram labels

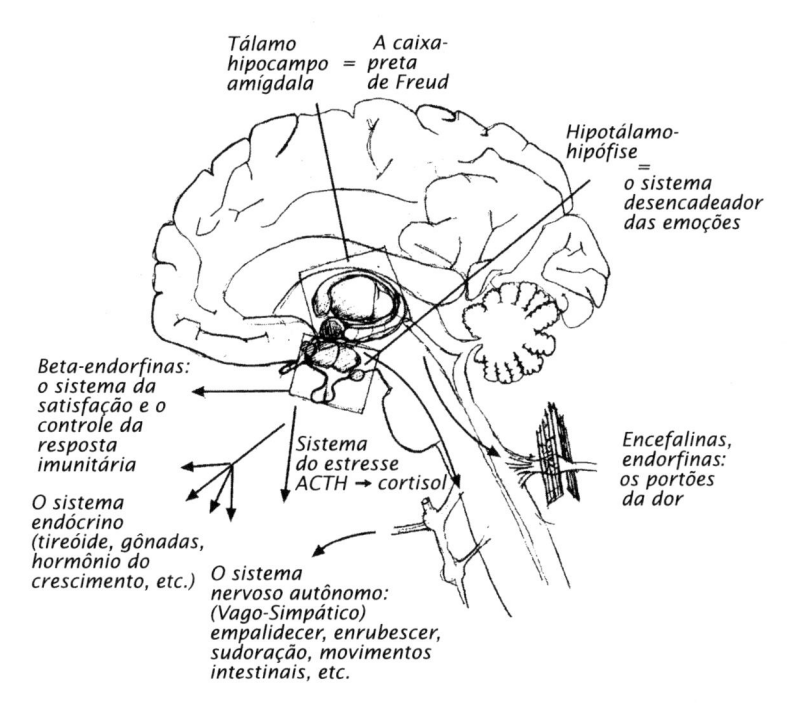

- Tálamo hipocampo amígdala = A caixa-preta de Freud
- Hipotálamo-hipófise = o sistema desencadeador das emoções
- Beta-endorfinas: o sistema da satisfação e o controle da resposta imunitária
- O sistema endócrino (tireóide, gônadas, hormônio do crescimento, etc.)
- Sistema do estresse ACTH → cortisol
- Encefalinas, endorfinas: os portões da dor
- O sistema nervoso autônomo: (Vago-Simpático) empalidecer, enrubescer, sudoração, movimentos intestinais, etc.

a palpitação; a insônia, a cefaléia, a perda de apetite; o aumento da pressão arterial, o enfarto, o envelhecimento precoce; e ainda a depressão imunológica, a interrupção do ciclo menstrual, o atraso da puberdade). O termo psiconeuroendocrinoimunologia, muito mais recente que a palavra psicossomática, sintetiza os caminhos e os modos pelos quais hoje sabemos que o estímulo emocional se expressa no corpo, e que pode ser intuído de imediato pela listagem que acabamos de fazer dos fenômenos "somáticos" que cada um de nós conhece bem por tê-los vivido ou observado em outras pessoas.

A interpretação psicanalítica tem um vício de origem, ao menos assim o entende a medicina "científica": procura responder à pergunta "por quê?", e não à pergunta "como?". Diz — estou simplificando — que um eczema acontece porque a relação física e afetiva com a mãe está perturbada; ou então diz que aparece porque o organismo "quer" sinalizar desse modo as "fronteiras" (a pele) de si próprio; ou ainda que a mente "descarrega" uma tensão na doença orgânica.

A medicina científica, ao contrário, gostaria de reconhecer correlações de causa e efeito que possam ser reproduzíveis e identificar os mecanismos moleculares que produzem os eventos observados. Algum passo nesse sentido já foi dado: e a psiconeuroendocrinoimunologia alcançou um *status* científico respeitável. Procurarei fazer uma síntese da questão toda.

O estímulo sensorial (visão, audição, olfato, tato) chega ao córtex sensorial, e dali ao córtex pré-frontal, onde é elaborado para depois ser transmitido a duas estruturas profundas, vizinhas entre si, a amígdala e o hipocampo, que o memorizam. Mas os estímulos sensoriais também chegam diretamente à amígdala sem passar pelo córtex, num relâmpago, desencadeando uma reação de alarme imediata, com toda a resposta hormonal conseguinte (liberação de adrenalina, de cortisol e de glucagon, aumento da atenção, dos reflexos e da glicemia). Mas o estímulo "psico" mais lento, o que passa através do que chamamos de "mente", ou seja, o sistema associativo do "pensamento" e que tem seu centro no córtex pré-frontal, mesmo sem possuir as características instantâneas da reação de alarme, pode igualmente perturbar a amígdala com as características "obsessivas" do remoer uma preocupação ou um remorso. A amígdala, por sua vez, descarrega nas estruturas do hipotálamo, daquele que denomino "o coração do cérebro": elas controlam comportamentos complexos como a ira, o apetite, o sono, e, conjuntamente, produzem respostas simples do sistema nervoso autônomo (aquela parte do sistema nervoso que trata de regular o involuntário, isto é, a respiração, os movimentos do intestino, o suor, os batimentos cardíacos e o grau de dilatação ou de constrição dos vasos, a temperatura corpórea, etc.). Ainda, as estruturas do hipotálamo estão no centro de um sistema complexo que atenua ou acentua a resposta à dor (baseado na liberação, dentro do sistema nervoso, de substâncias opiáceas, as encefalinas e as endorfinas); além disso, regulam a liberação de hormônios por parte da hipófise, que, por sua vez, influencia outras glândulas endócrinas, e concorre para a modulação da resposta imunitária; enfim, põem em circulação alguns neurotransmissores, entre os quais ainda as endorfinas, que de um lado concorrem para regular o tônus do humor e do outro influem, elas também, sobre a imunidade. A amígdala contém as lembranças de "medos" não explícitos, confusos; o hipocampo, ao contrário, é um recipiente de memórias explícitas, autobiográficas. O córtex, a razão, aos poucos vai se capacitando para controlar ("com a ajuda" do hipocampo) os medos obscuros que se agitam na amígdala (vocês se lembram quando falamos sobre as fobias?). São estas (talvez) as sedes do inconsciente e do pré-consciente sobre as quais trabalham, sem conhecê-las, os psicanalistas.

Por que motivo um determinado percurso psicossomático se "estrutura"? Não é difícil compreender. O fenômeno psicossomático não é diferente do reflexo condicionado de Pavlov (o animal, acostumado a associar a chegada da comida com o som de uma campainha, acaba salivando e tendo uma secreção de sucos gástricos, mesmo que a comida não chegue). Por sua vez, o reflexo condicionado nada mais é do que um fenômeno elementar da memória (fortalecem-se as vias nervosas — as sinapses — mais usadas, apagam-se as sinapses em desuso), e as bases moleculares desses fenômenos foram estudadas com muita precisão também em moluscos, nos quais todo o sistema nervoso se reduz a poucos gânglios e poucas conexões.

Tem alguma utilidade conhecer o que foi dito acima? Tem, e só isso seria suficiente para compreender que não se pode deixar uma criança doente separada de seus pais, pois corre-se o risco de que uma parte das defesas naturais falhe. Que no hospital a boa acolhida, a atitude amigável e carinhosa, e ainda a presença da mãe naquelas horas em que se precisa coletar o sangue, ou em toda pequena intervenção que provoque dor ou mesmo apenas medo, ao eliminarem o componente ligado ao temor, estarão reduzindo a própria percepção da dor. Tem utilidade, ainda, para interpretar pequenas febres, enxaquecas e dores de barriga, uma vez excluídas as causas "orgânicas", e a "compreendê-las" sem "negá-las". Tem utilidade para buscar as causas, e possivelmente para sua remoção, de uma série de episódios infecciosos; como dissemos, até o acometimento por um agente infeccioso é facilitado por mecanismos como o estresse escolar.

Também tem utilidade compreender como a criança "desprovida de palavras", alexitímica, também pode "constituir" (não necessariamente "simular") doenças, para pedir uma ajuda, que não sabe ou não pode pedir verbalmente, para sair de uma situação realmente intolerável. E não estou falando somente de um mal-estar escolar ou de um conflito entre pais, mas de uma verdadeira situação de violência, de abandono, de incompreensão, de perseguição. Tenho na memória, a esse respeito, histórias exemplares. Uma menina que foi operada — ao mencioná-lo, o fato parece até banal —, e o cirurgião não encontrou nada na barriga aberta. Ela chegou até nós numa viagem dramática e entre nós a menina torna a florescer, é toda risadas de felicidade; e depois compreendemos que por trás de tudo havia uma história de perseguição sexual. Um menino que encontra um jeito de introduzir ar sobre a parótida (aquela glândula salivar que fica na bochecha, diante da orelha, e que incha quando temos caxumba), e que mais e mais vezes, por causa dessa brincadeira, da qual ele se orgulha, ocorrem graves supurações naquela parótida periodicamente inchada; por isso tem de ser internado e se submeter a tratamentos com antibióticos injetáveis e pequenas cirurgias. Mas só daquela maneira, no final, talvez sem querer, consegue acionar um sistema de assistência social que, quem sabe, poderá tirá-lo de uma situação atrapalhada, marginalizante e humilhante de conflito e solidão, de inevitável evasão escolar, num ambiente de desagregação familiar, inadequado, e convivendo com a droga (dos outros).

4. A patologia da puberdade

A puberdade é marcada, assim como a palavra indica, pelo aparecimento de pêlos no púbis. A criança já não é criança; esse termo, em si carinhoso, já não se adapta ao rapaz ou à garota que, prepotentemente, e quase à sua revelia, está mudando tumultuosamente de tamanho, de aspecto, de voz.

Os distúrbios da puberdade estão ligados às dificuldades dessa passagem: um atraso no aparecimento dos sinais da puberdade e/ou um atraso do crescimento de estatura que causam discriminação no grupo de moços da mesma idade e da mesma classe, um ainda criança e o outro já adulto; um distúrbio no início do ciclo da ovulação, com menstruações irregulares ou prolongadas; uma anemia ligada à associação das perdas menstruais com um aumento da necessidade de ferro, que se deve ao aumento da massa corpórea e, portanto, também da massa sanguínea; enfraquecimento do esqueleto agora submetido a um novo tipo de esforço físico e concomitantemente ao estirão de um crescimento rápido; enfim, o insulto ao florescimento da beleza, a acne.

4.1. A baixa estatura

A idade da puberdade é aquela em que o problema da estatura se torna mais agudo, por causa das comparações. Em contrapartida, já que um defeito de estatura se acumula ano após ano, será lá pelo final do período de crescimento que as diferenças de estatura terão alcançado sua maior evidência.

Na realidade, parte das "baixas estaturas" dessa idade nada mais são do que atrasos relativos de puberdade. Mas, se pensarmos que antes do início da puberdade o crescimento anual é de aproximadamente 6 cm, e que naqueles dois anos em que a puberdade se manifesta e se completa pode ser de até 12 ou 13 cm, é fácil compreender que aquele que entrar na puberdade com dois anos de atraso poderá parecer um anão em relação a um colega que entrou na puberdade dois anos antes.

A baixa estatura, na maioria dos casos, pertence a uma das seguintes categorias, ambas "não patológicas": a) *atraso constitucional do crescimento*, que é um atraso destinado a se corrigir mais adiante; b) *baixa estatura familial*, que é um defeito verdadeiro, destinado a permanecer mesmo ao final do processo de crescimento. Em ambos os casos há antecedentes familiares: um dos pais cresceu com atraso no primeiro; pelo menos um dos pais é de baixa estatura, no segundo. Geralmente, a estatura do filho se aproxima razoavelmente à média da dos pais, com a correção determinada pelo sexo (7 cm a mais para o menino, 7 cm a menos para a menina; cf. p. 47).

Apesar do caráter fisiológico da baixa estatura (hoje, numa época em que a aparência assumiu um papel tão preponderante), ela é um fator de grande apreensão para os pais, que percebem esse defeito como uma injustiça.

Num pequeno número de casos, ao contrário, a baixa estatura deve-se a fatores patológicos: uma deficiência de produção do hormônio do crescimento (*Growth Hormone*, ou seja, GH), um defeito desconhecido da absorção (doença celíaca, cf. p. 165) ou ainda outras causas. Mas é melhor perceber antes essas doenças, que podem ser corrigidas, isto é, antes que as potencialidades de crescimento já estejam quase esgotadas, como acontece no final da adolescência.

4.2. As irregularidades menstruais

O fenômeno puberal é, em si, singular. Há um momento da vida em que o relógio biológico dá o sinal da mudança. Não sabemos direito qual seria esse sinal, e o que provoca sua ativação. O certo é que, em um determinado momento, por volta dos doze anos na menina e dos catorze no menino, alguma coisa se ativa no cérebro, mais propriamente no hipotálamo, e este se põe a produzir moléculas particulares, os denominados Fatores de Liberação (*Releasing Factor* ou RF), os quais induzem a vizinha hipófise a produzir ondas de secreção, "pulsáteis", de hormônios (*gonadotropinas*) que estimulam as gônadas; as gonadotropinas provocam o crescimento e a ativação funcional do testículo ou do ovário.

Diferentemente do hipotálamo masculino, cuja função de liberação de RF é constante no tempo, o hipotálamo feminino funciona de modo cíclico. Essa diferença comportamental se deve à influência, diferente nos dois sexos, dos hormônios gonádicos sobre o cérebro durante a vida intra-uterina: trata-se de um *imprinting* irreversível. E é por essa e por outras influências que o cérebro masculino sempre será diferente do cérebro feminino. Tudo na natureza é circular: as gônadas condicionam o cérebro e o cérebro condiciona as gônadas.

Isso é verdade no menino e na menina; mas na menina isso se verifica de maneira mais clara, justamente em razão do misterioso e lunático ciclo menstrual, que é feito de um diálogo contínuo entre o hipotálamo e o ovário: o hipotálamo, por meio da hipófise, estimula a maturação de um óvulo a cada mês e "manda" o óvulo produzir hormônios, num primeiro momento estrógenos e depois progesterona. Em seguida, quando, com a maturação do óvulo, e posteriormente com sua liberação e com a transformação do folículo em "corpo lúteo", antes o primeiro e depois o segundo hormônio atingem um nível elevado na circulação, o hipotálamo recebe o sinal disso e interrompe a produção de RF; uma vez que esse estímulo cai, o ovário pára de produzir seus hormônios, e a mucosa uterina, que sob a ação desses hormônios havia aumentado, necrosa, e acontece a hemorragia menstrual; justamente por causa desse seu aumento e sua necrose mensal é que a mucosa uterina se chama "decídua".

Na pré-adolescente, a primeira menstruação (ou *menarca*) é o sinal do alcance da quase maturidade sexual. Na realidade, os primeiros ciclos menstruais em geral não são acompanhados de uma verdadeira maturação dos óvulos (ciclos anovulatórios). A ciclicidade, este diálogo de toma-lá-dá-cá entre hipotálamo e gônadas, nem sempre se realiza por completo: daí as freqüentes irregularidades do ciclo, os períodos de *amenorréia* (ausência de menstruação) — em geral decorrentes de estresse físico e emocional, com especial consideração àqueles ligados a atividades desportivas — ou, vice-versa, as hemorragias mais importantes e mais prolongadas, quase contínuas (hemorragia uterina disfuncional), ou enfim as menstruações dolorosas (*dismenorréias*). A irregularidade dos ciclos menstruais tem uma incidência de 40% no primeiro ano após a menarca, e ainda de 20% nos cinco anos subsequëntes.

Diante desses distúrbios, particularmente se se tratar apenas de longas amenorréias, é bom esperar, sem intervenção médica; se o distúrbio for de tipo hemorrágico, importante (metrorragias conspícuas) e/ou incômodo (metrorragia contínua), além da prescrição de ferro para compensar as perdas, pode-se obter a "reconstituição" da ciclicidade — inicialmente artificial, posteriormente natural — com "a pílula": um tratamento cíclico repetido com estroprogestínicos em baixas doses durante 21 dias, seguido por sete dias de descanso.

4.3. A varicocele

A varicocele é um novelo de veias dilatadas (varicosas) do plexo pampiniforme que circunda o testículo, quase sempre o da esquerda, que também é o que fica mais abaixo, mais "pendente", mais submetido à congestão venosa. Reconhece-se facilmente com a observação e toque. O distúrbio de circulação que a varicocele determina pode ser prejudicial à oxigenação-nutrição do testículo; de fato, a varicocele pode estar associada a uma redução da fertilidade. Nos últimos anos, talvez por causa da diminuição gradual da incidência global da patologia verdadeira, os pediatras, os cirurgiões e os urologistas começaram a dedicar ao problema uma atenção até excessiva, e difundiu-se a prática da intervenção cirúrgica corretiva.

Na realidade, as indicações para a cirurgia não estão suficientemente definidas: não para a varicocele de primeiro grau (a que se apalpa mas não se vê, e na qual as varicosidades têm um diâmetro inferior a 1 cm); é discutível na varicocele de segundo grau, com massa escrotal visível e diâmetro das varizes entre 1 e 2 cm; é certa na varicocele com hipertrofia do testículo e na varicocele de terceiro grau, com uma massa que preenche o hemiscroto e o diâmetro das varizes superior a 2 cm.

4.4. A anemia

Depois da idade do lactente, a puberdade e a adolescência são as idades em que é mais fácil ocorrer anemia por carência de ferro. Esta se deve, de um lado, ao aumento das necessidades nutricionais por causa do crescimento e, de outro, para a moça, às perdas menstruais. A administração de ferro, que é o constituinte mineral da hemoglobina, sem o qual esta molécula não pode nem se estruturar nem funcionar, é útil tanto para prevenir quanto para curar a anemia.

4.5. A escoliose

O esqueleto também entra em crise: o crescimento implica maior necessidade de cálcio; o rápido crescimento produz uma sobrecarga, e a fina coluna vertebral — esta maravilhosa estrutura, forte e flexível, que sustenta sozinha a metade superior do corpo — já não consegue desempenhar sua tarefa. Durante a puberdade, e até o fim do desenvolvimento

Corcunda

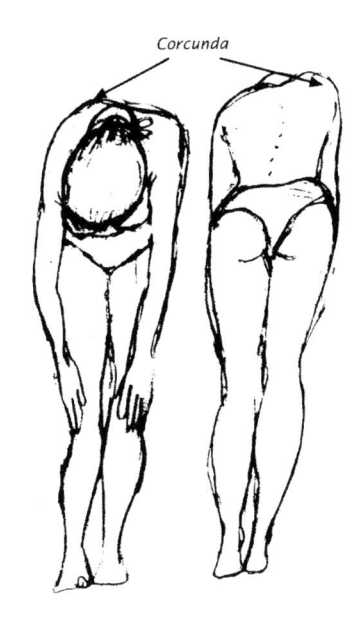

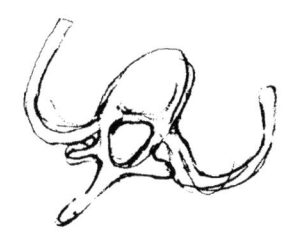

Deformidade da vértebra e da caixa costal.

da estatura, a coluna pode sofrer aquele processo de torção sobre o próprio eixo e de flexão lateral que se chama escoliose (de *skoliós*, curvo, tortuoso). Na verdade, nenhuma coluna é realmente reta, e uma coluna em cada dez apresenta uma curvatura notável; uma moça em cada cem (a escoliose atinge sobretudo as moças) tem uma escoliose que requer o uso de um aparelho metálico de sustentação que se chama Milwaukee, do nome da cidade onde foi produzido. Uma moça a cada mil necessita de algo mais: um molde de gesso e depois uma cirurgia. A escoliose pode ser notada com relativa facilidade, fazendo o(a) paciente se dobrar e observando o perfil das costas. Na escoliose verdadeira, nesse perfil se desenha uma "corcunda", que é o sinal da profunda deformação da vértebra e das costelas.

4.6. A patologia dolorosa do esqueleto

A escoliose não é a única patologia do desenvolvimento esquelético durante a idade do desenvolvimento mais veloz: outras estruturas, outros pontos (o quadril, o joelho, o calcanhar, os pontos de inserção muscular), outros tecidos (as cartilagens articulares, os núcleos de ossificação), muito submetidos a desgaste ou a peso nessa fase de relativa imaturidade, podem entrar em crise, deformando-se, inflamando-se, descolando-se, fraturando-se.

Algumas — poucas — dessas lesões pedem a intervenção do ortopedista: trata-se da epifisiolise do quadril, na qual a cabeça do fêmur, submetida a peso, desliza para baixo em relação ao colo do fêmur, provocando dor e claudicância; a espondilolistese, na qual uma vértebra lombar desloca-se para diante de outra, provocando lombalgia.

Outras, como o desgaste de algumas cartilagens articulares — a osteocondrite dissecante do joelho, a condromalácia da face posterior da patela — podem, dependendo do caso, corrigir-se sozinhas, ou com repouso, ou com fisioterapia, ou então necessitar de intervenção.

Outras ainda, as mais comuns, as denominadas osteocondrites, ou apofisites, saram sozinhas, simplesmente evitando-se o trabalho excessivo do membro em questão. Essas osteocondrites são o efeito de um distúrbio circulatório e nutricional de alguns núcleos da ossificação, quer por estarem sobrecarregados, como acontece com alguns ossos do pé (do tarso e do metatarso), quer porque submetidos a tração excessiva, como acontece na apófise do calcanhar, sobre a qual se encaixa o tendão do tríceps sural da sura (a *tallonite*), ou devido à apófise do tubérculo anterior da tíbia, logo abaixo do joelho, onde se localiza a inserção inferior do músculo quadríceps (a *doença de Osgood Schlatter*). Estes núcleos se tornam área de inflamação e dor que se acentua quando pressionada. Fáceis de ser diagnosticados e fáceis de curar: basta o descanso.

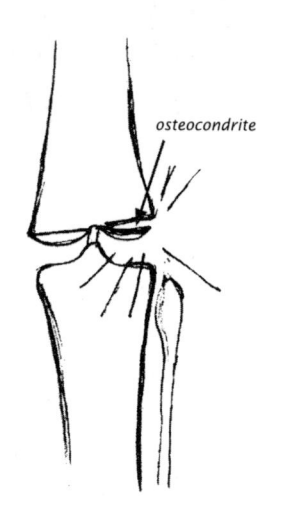

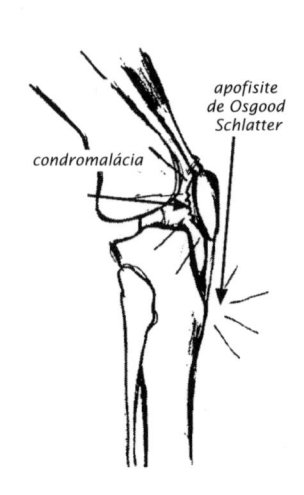

4.7. A acne

É provavelmente a doença de pele mais comum e a mais odiada que acompanha a puberdade e se mantém durante toda a adolescência. Deve-se a um excesso de hormônios andróginos, que aumentam e modificam qualitativamente a produção das glândulas sebáceas. Este sebo mais abundante e mais denso tampa o orifício da glândula sebácea, produzindo um comedão, ou ponto negro. Sob a tampa, a glândula se enche de sebo e incha até formar, nos casos mais graves, um pequeno quisto. Uma bactéria anaeróbica da cútis, o *Propionibacterium acnes*, tem condições de liberar do sebo ácidos graxos com propriedade irritante, e o comedão inflama-se, transformando-se em pústula. Comedões, pústulas e quistos constituem as lesões da acne, lesões que na maioria dos casos somem sem deixar marcas por volta dos dezoito ou vinte anos, mas, outras vezes, deixam cicatrizes indeléveis. Existem vários tratamentos locais e genéricos, desde os detergentes à base de queratolíticos, aos antibióticos e hormônios, todos mais ou menos eficazes. A paciência, a compreensão e o relaxamento são parte necessária da terapia.

5. A patologia da adolescência

O termo *adolescência* também compreende aquele período que acabamos de descrever como puberdade. A Organização Mundial da Saúde define a adolescência como o período da vida que se inicia com o aparecimento dos primeiros sinais físicos e psicossociais de amadurecimento púbere e cujo fim — que ultrapassa o final da puberdade — se identifica com a parada do crescimento somático, ou seja, com a conclusão da idade evolutiva. Em essência, o período que vai dos dez aos dezoito anos na menina, e dos doze aos vinte anos no menino.

A adolescência — o tempo para virar adulto —, portanto, é um tempo mais longo que a puberdade. E aqui trataremos justamente dessa parte da adolescência que "ultrapassa o final da puberdade": aqueles quatro ou seis anos que separam o completo amadurecimento sexual do desenvolvimento físico.

A patologia do adolescente tem ainda uma característica diferente: não mais distúrbios da esfera alimentar, não mais patologia de infecção, não mais estorvos no desenvolvimento físico, nem sequer, ou então bem menos, patologia autenticamente psicossomática; mas, predominantemente, patologia do comportamento, ou da ação.

Em primeiro lugar a patologia esportiva, em seguida os acidentes de automóvel, as doenças sexualmente transmissíveis, a gravidez indesejada, o encontro com álcool, tabaco e drogas. O adolescente é quase um homem; sabe falar, agir, errar. E erra freqüentemente, porque é errando que se aprende.

Mesmo a patologia mais obscura do espírito, a do conflito consigo próprio, expressa-se em ação: em fuga, em suicídio, em excesso de alimentação (*bulimia*), em recusa da comida (*anorexia nervosa*). Resta para a psicossomática autêntica a dor sem matéria (ou quase): a cefaléia e as cólicas menstruais.

5.1. A anorexia nervosa

É certamente o problema mais específico e mais significativo da adolescente menina (no menino a incidência é ao menos 90% inferior). No Reino Unido, uma adolescente em cem padece dessa doença, ao passo que trinta adolescentes em cada cem sofrem daquela patologia menor que é o medo ou receio mórbido de ser gorda (receio que expressam mantendo uma dieta, considerando-se mais gordas do que são, tomando laxativos, provocando o próprio vômito, e até aquela contraditoriedade extrema de comportamento que é a dupla *bulge-purge,* que pode ser traduzida por "empanturramento-vômito").

Não é fácil separar, a não ser em termos de gravidade, os dois comportamentos obsessivos, o da anorexia "verdadeira" e aquele do medo de engordar; o primeiro é mais grave e mais "inflexível". Ambos os comportamentos têm em sua base uma compulsão voltada ao modelo estético "esquelético", enaltecido pela moda e pela mídia. É certo, quase na mesma intensidade, que a anorexia tem em si algo a mais (uma recusa a assumir o próprio sexo, a própria nova forma madura e o papel adulto; talvez uma verdadeira necessidade de "desencarnar-se", talvez uma verdadeira pulsão de morte, e decerto um maior apego, uma maior, invencível, obstinação). A anorexia nervosa certamente transcende a pura perseguição de um modelo estético inalcançável e se torna sublimação. A anorexia, levada até o milagre, foi a característica de muitas santas medievais, a primeira delas santa Catarina de Siena, e de grandes santas leigas do século XX, entre elas Simone Weil: pessoas de grande elevação moral, empenhadas nos campos espiritual e social.

A única separação "certeira" entre as duas formas é dada pela gravidade. Para poder falar de anorexia nervosa é preciso que a moça tenha alcançado algumas "metas": perdido ao menos 25% de seu peso inicial e pulado pelo menos três ciclos menstruais.

A anoréxica (ou o anoréxico; de vez em quando esquecemos do anoréxico menino que, aliás, é exceção) tem geralmente uma inteligência superior à média, uma vida cheia de interesses e de atividades sociais que quase ocultam a atitude obsessiva em relação à alimentação, com a recusa desta para si (acompanhada pela declaração de que comeu o suficiente, e freqüentemente pela eliminação da refeição com a descarga do vaso sanitário) e vice-versa no que diz respeito à preocupação de fazer "os outros" comerem, em geral frisada pelo ato material de cozinhar (até chegar à gestão de restaurantes ou de refeições para os pobres).

A anorexia nervosa é acompanhada por alterações objetivas cada vez mais significativas à medida que o quadro clínico vai se agravando: além da perda do ciclo menstrual (considerada obrigatória), temos uma redução do hormônio tireóideo T3, que determina uma redução dos gastos (uma adaptação biológica à redução das entradas), uma diminuição das proteínas do soro com um aumento do colesterol, às vezes o aparecimento de edemas "de fome", uma diminuição da pressão e da freqüência cardíaca, uma diminuição da volemia, com coração pequeno e extremidades frias, um aumento da pilosidade, um engrossamento das glândulas salivares; mas também uma diminuição da massa cerebral, com aumento relativo do *liquor* e alterações significativas do consumo de glicose em diferentes áreas do encéfalo.

A anorexia nervosa, portanto, tem todos os indícios de um fenômeno psicossomático: algo que nasce da mente (da área pré-frontal das associações e das fantasias), produz emoções ou sentimentos no cérebro límbico e nos núcleos do apetite e da saciedade do hipotálamo, e se expressa por muitos modos no corpo, modificando-o visualmente.

O diagnóstico de anorexia nervosa é muito temido, e geralmente os próprios pais recalcam a idéia. Os mesmos pais que assistem com silenciosa preocupação ao definhamento da silhueta e progressiva recusa à comida, que vai se reduzir até poucas folhas de salada, uma ou outra cenoura, com uma fanática recusa aos temperos e aos odiados "farináceos".

No entanto, é difícil intervir cedo, quando provavelmente a postura compulsiva ainda não se estruturou; e talvez nem seja útil, dada a difusão e o substancial benefício e transitoriedade do fenômeno "medo de engordar", com o qual, ao menos no início, a anorexia nervosa se confunde. Por outro lado, também é difícil intervir mais tarde e, quanto mais a situação se consolidar, mais difícil será eliminá-la. Nem há intervenções seguramente eficientes.

Durante uma viagem, um velho motorista de táxi siciliano contou-me como tinha curado a filha levando-a para longe de casa, para viver durante algum tempo em sua cabana de caça: isto me parecia como uma confirmação de que a anorexia se estabelece numa determinada situação de equilíbrio familiar, na qual o anoréxico tende a assumir para si o papel de bode expiatório; ao mesmo tempo, sugeria-me a importância que pode ter uma simples saída do cotidiano, ou estar ao lado de uma pessoa que participa da questão, mas que não tem "idéia fixa" quanto à comida.

Esses conceitos estão na base da denominada "terapia familiar", em que o psicoterapeuta estará diante de todo o grupo familiar da(o) anoréxica(o) e se encarregará dela(e), acertando seus equilíbrios.

Há quem siga a prática de estabelecer alguns "contratos" com a(o) paciente, que prevêem a ingestão de uma cota calórica mínima, previamente combinada em termos de quantidade e qualidade. Cota essa que pode ser considerada, sem sombra de dúvida, uma dieta emagrecedora, por exemplo, uma dieta de 1.500 calorias ou menos. No entanto, para nossa moça, serão suficientes para que ela readquira muito da carne perdida. Esses pactos terão que ser mantidos; e já que a paciente vai tentar "trapacear", o médico terá direito de vigilância sobre a trabalhosa ingestão da comida.

O pacto também prevê um ganho aceitável de peso, até um limite que pode ser muito baixo, 40 ou 45 kg, por exemplo. Em outras vezes, no entanto, a recusa de ingestão oral de comida pode ser vencida por nutrição totalmente intravenosa, muito cautelosa, com uma ingestão calórica moderada, que permita alcançar aquela meta mínima após o que a anoréxica, ou anoréxico, poderá sair da situação, talvez sozinha(o). Mas os sucessos são obtidos, com mais probalidade, com aqueles pacientes que aceitam ser tratados; ou seja, buscam nos outros a ajuda necessária para sair da armadilha que inconscientemente construíram para si. Se é verdade que muitos se curam sozinhos, também é verdade que para os casos mais relevantes não basta a família — família que, como vimos, pode ser um obstáculo —, não basta o médico, mas é preciso uma intervenção bem profissional, psiquiátrica, ou melhor, multidisciplinar.

5.2. A bulimia

É uma condição que se caracteriza por crises compulsivas de ingestão de comida, geralmente alternadas com atos para perder peso — do vômito até a ingestão de fármacos de eficácia aparente (diuréticos, laxativos) —, chegando a dietas rígidas. Cerca de um terço das anorexias são caracterizadas pela alternância entre anorexia e bulimia. É difícil imaginar tanto uma quanto a outra condição senão como expressões de um distúrbio funcional dos centros hipotalâmicos do apetite e da saciedade.

Aqui também, como já mencionamos ao falar da anorexia, tanto há manifestações relativamente leves, pouco mais que inocentes episódios comportamentais da adolescência, como situações graves — até com complicações médicas causadas por diuréticos (alcalose, perda de potássio) —, obstinadas, eventualmente alternadas à anorexia, que paradoxalmente se torna nesse caso um prognóstico mais ameaçador.

9
Algumas observações sobre nutrição

A ciência da nutrição talvez seja a mais empírica de todas as ciências, portanto a menos científica. Como princípio, os estudiosos da alimentação começam registrando o que as várias populações comem; se a saúde da população examinada for normal, eles concluem que aquele tipo de alimentação está correto, e nele se inspiram para dar conselhos alimentares. Se verificarem que a determinada população ou a determinado hábito alimentar se associa maior incidência de patologias (por exemplo, o elevadíssimo número de enfartos na região russo-setentrional da Carélia, a excessiva incidência de obesidade nos Estados Unidos ou a constatação da relação entre consumo de sal e hipertensão), procuram extrair daí regras genéricas para uma alimentação "sadia" ou "equilibrada". A impossibilidade, a não ser em prazos médios e longos, de avaliar a aceitabilidade e utilidade dos hábitos dietéticos limita bastante a verificação da validade de tais regras gerais. Não é por acaso que elas mudam no decorrer do tempo mais que qualquer outro tipo de convicção ou prescrição médica.

Embora com todas essas limitações, e com a premissa de que as necessidades e a tolerância alimentares variam de um indivíduo para o outro — invalidando, *a priori,* a legitimidade do estabelecimento de regras rígidas —, a ciência da alimentação reuniu, ao longo dos anos, bastante conhecimento para responder a algumas perguntas: o que e quanto é bom ou não comer nas diversas fases da vida.

1. Os componentes da alimentação e as necessidades correspondentes

Os componentes da alimentação pertencem a cinco categorias principais: água, açúcares, gorduras, proteínas e minerais, e cada qual tem características e funções específicas; devem ser consideradas à parte vitaminas e fibras, e os constituintes "artificiais", como conservantes e corantes.

A água é composta de hidrogênio e oxigênio; os açúcares e as gorduras, de hidrogênio, oxigênio e carbono; as proteínas, de hidrogênio, oxigênio, carbono e nitrogênio. Este acréscimo de nitrogênio é o que confere às moléculas inertes a complexidade e as características (a fagulha) da vida. Por sua vez, são as moléculas protéicas — aquelas de onde a vida sobre a Terra teve início e que constituem a base de toda estrutura viva — que sintetizam os açúcares e as gorduras necessárias à sua própria vida. Uma volta complicada? Nem tanto, mas igualmente "milagrosa" em sua substancial simplicidade.

Voltemos à dieta. As substâncias que a compõem têm duas funções: uma função "plástica" (são os "tijolos" que compõem "materialmente" os seres vivos) e uma função energética (é o combustível que, ao queimar, fornece a energia para todos os processos vitais, inclusive o pensamento e o movimento).

1.1. A água

A água tem uma função primariamente plástica. Pode até parecer estranho; no entanto, nós somos compostos por dois terços de água, nossas células são saquinhos cheios dela, em nossas veias circula um líquido — o sangue —, com 80% de água. Como perdemos continuamente água — pelo suor, pela respiração, pela urina, pelas fezes —, também precisamos nos reabastecer com freqüência; no adulto, a necessidade de água é de quase três litros por dia. Parece muito, mas parte dessa água está presente nos alimentos sólidos; todos eles contêm água. Por outro lado, em condições normais a necessidade de água é variável, porque temos a capacidade, dentro de certos limites, de regular as perdas, concentrando ou diluindo a urina. O sistema que controla as entradas (a sede) é finissimamente regulado; cada um bebe exatamente o quanto necessita; somente as crianças dos primeiríssimos meses ou os pacientes com grave dano cerebral podem ter problemas de regulagem.

A necessidade de água, com relação ao peso, é muito maior na criança do que no adulto. Como o problema não diz respeito somente à água, mas também a outras substâncias alimentares (e também aos fármacos), vou me deter um pouco nesse aspecto. As "necessidades" dos seres vivos, em linhas gerais, não são proporcionais ao peso, mas à superfície. No caso da água isso é compreensível: as perdas dependem da extensão da superfície: da pele (suor), do intestino (fezes), dos glomérulos renais (urinas), dos alvéolos pulmonares ("respiração insensível"). Já abordamos esse aspecto falando da diarréia. Para o consumo energético haveria necessidade de uma explicação mais longa. Mas, ao menos no que diz respeito à perda — e portanto à produção — de calor, isto é compreensível.

É igualmente óbvio que a relação entre superfície e volume (que no nosso caso podemos considerar equivalente ao peso) será tão maior quanto menor for um objeto: o volume/peso cresce em progressão cúbica, ao passo que a superfície cresce em progressão quadrática. Vocês se lembram das fórmulas matemáticas para calcular o volume? Tenham paciência por eu repetir com vocês um exercício simples; caso não tenham, podem pulá-lo.

Uma esfera de 10 cm de raio tem uma superfície de 1.256 cm^2 e um volume de 4.187 cm^3 (relação superfície/peso = 0,3). Uma esfera de 20 cm de raio tem uma superfície de 5.024 cm^2, com um volume de 33.493 cm^3 (relação superfície/peso = 0,13). Voltando ao nosso caso: um recém-nascido tem um peso médio de 3,5 kg e uma superfície corpórea de 0,25 m^2 (relação superfície/peso = 0,07); um adulto do sexo masculino tem um peso médio de 70 kg e uma superfície de 1,74 m^2 (relação superfície/peso = 0,025). Portanto, o adulto necessita, em proporção ao peso, menos do que a metade de água, calorias (e fármacos), do que a criança pequena.

1.2. Os açúcares

Os açúcares, ao contrário, têm uma função quase exclusivamente energética; servem para ser queimados e produzir energia. Energia de diversos tipos: química, elétrica, motora, mas também térmica. Simplificando, medimos o poder energético de uma substância em termos de quantidade de calor (*caloria*) que um grama daquela substância tem condições de produzir ao se queimar.

Os açúcares produzem 4 calorias por grama. O organismo necessita de cerca de 120 calorias por quilo no primeiro ano de vida, cerca de 40 ou 50 calorias por quilo quando adulto (de 3.000 a 3.500 calorias). Se tivesse (mas não deve) que se alimentar apenas de carboidratos, um adulto deveria consumir cerca de um quilo de açúcares (quase um quilo e meio de pão). Nos países muito pobres consome-se muito menos, e isso é uma mostra das grandes e complexas capacidades de adaptação dos organismos vivos.

Os açúcares são o componente mais pobre da dieta: melhor dizendo, são o componente mais econômico, pois queimam "sem restos". Constituem a maior fonte de calorias; para as populações mais pobres, quase a única. Quase todos os açúcares provêm do reino vegetal. Somente um povo, os esquimós, vive sem açúcares (porque a região não produz vegetais), mas isso à custa de uma adaptação biológica nada simples.

Os açúcares dividem-se em açúcares simples, ou doces, e açúcares complexos, ou farinhas. Açúcares simples são o açúcar de cana, o açúcar da fruta, o açúcar do mel, a glicose, que circula em nosso sangue, a galactose, que é o açúcar do leite: pequenas moléculas de fácil digestão, de fácil absorção, de pronta utilização. Açúcares complexos são as farinhas e o glicogênio: grandes moléculas formadas pela combinação de açúcares simples, estado a que são reduzidas durante a digestão. Parecem feitas de propósito — aliás o são — para ser acumuladas como reserva. De fato, as farinhas de sementes (trigo, arroz, milho, aveia) constituem a reserva nutricional para fazer crescer a criança; no homem, o glicogênio, que está contido nos músculos e no fígado, constitui a reserva pronta (dura no máximo de 24 a 48 horas) e de fácil emprego para a superação de breves períodos de jejum.

1.3. As gorduras

As gorduras, assim como os açúcares, são constituídos por carbono, hidrogênio e oxigênio, e compartilham com os açúcares a função principal de fornecimento de energia à máquina da vida. Além disso, elas contribuem muito mais do que o glicogênio com a "gordura de depósito" (que afinal é a gordura das vísceras e do subcutâneo, a que torna "gordas" as pessoas), para constituir uma reserva nutricional a longo prazo (no jejum, ou nos períodos de fome, as reservas de gordura duram alguns meses). Enfim, e esse é o papel mais complexo e "vital", elas passam a fazer parte das membranas celulares, onde desempenham um papel essencial no transporte das moléculas entre o espaço extracelular e o intracelular. Em comparação com os açúcares, têm uma função "plástica" maior.

Diferentemente dos açúcares — que no fundo são pouco mais que uma dezena de moléculas e de estrutura essencialmente monótona —, as gorduras possuem uma razoável variedade, constituída pelo comprimento das moléculas e pelo número de "ligações duplas" presentes entre os átomos de carbono que as compõem.

O assunto torna-se complexo, mas inevitável; porque as gorduras — todos sabem disso, desde o colesterol até o óleo de milho que nos deixa "livres e leves" — são o ponto crucial de uma "alimentação sadia". Normalmente, os átomos de carbono na molécula das gorduras são mantidos juntos por uma ligação simples. Quando há uma ligação dupla, significa que o átomo de carbono correspondente não foi "saturado" por um átomo de oxigênio. Tudo isso para dizer que as gorduras com ligação dupla são denominadas *insaturadas* e as com mais de uma ligação dupla são denominadas *poliinsaturadas*, termos que ouvimos a toda hora nas propagandas dos óleos de mesa. As gorduras poliinsaturadas são consideradas mais "preciosas" que as gorduras saturadas, e em certa medida isto é verdade. De fato, ao passo que os açúcares do organismo — glicose e glicogênio — são sempre os mesmos qualquer que seja a nossa dieta, as gorduras passam a integrar membranas celulares "do jeito que estão" (ou quase). Em outras palavras, a composição qualitativa de nosso corpo depende bastante das gorduras que compõem nossa dieta. As gorduras insaturadas estão mais presentes nas gorduras vegetais (azeite, milho, girassol, soja); as gorduras saturadas prevalecem nas gorduras animais derivadas de mamíferos (manteiga, carne, toucinho). Os peixes, ao contrário, contêm gorduras insaturadas preciosas. Tanto é verdade que a alimentação à base de peixe gorduroso e/ou a ingestão diária de óleo de peixe (o antigo "óleo de fígado de bacalhau") tem efeitos terapêuticos muito mais genéricos do que os que lhes eram atribuídos pela tradição popular durante as décadas de 1930 a 1960: são úteis contra a arteriosclerose e contra a asma, refletem-se na duração do parto e nas doenças reumáticas, e nas nefrites crônicas.

Outro tipo de gordura bastante conhecido em medicina, e também pela opinião pública graças à mídia, o *colesterol*, se em excesso é uma causa direta de patologia cardiovascular, e sua ingestão com a dieta (manteiga, ovos) deve ser limitada, especialmente nos filhos de pais com colesterolemia alta ou com história familiar de patologia cardiovascular precoce.

Enfim, alguns ácidos graxos poliinsaturados, como o ácido linoléico e o ácido linolênico, são "essências", isto é, devem fazer parte da dieta, porque não são sintetizáveis pelo organismo. As gorduras vegetais contêm mais ácidos graxos insaturados (e especialmente gorduras "essenciais") do que as gorduras animais; o leite humano contém mais ácidos graxos insaturados (também "essenciais") do que o de vaca; o óleo de soja e o óleo de milho contêm mais ácido linoléico que o azeite.

Um grama de gordura libera 9 calorias. Numa dieta normal (exceto o primeiro ano de vida, em que as gorduras constituem cerca de 50% da entrada de calorias), não se deveria ingerir mais do que 30% das calorias sob forma de gordura: portanto, de 3 mil calorias da dieta do adulto, não mais que mil, ou seja, 100 g de gordura. Calcula-se que 2% das calorias para o adulto (6 g) e de 3 a 4% na criança (de 2 a 3 g) devam ser fornecidas pelas gorduras poliinsaturadas, e que a relação ideal entre ácido linoléico e ácido linolênico deva ser de 3 no lactente, de 5 nos jovens e de 10 no adulto. Em termos práticos, isso significa: que o leite humano (relação de 3 a 5) é ideal para o primeiro ano; que o azeite (relação 10), mas também o toucinho (relação 10) é ideal para o adulto; que ingerir um pouco de manteiga (relação 1) em acréscimo ao óleo é razoável para jovens.

Para fornecer 1 g de ácidos graxos essenciais são necessários 200 g de leite materno, ou então 30 g de manteiga, ou 3 de toucinho, ou 10 de azeite, ou 3 de óleo de amendoim, ou 2 de óleo de milho, ou 2 de óleo de soja.

Isso é um pouco complicado de lembrar e também de seguir na vida diária, e talvez inútil; bastará lembrar:

a) que não se deve exceder nos temperos;

b) considerar o azeite como o condimento melhor em todas as idades, eventualmente com uma integração de óleo de soja ou de milho;

c) considerar o peixe (gorduroso) um componente importante para uma dieta sadia;

d) não desprezar, entre as gorduras animais, o toucinho que, depois da gordura de peixe, é a melhor entre as gorduras animais.

1.4. As proteínas

As proteínas constituem a parte mais "preciosa" dos alimentos. Mas, com base nessa noção, disseminada nos países avançados, acabamos ingerindo proteínas em excesso. Elas não desempenham — a não ser de maneira parcial, impropriamente, como sucedâneos — o papel de "combustível" do organismo, próprio dos açúcares e das gorduras: servem para a construção das estruturas vivas e conferem a cada uma delas sua específica peculiaridade. A variedade das moléculas protéicas (que devem ser imaginadas como longas cadeias compostas por seqüências de aminoácidos, enroladas sobre si mesmas seguindo desenhos absolutamente precisos) é infinitamente maior se comparada com aquela das gorduras. É protéica a matriz do osso, a estrutura muscular e dos tendões, a molécula da hemoglobina, as inúmeras moléculas dos anticorpos, os hormônios e todas as enzimas que dão início às funções vitais do organismo. Modificações, mesmo pequenas, de sua composição podem alterar de modo duradouro a forma tridimensional de sua função.

Alguns dos aminoácidos que compõem as cadeias protéicas podem ser sintetizados pelo organismo, mas muitos devem ser ingeridos como tais com os alimentos: chamam-se aminoácidos "essenciais" (para registro: isoleucina, leucina, lisina, metionina, fenilalanina, treonina). A carência, mesmo que de um só desses aminoácidos, impede a construção das cadeias protéicas indispensáveis para a vida; mas os aminoácidos essenciais estão presentes, em proporções variadas, em todas as estruturas vivas, especialmente nos animais. O denominado *valor biológico* das proteínas alimentares é dado por sua composição em aminoácidos essenciais. Em linhas gerais, as proteínas animais (carne, leite, ovos) têm um valor biológico superior ao das proteínas contidas nos vegetais (trigo, legumes).

Para melhor compreensão, o valor biológico (indicado como utilização protéica líquida, isto é, a porcentagem que de fato é retida e utilizada para a síntese protéica) é de 94% para o ovo, de 86% para o leite, de 70% para a carne, e somente de 50% a 60% para as proteínas contidas nas farinhas vegetais. O restante é utilizado para a produção de energia, mas é uma energia, como já mencionamos, não-econômica.

As proteínas, como os açúcares, liberam 4 calorias por grama, mas não é com esse objetivo que devemos ingerir proteínas como nutrientes. Calcula-se a necessidade protéica diária em 1,8 a 2,2 g/kg no primeiro ano de vida, em 1,5 g/kg no adolescente e de 1 g/kg no adulto.

1.5. Os minerais

Os minerais são parte essencial do organismo (a água de nosso corpo é salgada, os ossos são feitos de cálcio, a hemoglobina sem ferro não funciona, etc.). Como podemos perceber, sua função é essencialmente "plástica".

Minerais são o cloro e o sódio (sal de cozinha), o potássio (frutas e verduras), o iodo e o flúor (presentes na água potável), o fósforo, abundantemente contido em toda matéria viva, os denominados oligoelementos, que têm esse nome (do grego *oligos*, pouco) porque necessários somente em quantidades mínimas (cobre, magnésio, manganês, selênio), que também estão presentes na água e nas substâncias vivas. Normalmente não nos preocupamos com esses minerais, pois apenas em situações muito específicas pode haver carências (típica, entre todas, a carência de iodo nas águas dos vales alpinos, responsável pelo bócio, porque o iodo obrigatoriamente entra na molécula dos hormônios tireóideos).

Ao contrário, temos de nos ocupar do cálcio, do ferro e do flúor, minerais de que a dieta comum pode carecer, especialmente no período do crescimento; por isso, com freqüência, têm de ser acrescentados. Tanto o cálcio quanto o ferro têm uma absorção limitada, regulada por sistemas de transporte complexos, que parecem criados para a proteção do organismo contra o excesso de absorção.

O *cálcio*, junto com o fósforo, constitui a parte mineral do osso. Além disso, o cálcio desempenha funções vitais dentro de cada célula: em condições de carência de cálcio, outras células do esqueleto, os *osteoclastos*, liberam cálcio do osso para suprir essas funções "indispensáveis". Esse fato (mas também o que ocorre quando uma fratura é consolidada) dá uma idéia, mesmo que grosseira, do dinamismo do metabolismo do cálcio no esqueleto.

O cálcio acumula-se no osso à medida que este aumenta de tamanho, e alcança seu "pico" na adolescência. Desse momento em diante, o metabolismo do cálcio diminui, e aos poucos o osso se torna mais frágil: podemos dizer que a riqueza de cálcio e a robustez do osso quando estamos velhos dependem das quantidades de cálcio que conseguimos acumular antes dos dezoito anos.

Por sua vez, a absorção de cálcio não depende tanto de sua disponibilidade na dieta, mas de fatores ligados à vitamina D, cujo papel primário é permitir esta absorção. Depende portanto da exposição ao sol, que fornece a energia para síntese da vitamina D; da cor da pele, que filtra os raios solares; da capacidade individual de realizar esta síntese; da disponibilidade da vitamina D nos alimentos; da sensibilidade à vitamina D das células intestinais destinadas à absorção do cálcio. A esses fatores devem-se algumas particularidades que diferenciam um indivíduo do outro, mas sobretudo deve-se a eles, em boa parte, a variabilidade entre as raças: a distribuição das raças humanas (coradas no Equador e pouco sensíveis à vitamina D; pálidas nos pólos e hipersensíveis à vitamina D), os diversos hábitos alimentares (grande ingestão de peixe gorduroso, rico em vitamina D, e de leite, rico em cálcio, nos países com baixa exposição ao sol). Também a tendência à fratura do fêmur no idoso depende dessa variabilidade biológica individual. A riqueza de cálcio na dieta não é tão importante, mas não é irrelevante. Precisamos dizer que a dieta "normal" é pobre de cálcio, que está contido quase exclusivamente no leite e nos laticínios e, em medida muito menor, na água, sobretudo na água "mineral" (isto é, rica em minerais), e não nas águas oligominerais que, como o nome já revela, são pobres nessas substâncias.

O cálcio, como as proteínas, deve ser considerado um "tijolo", cuja necessidade é determinada pela massa esquelética e por seu crescimento. Já observamos que a possibilidade de ser armazenado no esqueleto é maior nas fases de crescimento rápido e bem menor quando o crescimento parou.

Calcula-se que a necessidade diária de cálcio seja de cerca de 0,5 g ao dia no primeiro ano de vida (um litro de leite materno), ainda de 0,5 g na idade pré-escolar e escolar (0,5 litro de leite de vaca, ou 75 g de queijo, ou 500 g de verdura, ou um litro e meio de água mineral), e de pouco mais de 1 g no adolescente.

Para garantir uma absorção ideal, a dieta do lactente na mamadeira deve ser suplementada com 400 UI/dia (unidades internacionais ao dia) de vitamina D. Na puberdade, perto de se alcançar o pico de absorção, uma integração dietética de cálcio (0,5 g/dia) e vitamínica (100.000 UI/ano) é razoável.

O *ferro* é outro "tijolo". Essencial para a formação e também para o funcionamento da hemoglobina, proteína dos glóbulos vermelhos cuja função é transportar oxigênio (cada molécula de hemoglobina contém um átomo de ferro). O ferro também faz parte da constituição de outras enzimas vitais do organismo, de modo que uma carência de ferro, muito antes de causar anemia, produz efeitos negativos sobre algumas funções celulares (digestão, absorção, resistência física), e também sobre funções "superiores", como a capacidade de concentração e de aprendizado. O ferro é absorvido por meio de um sistema de transporte muito complexo, em quantidade variável (quase 100% em condições de carência, por volta de 10% em condições de normalidade). Diferentemente do cálcio, o organismo perde ferro somente em quantidades mínimas e somente sob forma de células que morrem e caem para o exterior (as células da pele e do intestino, que morrem todo dia, levam consigo uma quantidade, ainda que mínima, de ferro), e especialmente sob forma de perdas de sangue. É por isso que a anemia de carência de ferro é mais comum nas mulheres menstruadas do que nos homens.

O ferro está presente predominantemente na carne, que contém até 4 mg em cada 100 g (3 mg na carne de boi, e até 8 mg no fígado); em quantidade bem menor, e em forma menos assimilável, no trigo (2 mg para cada 100 g), na gema do ovo (cerca de 1,5 mg por ovo) e em alguns vegetais ricos de pigmento (verduras verdes, legumes, pêssegos: até 3 mg em cada 100 g).

A necessidade estimada vai de 5 a 7 mg ao dia no primeiro ano, até 15 mg durante a adolescência. Numa dieta normal, nem sempre é fácil alcançar essa cota; em alguns países (particularmente nos Estados Unidos) há o hábito de fornecer um suplemento de ferro, sob a forma de cereais enriquecidos; na Itália considera-se necessário um complemento apenas na criança que nasceu prematura e no pequeno vegetariano, e obviamente para a criança com anemia por carência de ferro.

O *flúor* é muito menos indispensável do que o ferro e o cálcio. No entanto, ocorre que todas, ou quase todas as crianças, acabam recebendo flúor a mais. O flúor serve para aumentar e tornar mais estáveis os cristais de fosfato de cálcio que formam a substância inorgânica do osso e o marfim dentário (*dentina*). Por isso exerce um efeito poderoso de proteção no que diz respeito à cárie, junto com a higiene dentária.

A maioria de nossas águas potáveis contém flúor em percentuais inferiores a uma parte por milhão (1 mg/litro). Nessas condições, parece conveniente fornecer à mulher grávida 1,5 mg de flúor ao dia; 0,25 mg ao dia à criança do primeiro ano de vida, e nas idades seguintes até 1 mg por dia, isso até a criança completar a dentição permanente. Para todas as idades são úteis os cremes dentais que contêm flúor, uma pequena quantidade dos quais passa diretamente a integrar a dentina.

1.6. As vitaminas

As vitaminas constituem um componente nobre da alimentação, pois são essenciais (não sintetizáveis pelo organismo) e eficazes em quantidades muito reduzidas, de milésimos de miligrama a poucos miligramas. Única exceção, a vitamina D, da qual já falamos, que é sintetizada a partir do colesterol no subcutâneo sob a ação dos raios solares (por isso a necessidade de "um pouco de sol", e é por isso que os negros precisam disso mais do que os brancos, pois a melanina da pele detém os raios ultravioletas). Também a vitamina K e algumas vitaminas do grupo B são sintetizadas no organismo, pela flora bacteriana intestinal.

As vitaminas são indicadas com uma letra, freqüentemente com uma letra e um número, algumas vezes com um nome (por exemplo: A, B1, B2, B4, B6, B12, C, E, K, PP, D, ácido fólico, carnitina, etc.). Cada uma tem uma função específica, e delas temos uma necessidade mais ou menos definida (observamos, por exemplo, que a necessidade individual de vitamina D é variável). Em linhas gerais, podemos dizer que numa dieta "normal", hoje, nos países ricos, não existe uma verdadeira carência vitamínica. Todavia, níveis abaixo do ideal de vitamina K e vitamina E podem ser encontrados num recém-nascido; de vitamina D no primeiro ano de vida e na adolescência (dada a elevada necessidade de cálcio nessas duas idades de rápido desenvolvimento); de vitamina A e de vitamina C em todas as idades; de ácido fólico durante a gravidez. Um acréscimo "direcionado" de vitamina pode ser razoável nessas idades e/ou quando houver carência de ingestão (falta de apetite prolongada; doenças; falta de ingestão de verduras frescas e de frutas para as vitaminas hidrossolúveis, particularmente para a vitamina C; de vegetais coloridos como cenouras ou tomate e de leite para a vitamina A). Em geral, podemos considerar que mesmo uma ingestão excessiva de vitaminas hidrossolúveis nunca é nociva, ao passo que, no caso de algumas vitaminas lipossolúveis, pode ser prejudicial sim, sobretudo das vitaminas D e A.

1.7. As fibras

As fibras constituem um componente muito desprezado na dieta. Considera-se útil a presença de certa cota de material inerte, indigerível, e portanto expelido com as fezes do mesmo modo que foi ingerido. Esse material normalmente é composto por lignina e em particular por celulose, que constitui a dieta normal dos herbívoros e, neles, é digerida no rume da flora intestinal. Para nós, a entrada de fibras acontece especialmente pela ingestão de salada, frutas, sobretudo as cascas, o farelo (que normalmente eliminamos de nossas farinhas), legumes, couve-flor, aspargo, salsão, e assim por diante. Essas *fibras insolúveis* servem para dar "massa" às fezes (constituindo uma proteção contra a prisão de ventre) e reforçam a sensação de "saciedade" da refeição; desse modo contribuem para a prevenção da obesidade.

Também devemos considerar, ao lado das fibras insolúveis, as *fibras solúveis* (pectinas, mucilagens, gomas), que têm efeito sobre a peristalse — modificando a viscosidade do conteúdo intestinal, e têm um efeito de desaceleração da absorção da glicose e do colesterol (portanto também contribuem para a prevenção da obesidade e da patologia cardiovascular) —, sobre as fermentações intestinais, sobre os sais biliares — que são ligados —, sobre as toxinas bactéricas. Enfim, têm efeito positivo, embora não sejam indispensáveis. Constituem cerca de 2 a 3% do peso das frutas, hortaliças, dos legumes e cereais; considera-se oportuna a ingestão de pelo menos 10 g por dia (que correspondem a 300 g dentre frutas, legumes e verduras). Muitas pessoas que se preocupam com a própria saúde costumam ingerir fibras "confeccionadas": geralmente farelo, quase sempre em flocos, mas também em comprimidos, farinha de algas e assim por diante. Muitas crianças têm resistência a comer frutas frescas e verduras, e é muito difícil obrigá-las a ingerir esses produtos, que certamente não são o melhor em termos de sabor. Uma regra compartilhada pelos pediatras é a de induzi-las ao hábito mediante as sopinhas de purês de verduras, e depois com as sopas tipo "minestrone", com pedaços de verdura mais graúdos, em geral bem aceitas, já durante o desmame, mantendo esse hábito em seguida.

2. O apetite e a capacidade natural de escolha do alimento

Muitas crianças comem pouco, e seus pais ficam preocupados com a saúde delas. Algumas crianças comem com apetite, e muitas tendem a aumentar facilmente o peso; os pais delas, em geral, ficam contentes com isso. Tudo isso responde a um instinto ancestral, fundamental para a criação da prole: o mesmo que faz que as aves se sintam coagidas a encher de comida o bico aberto de seus pequenos (e tanto mais coagidas quanto mais estiver escancarado o bico ou vermelha a abertura exposta; de modo que um cuco invasor de um ninho, com sua avantajada abertura do bico, recebe dos pais "usurpados" mais comida do que receberiam os filhos naturais). O pai ou a mãe da criança que come com prazer sorri satisfeito e não vê, ou não vê com preocupação, o excesso de peso; os pais da criança que não consome o prato que se põe diante dele (prato muito mais rico do que aquele oferecido às crianças de cinqüenta anos atrás) remoem-se de tristeza. É realmente um instinto, uma coação, um sentimento difícil de ser controlado. Pensem que até o delicado e instintivo beijo deriva, ancestralmente, do ato de comer a própria criatura (ou a própria companheira). Mas, como muitos resíduos instintivos naturais, ao ser transportada para um mundo já artificial, a coação a nutrir torna-se um instinto perverso. As crianças que precisam de menos energias (calorias) são as "naturalmente" mais capazes de acumular reservas (gordura); e, em contrapartida, são as que têm um controle do apetite mais frágil e mais facilmente podem ser induzidas (acostumadas, educadas) a comer aquele pouco a mais do que o necessário e que nelas, grama após grama, irá se traduzir em gordura. Vice-versa, aquelas em que a falta de apetite é uma oposição inconsciente, encontrarão oportunidade, mediante a insistência dos pais, para fortalecer sua oposição.

Mas vamos retomar o assunto desde o início.

O apetite (ou a fome, que é sua manifestação mais extrema) também é um "instinto" natural; aliás, é parte de um sutil sistema de autocontrole, certamente um dos mais antigos, anterior em muitos milhões de anos ao surgimento do homem na Terra, e talvez comum a todos os seres vivos. Em todos os animais com um cérebro minimamente complexo, há um centro do apetite. Nos mamíferos — e no homem — existem dois centros, com funções contrapostas que se equilibram reciprocamente: um centro da fome que, se for prejudicado, fará o animal parar de comer; e um centro da saciedade que, se sofrer danos, fará o animal comer desenfreadamente.

Ora, esses centros são controlados por diversos estímulos. O próprio aspecto da comida, como todos sabemos, é importante para nos induzir a escolhê-la, para "estimular o apetite". O cheiro vem logo em seguida, talvez logo antes; o instinto de se sentir atraído ou rechaçado por um determinado estímulo químico — porque assim é o olfato — é comum a todos os seres vivos, e é o sentido mais primordial. A companhia é um estímulo poderoso sobre o apetite, e comer também é um estímulo social: desde sempre o homem — e com eles todos os animais de bando — come "naturalmente" em companhia, e fazer juntos as refeições é o mais antigo rito social e religioso. A ansiedade, o luto, a depressão, costumam — mas nem sempre — inibir o centro do apetite.

É verdade que a fome vem de dentro. Se o nível do açúcar no sangue baixar a um certo limite, sentimos necessidade de comer. Mas os estímulos "internos" são muito mais do que a hipoglicemia: a sensação de estômago cheio (até mesmo apenas de suco gástrico, por causa de um atraso de esvaziamento das vísceras que pode se dever à hiperacidez, à emoção ou ao enjôo provocado pelo carro, e até a um simples cinto muito apertado) tira a vontade de comer; algumas moléculas lançadas pelo intestino fazem que a fome chegue; outras moléculas, que alcançam o cérebro por causa de febre ou de doenças não-febris mais dissimuladas — dentre elas, mas não somente, o tumor —, também inibem o centro do apetite.

O regulador interno mais poderoso e mais instável no tempo é constituído por outra molécula, que se chama *leptina* (traduzido do grego, significa "magrinha", "rapidinha", "fininha"), liberada pelo tecido adiposo. A leptina também inibe o centro do apetite. O rato de raça obesa não produz leptina; o homem obeso, em vez disso, tem um defeito da sensibilidade do centro do apetite com relação à leptina.

O próprio centro do apetite, que leva o homem ou o animal a comer, envia ao organismo sinais que modificam o metabolismo celular, reorientando-o rumo à acumulação: este é um dos motivos pelos quais o excesso de comida, com o tempo, concomitantemente à obesidade, produz diabetes e patologia cardiovascular.

A descrição que dei até agora é um tanto grosseira; os mecanismos implicados de que temos conhecimento são muito mais numerosos, ao passo que dos desconhecidos nada podemos falar (bastará dizer que até há pouco nem conhecíamos a existência da leptina). Mas podemos ter certeza de que a regulação do apetite é muito mais sutil e qualitativa, além de quantitativa. Uma história que me impressionou bastante foi a dos índios da floresta que, nos períodos de carência, abandonavam as carcaças dos animais se as encontrassem sem gordura, pois "sabiam" que não saciariam sua fome. De fato, embora quase mortos por inanição, seus organismos recusavam (não conseguiam ingerir) uma dieta exclusivamente protéica, inadequada para lhes fornecer as calorias necessárias. Mas vamos nos aproximar de nossa realidade. Dissemos que nossa necessidade alimentar (a do adulto) é de cerca de 3 mil calorias. Matematicamente, isso poderia ser saciado com 1,5 kg de pão, ou então com 300 g de manteiga, ou então com 2,5 kg de um esplêndido filé magro. Vocês conseguiriam? Provavelmente sim para o quilo e meio de pão, meio quilo no café da manhã, meio quilo no almoço e meio quilo no jantar; quase certamente não para os 300 g de manteiga (100 g no café da manhã, 100 g no almoço e 100 g no jantar); absolutamente não, como o pobre moicano, para os 2,5 kg de carne crua ou assada (sem tempero!). Qual seria o "ponto interno" que faz que se perceba que uma dieta dessas está errada, sendo, aliás, impossível? Bem, isso não sabemos, ou mal sabemos. Os mecanismos de seleção da alimentação são sutis; também dependem de uma ancestral e primária orientação do gosto, e muito do hábito (os esquimós não teriam dificuldade com a manteiga; e até poderiam comer peixe não exatamente fresco ou gordura azeda). Mas dependem, também e sobretudo, de fatores biológicos, entre os quais a entrada de determinados aminoácidos no cérebro: um destes é o *triptofano*, cuja passagem no cérebro é controlada pelo nível de glicose no sangue; o triptofano se transforma depois numa amina, a *serotonina*, dotada de poderosos efeitos neurológicos, entre eles o efeito sobre o apetite.

Ao contrário, vocês não ficariam tão insatisfeitos se lhes fossem oferecidos cinco saborosos sanduíches com salame para suprir as necessidades: um de manhã, para começar o dia, dois no almoço e dois no jantar, ou seja, 500 g de pão e 250 g de salame. Ainda são 3 mil calorias, talvez sem atrativos, mas perfeitamente distribuídas "como manda o figurino", em 50% de carboidratos, 20% de proteínas e 30% de gorduras. Talvez vocês pedissem um sexto sanduíche (e se vocês estiverem num passeio pelas montanhas seria justo aquele a mais necessário para suprir o excesso de consumo de energia).

Tudo isso para afirmar a seguinte "banalidade": o organismo tem, em si, uma sabedoria suficiente, que é parte da "memória do gene", construída ao longo de bilhões de anos de adaptação das criaturas vivas e de centenas de milhares de anos do gênero humano, para escolher sozinho o quanto e o que comer. Isso se expressou tanto no comportamento aparentemente paradoxal do moicano faminto, quanto por um velho e famosíssimo experimento de Davis, o qual constatou que, deixando a um grupo de crianças, por vários dias seguidos, a possibilidade de escolher livremente entre uma larga variedade de embalagens alimentares em dose única, cada um escolhia a quantidade e a qualidade que a famosa "ciência da alimentação" teria julgado ideais.

Na verdade, a sabedoria contida na memória do gene pode correr o risco de ser enganada pelo artifício. Existe uma atração congênita para as comidas raras e ricas de poder calórico: as comidas doces e as comidas gordurosas. A atração pelo doce é forte até porque este não está presente em produtos naturais, a não ser em algumas frutas e no mel (que, aliás, é bem defendido pelas abelhas), e em geral é associado a alimentos nutricionalmente ricos.

Os pratos elaborados por nossa civilização, e especialmente as comidas e as bebidas doces, desequilibram aquele instinto natural que guia as escolhas alimentares e forçam o apetite para o excesso do doce e, em certa medida, da gordura. Às vezes também acontece de o hábito com bebidas doces, em geral sucos de fruta, enganar o apetite a ponto de reduzir a ingestão alimentar; esta, de fato, é uma das causas comprovadas de crescimento inadequado.

Por outro lado, a motivação reduzida para o movimento (carro, moto, transportes públicos), ou até mesmo a reduzida possibilidade de movimento (espaços urbanos pouco convidativos) e a significativa redução da exposição ao frio nos países de clima temperado reduzem as necessidades, e por isso a humanidade parece estar condenada ao excesso de peso.

Por essa e outras mil razões (a mais profunda é que os filhos devem ser educados para a liberdade) deveríamos nos entregar com maior confiança às escolhas alimentares, particularmente no sentido quantitativo, das crianças, ainda que no âmbito de uma escolha pautada pela austeridade. Deveríamos considerar como sinal de saúde o crescimento e a disposição, não o consumo de comida, e nos forçar ao silêncio quando sentimos vontade de estimular a "tomar um pouco mais de sopa", estímulo esse que ou será repelido ou então poderá ser nocivo tanto no plano relacional (dependência, passividade, seja para conosco, seja para com a comida), como no plano nutricional (excesso de peso).

Nesse pacto de confiança (mas condicionado à qualidade das escolhas, que precisam ser dirigidas pelo conhecimento) devem ser introduzidas algumas considerações a mais. Um aspecto não completamente compreendido é a diferença de atitude com relação à comida nas diversas idades. Já vimos e dissemos que o lactente come com prazer: para ele, comer, além de ser a resposta a um impulso biológico alimentar, e além da satisfação erótica oral (assim dizia Freud, talvez uma idéia um tanto fixa), também é estar junto à sua mãe. Já no segundo e mais ainda no terceiro ano, vimos que, com a separação da mãe (nos primatas o desmame é seguido de uma verdadeira depressão) e à medida que reconhece a si próprio como pessoa, o pequeno elabora mecanismos de oposição que também se estendem à comida. Um luto pela separação "forçada" de sua mãe? Uma necessidade de exploração que faz que ele ponha a comida em segundo plano? Ou talvez as preocupações, mais ou menos expressáveis, para com as separações que se verificam à medida que os meses e os anos passam — a creche, o jardim-da-infância —, ou motivadas pelas novas relações com um númeo maior de pessoas? Realmente não sei; sei apenas que, para muitas crianças do segundo, do terceiro, do quarto ano de vida, a comida não tem o menor interesse: realmente comem pouco, muito menos do que "deveriam". E também são magrinhas. Os velhos pediatras, os mais velhos do que eu, falavam de "inapetência fisiológica do segundo ano de vida", sem dar uma explicação para o fenômeno. Ou diziam que ao *turgor primus* (a florescência do primeiro ano) segue uma *proceritas prima*, ou seja, um adelgaçamento das formas, ao qual ainda segue um *turgor secundus,* no final da idade pré-escolar, e uma *proceritas secunda,* por volta dos dez anos. Poderíamos acrescentar, já que agora a pediatria chega até a adolescência, um *turgor tertius* na puberdade (com os pequenos dramas da obesidade e do receio da obesidade) e uma *proceritas tertia* na adolescência adiantada (com os dramas da anorexia nervosa). Também poderíamos, se quisermos, correlacionar esse estado de inapetência e de relativo emagrecimento com a tensão social a que as várias passagens induzem (do seio materno à papinha, do berço à socialização, do jardim à escola fundamental, e depois da escola fundamental ao ensino médio), ou então aos saltos de amadurecimento do espírito que correspondem a essas idades.

Digamos, para ficarmos no coloquial e no prático, que não adianta cismar demais; digamos que é a vida. E digamos que cada um de nós, até a criança, certamente o pré-adolescente, e muito mais o adolescente, tem lá seus problemas. E que não devemos pensar que nossa (de nós, pais) insistência para que o filho "coma alguma coisa" tenha muito mais sentido do que achar que podemos fazer uma viúva superar seu luto com uma insistência parecida sobre o mesmo tema. Há outras coisas, além da comida, entre o céu e a terra; a perda do apetite é um sinal de mal-estar, mas apagar o sinal não resolve os problemas — nem mesmo quando da falta de apetite mais severa, a denominada "anorexia nervosa". Falem de comida para alguém que aprecia comida; não falem de comida para um inapetente.

3. Montar e avaliar uma dieta

Contradizendo, apenas parcialmente, tudo o que acabei de afirmar, vou lhes dizer o que e quanto uma criança, nas diversas idades da vida, deveria comer. A mãe até pode (deve) deixá-la livre, mas tem o dever (o direito) de cuidar para que sua dieta não se afaste demais do que é o certo.

3.1. Um lactente

O lactente triplica seu peso em um ano, tendo, portanto, uma velocidade de crescimento enorme se comparada com qualquer outra idade. Em um ano ele cresce 30 cm de comprimento e ganha 6 kg de peso, ao passo que nas idades seguintes a média de crescimento da estatura é de cerca de 7 cm ao ano e a de peso é de 2 kg ao ano. Daí, e da maior extensão da superfície corpórea com relação à massa, compreendemos facilmente por que todas as suas necessidades devem ser maiores que em qualquer outra idade.

O lactente, a própria palavra o diz, ao menos nos primeiros seis meses, tem no leite seu alimento exclusivo ou predominante. O leite em questão deveria ser o materno. Quando não é assim, utiliza-se um leite de fórmula, cuja composição se aproxima o mais possível à do leite materno. O leite materno ou de fórmula contém 700 calorias por litro: destas, 280 (pouco menos da metade) são fornecidas por um único açúcar, a lactose (70 g/litro), 360 pelas gorduras (40 g de gorduras, das quais 5 de gorduras insaturadas), e somente 50 (12 g/litro) pelas proteínas (lactalbumina, lactoglobulina, caseína). Considera-se quase *a priori*, mas na realidade até com base em provas empíricas, que essa composição, muito mais rica em gorduras se comparada com as idades seguintes, seja a correta. Para dar à criança as 100, 120 calorias necessárias no primeiro semestre, o pequeno precisa ingerir cerca de 150 cm³ de leite ao dia para cada quilo de peso: desde o meio litro do primeiro mês aos 3/4 de litro do sexto mês. Desse modo, também ingere cerca de 1 mg de ferro (menos que a pressuposta necessidade), 500 g de cálcio e 400 unidades de vitamina D (equivalentes à necessidade). Quando passa do leite à sopinha (no segundo semestre ingerirá duas ou quatro refeições de leite e de uma a duas refeições de sopa), faremos que a sopa tenha as mesmas qualidades calóricas que o leite, mas com uma menor quantidade de gorduras; procuraremos introduzir um acréscimo de ferro. Uma sopinha típica é composta por 200 g de água, 20 de farinha, 50 de vegetais peneirados ou batidos no liquidificador, 10 de azeite, 30 de carne triturada no liquidificador, 5 de queijo e pouco sal. Essa sopa terá um valor calórico de aproximadamente 250 calorias — das quais a metade de açúcares, 30% de gorduras, 20% de proteínas —, conterá mais ferro (cerca de 1 mg numa única refeição) e menos cálcio (mas o crescimento agora já é menos tumultuado) do que o leite. Não seria ruim ele tomar, até completar o 12º mês, um pequeno complemento vitamínico.

3.2. Após o primeiro ano

No primeiro ano de vida em geral não há problema: o pequeno toma o que lhe dermos. Após o primeiro ano, em algum momento, começam as contestações. Em linhas gerais, as duas refeições de leite ou laticínios (o leite no café da manhã, o iogurte ou outra xícara de leite à tarde, e um pouco de queijo ou de ricota durante o almoço ou o jantar) são recomendáveis: a criança está sempre crescendo e sempre necessita de cálcio. As duas sopas — das quais pelo menos uma com verduras, ou seguida por um prato de vegetais ou por legumes peneirados, espinafre, salsão, cenouras, couve-flor, e quem puder que coloque mais — continuam sendo o outro pilar da dieta. A fruta crua deveria ser incluída na dieta, pelo menos duas ao dia. Os condimentos não deveriam exceder de 20 a 25 g ao dia; melhor de todos, o azeite.

Para as proteínas, pouco mais de 1 g para cada quilo de peso é suficiente. No menino de 10 anos (30 kg), 40 g bastam. Quarenta gramas de proteína são encontrados em 150 g de carne ou em 150 g de queijo, ou numa porção de peixe. Mas também há proteínas no macarrão (100 g de massa contêm 10 g de proteínas), nos legumes (8 g para cada 100 g), no ovo (7 g). Não é difícil chegar ao 1 a 1,5 g requisitado para cada quilo de peso: 20 a 25 g na idade da escola maternal, 30 a 40 g no ensino fundamental, 60 a 80 g no adolescente.

É mais difícil para o ferro. Desde o final do primeiro ano de vida, a quantia aconselhada vai aumentando aproximadamente de 10 até 15 ou 18 mg para o adolescente. Ora, a carne contém cerca de 3 mg de ferro para cada 100 g, os legumes 3, o macarrão e o pão 1,5, igualmente para um ovo. Se perceberem que o filho de vocês está excessivamente abaixo da cota (não come carne ou legumes, tem alergia ao ovo, prefere arroz ou batatas ao macarrão!) ou se sua família é vegetariana, integrem à dieta ferro vendido em farmácia.

Difícil também no caso das fibras: nunca será supérflua a recomendação de considerar frutas, verduras e pão integral parte importante das refeições.

No que diz respeito ao cálcio, será difícil, no período da puberdade, cobrir a quantia recomendada (quase 1 g ao dia: seria necessário 1 litro de leite ou então 200 g de queijo ou 3 litros de água mineral). Por isso, não seria ruim acrescentar um comprimido de cálcio do farmacêutico.

Quanto às calorias, é melhor não prestar muita atenção, por causa de tudo o que dissemos e também porque, com freqüência, a criança come menos do que os livros recomendam, mas ainda assim está bem. De todo modo, é possível calcular quantas calorias o filho de vocês ingere. Se no café da manhã ele tomar 150 mg de leite ou de iogurte (100 calorias) e meio pãozinho ou quatro biscoitos (100 calorias), já ingeriu 200 calorias. Se ele tomar lanche na escola, podem calcular mais 150 calorias. Se ao meio-dia come 50 g de macarrão ou uma sopinha (200 calorias), mais 20 g de queijo, ou 80 g de carne, ou uma porção de peixe, ou 50 g de presunto (mais 100 calorias), mais uma fruta (50 calorias) e mais meio pãozinho (100 calorias), trata-se, aproximadamente, de mais 500 calorias. Se comer uma fruta durante a tarde, podem acrescentar 50. E se à noite ele come ou toma uma sopinha (150 calorias), um ovo (80), um prato de vegetais (de 50 a 100) e mais meio pãozinho, temos uma soma de mais 400. Ao todo cerca de 1.300 calorias. Trata-se de uma dieta abundante para uma criança (ele necessita de 50 a 70 calorias por quilo), suficiente para um garoto (precisa de 60 calorias por quilo), emagrecedora (mas tolerável) para um adulto (necessita de 40 calorias por quilo).

10
Um olhar de conjunto sobre o desenvolvimento

O homem modifica-se durante toda a vida. A cada dia aprende uma coisa e esquece outras, e o que é esquecido acumula-se no inconsciente. Tem decepções e satisfações que incidem em sua pessoa. Sofre doenças e tratamentos que o modificam muito ou pouco. Mas nos primeiros dezesseis, dezoito ou vinte anos de vida essas modificações seguem um caminho preciso, seguem um projeto, como um edifício idealizado por um arquiteto. Como num edifício que deve ser construído para um determinado objetivo, elas têm um tempo de realização veloz, rigorosamente programado e seqüencial.

O desenvolvimento — isto é, a modificação constante — constitui a característica peculiar dessa fase; as duas décadas iniciais da vida são, justamente, a "idade do desenvolvimento". O florescimento. Depois virão os frutos.

Duas décadas pode parecer muito e talvez o seja. Aos quinze anos, a maioria das moças poderia ser mãe; aos dezessete anos, a maioria dos rapazes alcançou o vigor físico e a maturidade genital para iniciar e sustentar uma família. É o que acontecia nos tempos de Abraão e de Ulisses. Hoje, mais que em qualquer momento de sua história, o tempo de amadurecimento do homem é longo. O termo técnico para indicar essa condição de permanecermos longamente filhos, dependentes, crianças, é *neotenia* (do grego *neoteino*, tendendo a permanecer "novo", "recém-nascido", "jovem"); essencialmente, é a situação na qual permanecemos aprendizes por um período bastante longo da vida. Este é um fenômeno típico do homem (e, em menor medida, dos primatas); a civilização de nossos tempos acentuou essa peculiaridade de nossa espécie. Entretanto, a cada dia de sua vida, cada homem, individualmente, dá, por si, um passo em direção à própria autonomia; se endereçá-lo e protegê-lo em seus primeiros passos é uma tarefa absoluta dos pais, da mesma forma deixá-lo cada dia mais livre e ajudá-lo nisso também é dever absoluto. Por esse motivo, e porque tudo o que acontece "antes" é mais importante para a formação que aquilo acontece "depois" — até mesmo o último dia da vida serve para "mudar" a nós mesmos —, este livro, detém-se muito mais nos primeiros anos que nos seguintes.

1. As partes e o todo. A heterocronia

Heterocronia significa diversidade nos tempos de desenvolvimento. Todo aparelho do organismo cresce de acordo com um projeto e um ritmo próprios, que até pode ser muito diferente do de outros aparelhos.

O fenômeno do crescimento diz respeito à massa corpórea, cujo desenvolvimento depende do número e do tamanho das células.

Alguns tipos de células — as da pele e das mucosas, as do fígado e outras mais — continuam se reproduzindo, morrendo e se renovando mais ou menos no mesmo ritmo durante a vida toda. Têm um relógio interno que as faz morrer poucos dias, poucas semanas, poucos meses após seu nascimento, e um sistema de auto-regulação que controla sua reprodução. Essas células contribuem para o crescimento com o aumento de seu número.

Outros tipos de células, particularmente as do tecido nervoso e do tecido muscular, aumentam de número aproximadamente até a hora do nascimento: daquele momento em diante, o crescimento dos respectivos sistemas — o nervoso e o muscular — dependerá do aumento de tamanho das respectivas células (e, para o sistema nervoso, do fato de que cada célula isoladamente é revestida por um material isolante, a *mielina,* que acentua a autonomia de cada neurônio e torna mais

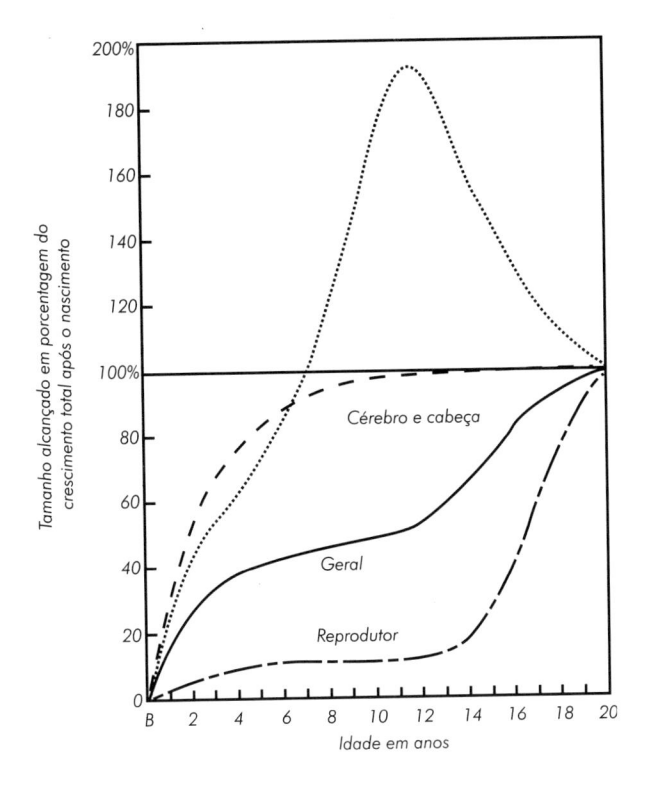

Desenvolvimento relativo dos diversos tecidos (linfático, nervoso e reprodutor) durante o crescimento, comparado ao aumento ponderal (desenvolvimento geral).

afinadas, mais "direcionadas", as relações comunicativas entre um neurônio e outro).

As células adiposas aumentam de número durante o primeiro ano de vida e novamente na puberdade. No resto do tempo, e particularmente na idade adulta, só aumentam de tamanho devido ao acúmulo de gordura em seu interior.

Outras células, as sexuais, têm um comportamento diferente nos meninos e nas meninas: nos primeiros, os espermatozóides multiplicam-se vertiginosa e ininterruptamente a partir da puberdade; nas segundas, o número de óvulos é definido desde o nascimento, e a partir da puberdade apenas um deles por vez, com o ritmo das luas, sofre um processo de divisão, amadurecimento e descolamento do ovário (a *ovulação*). Tanto as gônadas masculinas (os testículos) quanto as femininas (os ovários) aumentam acentuadamente de tamanho somente na puberdade.

Enfim, as células linfáticas e os órgãos que as contêm — timo, baço, glândulas linfáticas (ou seja, o sistema linfático, ou imunitário, que regula nossas relações invisíveis com as moléculas do mundo) — aumentam de volume e eficácia até aproximadamente os doze ou quinze anos, depois reduzem-se a menos de 50% de sua expansão máxima.

Não sei se para vocês, mas para mim essa coexistência — dentro de um organismo que parece unitário e regulado por leis gerais — de repúblicas (confederadas), que correspondem aos diversos tecidos, seguindo leis, vidas, percursos tão diferenciados, é sempre motivo de surpresa.

Essas diferenças nos ritmos de crescimento são denominadas, como dissemos, *heterocronias*. Heterocronias menores dizem respeito ao desenvolvimento de partes diferentes de um mesmo aparelho: os pés e as mãos, que crescem mais rapidamente do que o resto do esqueleto, de modo que os rapazes e as moças parecem "desarmônicos"; os membros articulados, que crescem mais tarde que o tronco (é por isso que o menino, cujo desenvolvimento estrutural é mais prolongado, acaba tendo, na média, pernas mais compridas que a menina); o queixo, que geralmente cresce com atraso em relação ao resto do desenvolvimento facial, conferindo, por fim, a feição de "adulto" à fisionomia do rosto.

Um fato que modifica significativamente o aspecto geral da criança, mesmo de modo sutil, é constituído pelas variações de espessura do tecido adiposo, cujo crescimento, com relação ao do esqueleto, é mais rápido no primeiro ano de vida, desacelerando na idade da escola maternal, novamente acelerando por volta dos dez ou doze anos — quando, ao contrário, a velocidade de crescimento diminui um pouco, como para ganhar impulso antes do estirão pubertário — e desacelerando no início do desenvolvimento púbere.

Essa variabilidade não é igual para os dois sexos: a alternância entre rapidez do desenvolvimento esquelético e adiposo é bastante evidente no homem e pouco esboçada na mulher, cujas linhas sempre se mostram mais suavizadas.

2. As curvas de crescimento

A soma dos aumentos dos tecidos se traduz em aumento de estatura e de massa.

O aumento de estatura está ligado ao desenvolvimento dos ossos longos; o aumento da massa (peso) está ligado ao desenvolvimento da musculatura e do tecido adiposo.

O crescimento da estatura e do peso seguem um andamento sinusoidal em três fases: uma primeira fase de crescimento muito rápido, que se conclui levemente no terceiro ano de vida, mas que diz respeito ao primeiro ano; uma segunda fase de crescimento retilíneo, uniforme, que se mantém desde o quarto ano até o início da puberdade (onze anos na média para a menina, doze para o menino); e uma terceira fase de crescimento rápido, o "estirão" pubertário, que se conclui num período de dois anos aproximadamente. O tempo que decorre entre o início dos sinais externos da puberdade e o "estirão" de estatura e ponderal é mais breve na menina (menos de um ano desde o início da puberdade)

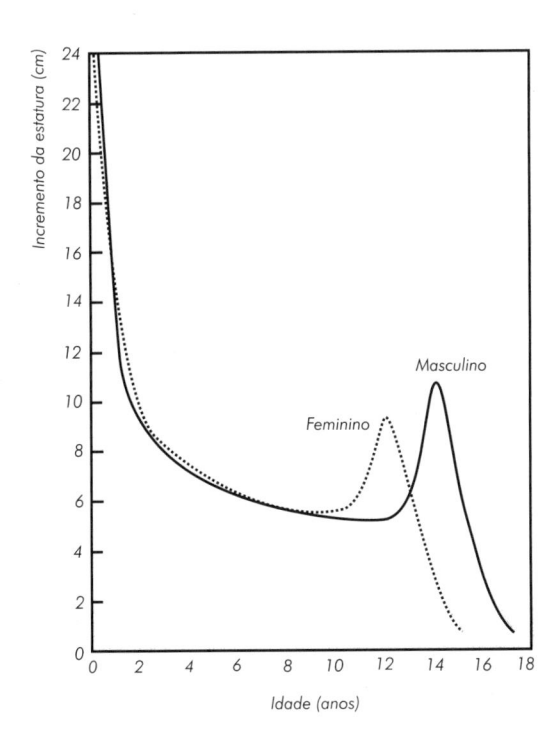

e mais longo no menino (cerca de dois anos a partir dos primeiros sinais da puberdade). O menino tem dois anos a mais de crescimento linear do que a menina, que correspondem àqueles 12 ou 13 cm que separam a estatura média final dos dois sexos (175 cm para o menino, 163 para a menina).

Durante as duas primeiras fases, as diferenças de crescimento entre os sexos são mínimas, embora a quantidade e a distribuição da gordura e a largura dos quadris permitam reconhecer as diferenças de gênero (que dizem respeito, de modo ainda mais nítido, às funções da mente, sobretudo a linguagem, que na menina é muito adiantada, e torna-se ainda mais com a puberdade).

2.1 A estatura: cada qual segue sua trilha

No primeiro ano de vida o peso triplica (passa de 3,5 a 10 kg em média, quase 7 kg em um ano) e a estatura ganha 30 cm; dos 12 meses aos 4 anos ganham-se 20 cm e alcança-se 1 m de altura (7 cm ao ano), ganham-se 6 kg de peso, alcançando-se 16 kg (2 kg ao ano).

Deste momento até a puberdade continua-se com um ritmo pouco inferior (de 5 a 6 cm, e 2 kg de peso a cada ano), com uma velocidade de crescimento que cai ligeiramente perto da puberdade, para depois subir. Durante quase todo esse período de crescimento linear, o peso ideal (na realidade, o peso médio) para cada idade pode ser calculado dobrando-se o número de anos e acrescentando 8 (um menino de 4 anos pesará 4 + 4 + 8 = 16 kg; um menino de 6 vai pesar 6 + 6 + 8 = 20 kg). A estatura média pode ser calculada acrescentando 6 cm para cada ano a mais que os 4, partindo-se dos 100 cm, que representam a meta dos 4 anos (uma criança de 6 anos terá uma altura, na média, de 2 x 6 + 100 = 112; um menino de 8 anos, 4 x 6 + 100 = 124).

A velocidade de crescimento e a duração do estirão púbere variam sensivelmente de um garoto para outro, e boa parte das diferenças da estatura final depende do momento em que esse "impulso" acontece. Na realidade, em qualquer momento da vida pode-se prever, com uma aproximação razoável, a estatura final.

UM OLHAR DE CONJUNTO SOBRE O DESENVOLVIMENTO

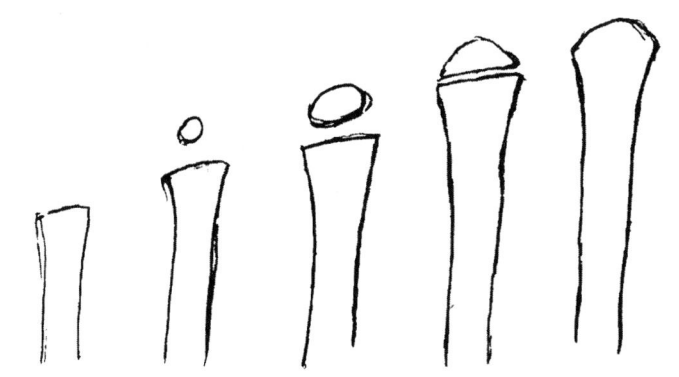

O desenvolvimento de um osso longo (tíbia ou falange): aparecimento do núcleo de ossificação, separado do resto do osso pela cartilagem radiotransparente; no final do desenvolvimento, fusão do núcleo com a diáfise.

O verdadeiro regulador do crescimento da estatura é o amadurecimento do osso. Há dois "pontos de crescimento" para cada osso longo: ficam nas duas extremidades, nos denominados *núcleos de ossificação*. Até quando, entre o eixo do osso longo que se chama *diáfise* e os dois núcleos de ossificação — as duas "cabeças" —, persistir um pouco de cartilagem ainda não ossificada, há espaço para o crescimento.

Quando o eixo "se funde" com as cabeças e a "cartilagem de crescimento" entreposta desaparece, o crescimento pára. A espessura dessa "cartilagem de crescimento" é uma medida da idade óssea: quanto mais larga for a cartilagem, quanto menores forem os núcleos de ossificação, menor é a idade esquelética; disso deduz-se o tempo residual de crescimento e, com leve aproximação, a estatura final. Para ser mais preciso, para esse estudo utiliza-se a radiografia da mão, que é o segmento mais rico de ossos longos (as falanges) e de núcleos de ossificação, portanto de informações.

Em linhas gerais, podemos dizer que, durante o período do crescimento linear, cada qual permanece em sua trilha de crescimento. Porque existe realmente uma trilha de crescimento para cada um de nós. Esta "posse de uma trilha" chama-se *tracking*, como no jargão dos alpinistas: caminhar pelas montanhas, acompanhar uma trilha. E a trilha está traçada pelos denominados *percentis*; cada centil ou percentil constitui ao mesmo tempo uma trilha, uma linha divisória, um fator discriminatório.

Há os percentis para peso, para altura, para a pressão do sangue, para o quociente de inteligência, e assim por diante.

Para compreenderem melhor o que são as curvas dos percentis vocês podem observar as figuras do Apêndice (cf. p. 294-5), especialmente se estiverem interessados nas curvas do crescimento (apenas estarão interessados se tiverem crianças crescendo, e isso se o pediatra de vocês ainda não lhes tiver explicado, mas acredito que já o fez). Se não estiverem interessados o suficiente, continuem lendo, talvez pulando algumas passagens que acharem maçantes. Quanto a mim, *tenho de* falar disso, porque a distribuição normal, a divisão das populações em percentis, o desvio da média, os limites da norma, são conceitos necessários para compreender algo sobre a variabilidade biológica que diz respeito não apenas a todas as espécies vivas, mas também a tudo aquilo que, em biologia, está sujeito a mensuração.

O percentil é um conceito de tipo estatístico. O 50º percentil corresponde — mais ou menos — à média: a média de qualquer coisa, da estatura à duração do sono, da duração da gravidez, do número de glóbulos vermelhos, da velocidade de sedimentação. Portanto, ele divide em duas partes a população: 50% fica acima, 50% fica abaixo; acima estão os mais altos (ou os mais pesados), abaixo os mais baixos (ou os mais magros). E o 3º percentil, o mais baixo, por definição separa a

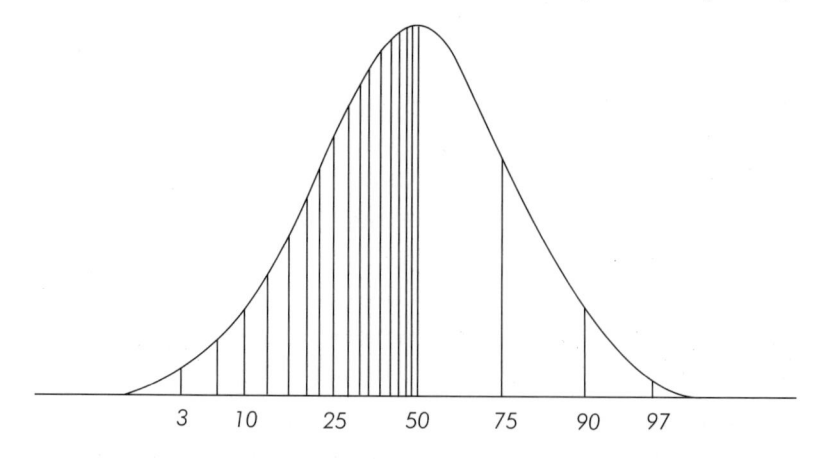

A curva de Gauss, em forma de sino, adequada para todo valor biológico, dividida em percentis. Quanto mais nos aproximamos da mediana, mais os percentis (marcados 1 em 3 do lado esquerdo) se intensificam.

normalidade da subnormalidade: acima estão 97% da população, abaixo, 3%, constituídos pelos menorzinhos; ou pelos mais magros; ou, se o sistema dos percentis for aplicado a outras variáveis, como a inteligência, aos subdotados, se ao número de glóbulos vermelhos, aos anêmicos, se disser respeito à pressão, aos hipotensos, se à duração do sono, aos insones.

Sobre 100 linhas — ligeiramente divergentes — possíveis (na realidade indicam-se apenas sete de baixo para cima, o 3º, o 10º, o 25º, o 50º, o 75º, o 90º, o 97º percentil) compreende-se bem que os menores andarão ao longo do 3º percentil ou pouco abaixo dele, e os maiores ao redor do 97º ou pouco acima.

Esses números, talvez essas maçantes banalidades, apresentam-nos uma realidade muito amarga, ainda que trivial; isto é, por definição não existe função que deixe de ter seus "fora da norma", seus subprivilegiados, seus marginalizados: aqueles abaixo do 3º percentil. Não é de espantar, ainda que nunca pensemos o suficiente sobre isso, que pelo menos 3% da população seja, por definição, subnormal; e se aplicarmos esse número à inteligência, isso não pode deixar de nos atingir dolorosamente.

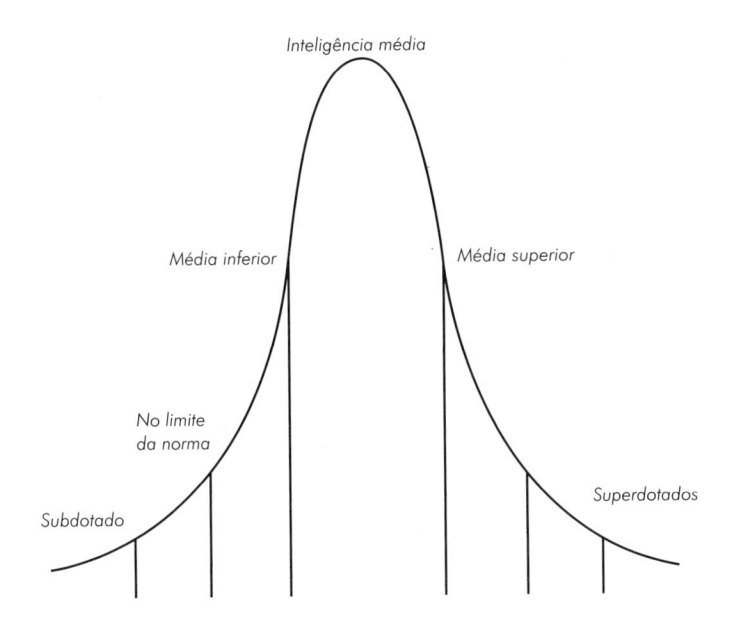

A curva em forma de sino da inteligência.

2.2. A estatura: aspectos genéticos e sociais

Mas vamos nos ater a aspectos menos relevantes: a estatura e o peso. Há coisas interessantes, ou curiosas, a respeito da estatura e do peso. Uma delas é que tanto a estatura quanto o peso são controlados por caracteres genéticos: em linhas gerais, a estatura final situa-se num percentil intermediário entre o do pai e o da mãe; eventuais atrasos ou antecipações no estirão púbere são encontrados também na história do pai ou da mãe.

Um aspecto que pode parecer "politicamente incorreto" é a relação existente entre estatura e inteligência: os mais altos, na média, têm um QI (um pouco) mais brilhante do que os mais baixos. Essa diferença diz respeito, que fique bem claro, à média: podemos ter altos cretinos e baixos muito inteligentes. O significado dessa correlação não interessa individualmente; mas deve ser buscado, para quem for curioso, nos fenômenos evolutivos, de população. A alta estatura — hereditária — em si é uma característica desejada, mas a razão disso não é óbvia, já que ela, em si, não é uma vantagem; em muitos aspectos, aliás, é uma desvantagem. Uma razão "histórico-social" reside no fato de que as classes "altas" sempre tiveram tendência a uma estatura acima da média, quase certamente porque eram mais ricas; por isso, nas épocas de carência que caracterizaram todos os séculos anteriores ao nosso, não foram submetidas às restrições alimentares. A relação entre estatura e inteligência — motivo pelo qual a população dos mais baixos tem um QI ligeiramente mais baixo do que a população de estatura média, ao passo que os mais altos têm um QI ligeiramente mais alto — parece indicar algum componente autenticamente "aristocrático" na alta estatura. Vice-versa, a capacidade de, em condições de carência, regular para baixo a estatura constitui um poderoso mecanismo de adaptação e sobrevivência nos países pobres. Esse é um fenômeno não perfeitamente explicado, complexo, "providencial", e deve ser interpretado como a capacidade de realizar-se uma revisão do programa genético em razão das disponibilidades ambientais. Esse fenômeno de adaptação passa pela auto-regulação da produção do hormônio do crescimento por parte da hipófise, e é bem conhecido e bem demonstrado: além disso, explica por que as populações da Sardenha ou do Japão eram, num passado recente, muito mais baixas do que os norte-americanos ou do que os habitantes de Milão.

O aumento de estatura das últimas gerações, o chamado *secular trend* (tendência secular), é quantitativamente impressionante, embora já tenha sido interiorizado pelo imaginário coletivo. Porém, esse fenômeno quase planetário não se limita às últimas gerações, nem sequer ao último século. Desde 1888 até hoje, calcula-se que na Europa, em média, o *secular trend* tenha acarretado um aumento de aproximadamente 1 cm por década. Em 1883, na Inglaterra, a estatura média das crianças de 10 anos era de 121 cm (hoje é de 140) e a dos jovens de 18 anos era de 160 cm (hoje 175). Mas o crescimento não foi uniforme, nem concomitante em todos os países, nem em todas as classes sociais. Nos Estados Unidos, o *secular trend* praticamente já se esgotou para as gerações nascidas entre a década de 1920 e a de 1940. Na Dinamarca, atingiu o pico máximo entre as décadas de 1920 e 1940; sofreu uma evidente diminuição durante os anos da guerra e do pós-guerra; em seguida tornou a subir, para se aproximar do zero nos últimos vinte anos. No Japão era inferior a 1 cm por década antes do último conflito mundial, e eclodiu a partir da década de 1950, alcançando 3 cm por década durante os anos 70 (vale a pena acrescentar que esse aumento de estatura diz respeito mais às pernas do que ao tronco, com uma melhora, portanto, dos padrões compartilhados de "beleza").

Dentro de cada nação a estatura era um parâmetro distribuído de forma não homogênea entre regiões mais ricas e mais pobres, entre cidade e zona rural, entre bairros nobres e subúrbios, entre classes sociais de renda diferente. A maioria dessas diferenças foi compensada, mas não totalmente. Entretanto, ainda são bastante evidentes as diferenças entre países ricos e países pobres.

O aumento da estatura média está relacionado ao aumento do estado de saúde das populações. Isso também é verdade em nível individual: os indivíduos mais altos têm uma mortalidade média inferior à dos indivíduos mais baixos.

Para completar o tema, que tem uma validade geral óbvia numa época em que tanto se fala de "globalização", podemos acrescentar que por trás do aumento da estatura há uma aceleração do amadurecimento: muito mais do que a estatura final, a velocidade de crescimento aumentou especialmente para as idades pré-púberes, dos 9 aos 13 anos. Nessa idade houve um aumento médio três vezes superior ao aumento da estatura final: isso significa que o tempo do crescimento é mais curto, e isso porque a puberdade foi adiantada, mais um sinal de enriquecimento social. Na Itália, no espaço de um século, a idade da menarca baixou de 15,5 anos para os 12,5 anos atuais: 12,5 anos durante os quais, como vimos, se cresce pelo menos 15 cm a mais do que nos 15,5 anos de desenvolvimento das moças do século XIX.

Para a menarca também encontram-se diferenças entre cidade e zona rural, entre um bairro e outro, entre diferentes níveis socioeconômicos e entre um país e outro. Não apenas a pobreza, mas também o estresse psicossocial retarda o desenvolvimento sexual e desacelera o crescimento.

Não é impressionante o quanto mudaram as condições de vida e como a essas mudanças correspondeu tamanha modificação da capacidade de realização do desenho genético (ao menos em relação ao aumento da estatura)? E o quanto ainda os fatores sociais e psicossociais têm condições de interferir nesse desenho?

2.3. As células adiposas e a distribuição da riqueza

Para o peso a conversa é parecida, mas também apresenta diferenças. Claro, o peso aumentou na população em geral, em harmonia com a elevação da estatura. Esse incremento deve-se quer ao aumento do componente adiposo, quer ao aumento da massa magra (como já mencionamos, o corpo feminino contém uma cota de tecido gorduroso relativamente maior durante todas as idades, mas em especial a partir da puberdade, e isso é parte das diferenças entre os sexos).

Mas, ao passo que as curvas dos percentis — já "universais" ou, se preferirem, "ideais" — desenham crescimentos harmônicos numa parte consistente das populações de riqueza recente, registramos um crescimento ponderal desarmônico em relação ao crescimento da estatura.

Como para a estatura, esse crescimento diz mais respeito às classes e às populações que deixaram de ser pobres; só que, se a estatura foi simplesmente se adequando, para o peso assistimos a uma hipercorreção.

Assim, a obesidade e o excesso de peso são hoje atributos predominantes dos jovens das classes médio-baixas e das famílias menos cultas. E se às altas estaturas associa-se longa sobrevivência, ao excesso adiposo associa-se mortalidade bem mais elevada.

Tout se tient, tudo está ligado. Ao longo dos milênios, a capacidade de regular a estatura com base nas disponibilidades alimentares (permanecermos pequenos) e a de acumular reservas reduzindo os consumos (tornarmo-nos gordos) constituíram a salvação dos menos dotados, dos humildes, ou dos que tinham maiores dificuldades. Os líderes, os empreendedores, os guerreiros, tinham menos necessidade de tais capacidades de economizar. A força física e a figura imponente, a velocidade de decisão e a instantaneidade da ação, a capacidade de queimar energia nos momentos críticos, sem poupá-la, eram os instrumentos, a um só tempo, da sobrevivência e do comando. A riqueza disseminada torna a embaralhar cartas e genes; redistribui a estatura, mas, nos descendentes dos gregários, associa-a ao estigma do excesso de peso. E o que isso tem a ver com nossos filhos? Tem a ver, claro que tem, porque o que acontece com nossos filhos nos ajuda a entender o que ocorre no mundo, e o que ocorre no mundo nos ajuda a compreender o que houve no passado; e compreender o que aconteceu nos ajuda a compreender o que somos.

2.4. Peso e estatura: o que fazer?

Mas, atendo-nos a filhos, há alguma coisa que possamos ou tenhamos de fazer?

Sim, claro. Para começar, cada qual pode acompanhar o crescimento de seu filho pela curva dos percentis; a curva está impressa em toda parte, o pediatra pode fornecê-la a vocês, e também está neste livro, no Apêndice. Já falamos disso. Sua leitura é fácil, intuitiva, não necessita de maiores explicações. Marca-se o ponto para cada idade, na intersecção da reta da idade com a do peso e a da estatura.

Se peso e estatura estiverem no mesmo percentil, e se prosseguirem no tempo sem se afastar demais do percentil, está tudo em ordem.

Se houver um defeito consistente, ou seja, de 10 a 20 percentis de distância entre peso e altura, talvez haja algo de errado; seria bom consultar o pediatra.

Se houver uma parada do crescimento ponderal, que vem durando pelo menos um ano, ou então uma queda ponderal relevante, digamos, superior a 10% do peso da criança, há uma forte suspeita de doença; ou, em se tratando de mocinhas ou adolescentes, de anorexia nervosa.

Se o peso estiver em excesso, compreenderão sozinhos o que há de errado: é bom fazer esse garoto ou garota andar mais e comer menos.

Se a criança estiver nos percentis altos, harmonicamente por peso e estatura, vocês estarão bem felizes; e é justo que seja assim, desde que a curva de crescimento não se desloque excessivamente, no tempo, de seu percentil.

Se estiver nos percentis baixos e vocês estiverem nos altos, mais uma vez há algo de errado, e mais uma vez haverá necessidade de recorrer ao médico, porque alguma coisa está interferindo entre a criança e o seu "alvo" genético de altura. Mas se todos, tanto vocês como ele, estiverem nos percentis baixos, tudo está indo como esperado, e vocês não precisam fazer nada.

A última década caracterizou-se por uma corrida — estou falando mais dos médicos do que dos pais — em busca da estatura. Também conseguimos produzir de modo semi-sintético o hormônio do crescimento, ou *Growth Hormone* (GH), que, deixando de lado o fator preço, está teoricamente à disposição de todos. Em outros tempos, o hormônio era raro, precioso, e destinado à cura dos anões que não tinham capacidade de produzi-lo; nesses últimos anos foi bastante usado para fazer que as crianças baixas e com níveis normais de GH — os denominados *short normal* — crescessem, satisfazendo-nos com efeitos transitórios e sem nunca termos chegado à certeza de que realmente se podia modificar a estatura final. Hoje tudo leva a crer que nessas crianças a estatura final não se modifica ou modifica-se muito pouco; há quem traga dados testemunhando uma modificação negativa: as crianças tratadas têm uma altura final menor do que os indivíduos controlados e não tratados, como se o hormônio do crescimento esgotasse a capacidade de fazer crescer, ou como se o organismo, com o passar do tempo, se opusesse ao efeito de um hormônio "estrangeiro". É horrível dizer, e talvez nem seja totalmente verdade (mas como podemos acreditar que não seja assim?), que essa corrida se deve ao impulso inelutável da indústria das vendas, à propensão natural do médico a intervir e prescrever e dos pais a pressionar. É incômodo dizer — até porque é fácil demais — que se trata de um fenômeno que evidenciou as tortuosidades do mercado da saúde, fazendo surgir necessidades artificiais, inventando mal-estares psicológicos em sua maioria irreais, e despertando esperanças não realistas.

Alguém vai ter de ocupar esses degraus baixos da estatura; sempre haverá, como dissemos, cerca de 3% da população abaixo do 3º percentil (mais uma vez, a própria palavra diz isso).

Mas, depois que se excluiu a possibilidade de uma doença ser a causa da baixa estatura, que cada qual carregue, de cabeça erguida, a estatura que o bom Deus e seu genoma lhe deram; que a aceitem de bom grado, os pais em primeiro lugar, e que não pensem nisso, *porque não é um problema*; e que os pais, ao aceitarem, também façam que os filhos aceitem. Até lembrando que os baixíssimos romanos derrotaram os gigantescos gauleses, e que os judeus microscópicos, no campo de batalha fizeram grande coleção de prepúcios dos enormes filisteus.

Gostaria de aprofundar um pouco mais esse tema. Defeito da estatura e excesso ponderal: dois resultados da seleção darwiniana, duas qualidades positivas para a sobrevivência em condições de pobreza, e que no entanto assumem uma marca negativa numa situação de riqueza. A disponibilidade de alimentos aumentou, em grau maior ou menor, a estatura final de todos nós; alguns, no entanto, permaneceram ligeiramente mais baixos do que a nova média. Essa disponibilidade também faz que os sujeitos predispostos ao acúmulo, se não tomarem os devidos cuidados, se tornem gordos. Pequeno e gordo: dois estigmas negativos para um imaginário coletivo que (corretamente) identifica o alto e magro não apenas como "bonito", mas, na essência, como pertencente à classe dominante.

Há algo injusto nessa estigmatização? Acredito que sim. Mencionei pouco acima os judeus e os romanos apenas para dizer que venciam as guerras; poderia ter lembrado que tanto os primeiros quanto os segundos construíram respectivamente uma das formas mais elaboradas de religião e uma das formas mais articuladas de sociedade civil (ou não foi?); deveria ter comparado o tipo de inteligência dos baixos (identificados, talvez impropriamente, com os "não-líderes"), feita de paciência, resistência, de cooperação, de raciocínio sutil, com o brilho intelectual, mas também com a agressividade, com a prepotência, com o culto da aparência dos altos "líderes". Isso para dizer que há muito mais sabedoria e muito mais capacidade de adaptação (que é a forma vencedora da inteligência) nos baixos e nos poupadores do que nos altos esbanjadores. Pensem, como símbolo de uma civilização pacífica e amigável, solidária, nos boxímanes (*bushmen*), os menores habitantes da África e do mundo; e como símbolo da opressão, pensem nos aristocráticos tutsis, os mais altos habitantes da África e do mundo.

E há algo injusto em meu tratamento desses dois caracteres igualmente negativos, excesso de peso e baixa estatura, dois pesos e duas medidas: a baixa estatura como condição a ser aceita "com orgulho", o excesso de peso a ser combatido com paciência e esforço? Acredito que não haja nada de injusto. Antes de tudo porque contra a baixa estatura nada pode ser feito, ao passo que contra o excesso de peso sim, e essa já é uma ótima razão. E depois porque a baixa estatura, quando não é efeito de doença ou desnutrição, não é nociva à saúde, ao passo que o excesso de peso está associado a diabetes, patologia cardiovascular, menor expectativa de vida; enfim, porque a baixa estatura é "um fato", enquanto o excesso de peso, em sua aparente inocência, expressa uma desarmonia: um desequilíbrio entre desejo e necessidade, entre predisposição natural e *status* social, uma fraqueza do espírito, bem percebida pelo imaginário coletivo (aliás, já apelei demais para o imaginário coletivo como testemunho de verdade). Tentem pensar um pouco sobre isso.

3. Funções e desenvolvimento de dois sistemas "abertos"

Vimos como o crescimento da massa neuronal e da massa linfocitária são assíncronas com relação ao crescimento do esqueleto, do tecido muscular e do tecido adiposo.

O cérebro alcança seu peso definitivo na puberdade, após um período de crescimento máximo entre o nascimento e os seis anos, seguido de uma desaceleração progressiva.

O sistema linfático (imunológico) acompanha uma curva totalmente irregular: alcança o peso máximo por volta dos doze anos, depois passa para dimensões bem mais modestas, reduzindo-se materialmente, para alcançar o tamanho definitivo no final do desenvolvimento (cf. p. 221).

A esse crescimento, para ambos os sistemas (que são os dois sistemas de aprendizado do organismo), corresponde um ajuste progressivo do amadurecimento, sem par em outros órgãos ou tecidos. Um fígado é sempre um fígado, um músculo é sempre um músculo e um rim é sempre um rim, sem progressos funcionais significativos, isso desde os primeiros meses de vida até a maturidade; mas o sistema nervoso e o sistema imunológico, além de acumular conhecimento, acumulam também habilidades, e, aprendendo, aprendem a aprender.

Sobre esses dois sistemas, que constituem a quintessência de nossa personalidade, o Eu mental e o Eu biológico, não podemos abrir mão de algumas palavras de aprofundamento.

3.1. O sistema imunológico

Sobre o amadurecimento do sistema imunológico sabemos muito menos do que gostaríamos, mas algumas coisas podem ser ditas com aproximação razoável.

O tamanho do tecido linfático, que é o lugar autêntico da elaboração do sistema imunológico, cresce rapidamente do nascimento em diante, até a idade escolar, para em seguida assumir proporções menores; de fato, as crianças pequenas têm glândulas linfáticas muito maiores do que o adulto ("a criança linfática"); a esse crescimento corresponde um importante trabalho de aprendizado e de "amaciamento".

O nível dos anticorpos em circulação (as imunoglobulinas das classes IgA, IgG, IgM e IgE), após um rápido aumento entre o nascimento e o final do primeiro ano, continua crescendo lentamente até o final do período de desenvolvimento.

A resposta às vacinas (e naturalmente também a resposta às infecções) melhora progressivamente até os 15-18 anos. Aliás, há um período que vai até o segundo ano de vida, durante o qual a resposta a certas vacinas (a vacina contra o sarampo, a vacina contra o *Haemophilus Influenziae* B) é absolutamente insuficiente.

A disponibilidade para se ter algumas doenças varia com a idade; por exemplo, não existe nenhuma infecção por *Haemophilus* tipo B (um dos maiores responsáveis da meningite na idade infantil) após os cinco anos.

O modo como adoecemos também varia muito com a idade, e isso também expressa uma diferente qualidade da resposta imunológica; paradoxalmente, para algumas doenças (doenças exantemáticas, hepatite, tuberculose) convém adoecermos quando pequenos, justamente porque a reação imunológica é menos violenta.

Além disso, sabemos que o ambiente influencia a qualidade da resposta imunológica, como se "moldasse" o sistema. A flora intestinal normal, desconsiderando todo estado infeccioso, promove, educa e sustenta o amadurecimento imunológico; o leite materno também "educa" o sistema e tem a capacidade de orientar sua resposta em sentido útil, "forjando o seu caráter"; a própria qualidade e número das infecções, e talvez da exposição a alérgenos, parece estar apta a orientar o tipo de resposta para a alergia ou não (produzir antes IgA ou produzir em seu lugar IgE é uma prerrogativa geneticamente controlada, mas modificável pela experiência).

O "cérebro líquido" do sistema imunológico não se limita à acumulação e experiência; ele nunca pára de adquirir novas habilidades e se torna mais sábio, o que nem sempre o salva do erro. Passa-se assim do período do *aprendizado imunológico protegido* do primeiro ano de vida (poucas doenças sob a proteção dos anticorpos maternos) ao período da *imunidade frágil* (os anos da escola maternal e das infecções respiratórias recorrentes), e depois ao período do *prevalecer das respostas alérgicas* (a idade escolar).

3.2. O sistema nervoso

Já vimos que o primeiro amadurecimento anátomo-funcional do sistema nervoso se dá mediante duas fases de simplificação: a do darwinismo neuronal e do "suicídio programado" do excesso de neurônios, pré-natal; e a da drástica diminuição das conexões entre neurônios (a poda das sinapses), de modo a abrir caminhos mais simples e seguros para o automatismo motor, para a interpretação das sensações e para as funções do pensamento (cf. p. 61-2). O cérebro está sempre se remodelando, acumulando tanto memória quanto habilidades (e também, como sistema imunológico, habilidades para o aprendizado). Tudo isso acontece de modo tumultuoso nos primeiros anos de vida (durante os quais se conquistam habilidades exclusivas, como as da linguagem ou do esquema motor), de maneira mais lenta nas idades seguintes, mas contínua até o final da vida.

Esse intenso trabalho de reestruturação e de aprendizado diz respeito aos neurônios, as células "nobres", as células "do pensamento" (iria dizer as células que pensam, mas uma célula não pode pensar). O sistema nervoso, porém, não é composto apenas de neurônios. Particularmente, o incrível desenvolvimento ponderal do cérebro (que faz que uma criança de três anos tenha um encéfalo quase do tamanho de um adulto) não se deve ao desenvolvimento da rede neuronal (cujo número é fixo do nascimento em diante, e em leve decréscimo após o fim do desenvolvimento), mas a outro tipo de células, as da glia, ou da neuróglia (*neuro-glia*, cola do tecido nervoso).

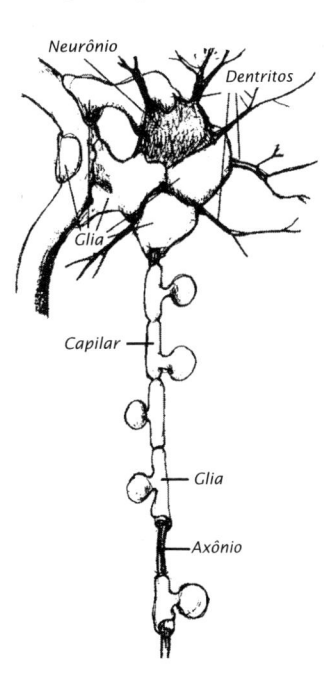

As células da glia são como as criadas desse sistema tão vivo e complexo. Na realidade, seu papel não é secundário. Ao redor de todo neurônio e de cada ramificação destes elas constroem uma bainha que alimenta, isola e protege, em grande parte constituída por uma substância gordurosa, a *mielina*. São células extraordinárias, que produzem estruturas de uma sofisticação incrível. O cérebro do recém-nascido é quase totalmente não-mielinizado, por isso funciona de modo impreciso e confuso. O crescimento do encéfalo, notável do nascimento aos seis anos, deve-se quase totalmente à formação e ao crescimento das bainhas mielínicas.

As diversas partes do encéfalo crescem e estruturam-se com ritmos não sincronizados. A parte mais caudal e mais antiga (bulbo, ponte, mesencéfalo), sede dos reflexos e dos apetites primários, é a que tem aumento e organização mais rápida; sua velocidade máxima de crescimento se verifica no primeiro semestre de vida pré-natal. Depois crescem os dois hemisférios, que formam a massa encefálica maior, com relativo córtex, onde estão sediados os centros dos sentidos, do controle motor e do pensamento; sua velocidade máxima de crescimento ocorre no último semestre de gestação e no primeiro semestre de vida. Finalmente, aumentam as dimensões e a respectiva mielinização do cerebelo, o delicado servossistema que regula a motricidade fina, o equilíbrio e a linguagem, a constituição dos mapas internos espaço-temporais; sua velocidade máxima de crescimento acontece no segundo semestre de vida pós-natal.

No interior do córtex hemisférico, também denominado "neocórtex" ou córtex novo, a que cresce mais rapidamente é a área destinada ao controle do movimento: inicialmente aquela parte que diz respeito às mãos e aos braços e em seguida a relacionada aos membros inferiores. Logo em seguida a área sensitiva, onde se registram as mensagens enviadas pelo sentido do tato; depois a área visual occipital, em seguida a área olfativa, mais tarde desenvolvem-se as áreas associativas (o pensamento); mais tarde ainda, áreas profundas que correspondem ao córtex antigo: à memória e os sentimentos "verdadeiros".

É possível que essa seqüência não interesse a ninguém. No entanto, voltando a pensar nos progressos psicomotores de meus filhos, de meus netos e de todas as crianças sadias e doentes que vi, essa cronologia anatômico-funcional me comove por causa de minhas lembranças, e fascina-me por sua providencialidade: de um lado, o cérebro que se desenvolve, parte por parte; do outro, a criança que primeiramente respira, come e procura sem compreender; que move seus membros sem intencionalidade, que vai ajustando os movimentos direcionados com tiques grosseiros e, aos poucos, cada vez mais afinados; que começa a reconhecer e a sorrir no segundo ou terceiro mês, que imagina palavras sem formulá-las, mas que ainda assim "tagarela" feito um papagaio; que aos cinco ou seis meses agarra o brinquedo e brinca; que, concomitantemente, começa a ter suas simpatias e antipatias; que só ao completar um ano começa a equilibrar-se e a mover todo seu corpo, intencionalmente, no espaço. Em meio a todas as outras, a lembrança do meu primeiro neto, que embalei no primeiro mês de vida numa pequena cidade do México — não olhava, não ria e só chorava quando estava sozinho comigo — e que poucos meses depois, ao voltar à Itália, ficava sentado, via-me como estranho, olhava-me feio e me mandava embora com a mãozinha. Agora ele gosta de mim quase tanto quanto gosto dele.

4. O desenvolvimento da mente: afetos, inteligência, ética

No final do segundo ano de vida, as dimensões e a estrutura do encéfalo estão quase maduras. Desse momento em diante, o amadurecimento funcional se torna mais lento, mais complexo. A aquisição de novas experiências, de novas habilidades, remanejam continuamente (embora cada vez menos, à medida que amadurece e que envelhece) a microestrutura do cérebro. A ininterrupta modificação microestrutural (a estabilização de algumas sinapses e a supressão de outras) que caracteriza a vida mental é fruto dessa contínua interação entre função e estrutura.

4.1. O desenvolvimento cognitivo. Piaget

Jean Piaget nasceu na Suíça em 1896; é considerado um dos mais importantes psicólogos de todos os tempos. Por ter se ocupado de zoologia quando jovem, amadurecera uma aguda e objetiva capacidade de observação. Sua interpretação do desenvolvimento da inteligência da criança, ou melhor, de suas capacidades de enfrentamento e compreensão da realidade, ainda hoje é considerada insubstituível. De fato, Piaget tirou suas conclusões essencialmente da cuidadosa e prolongada observação do comportamento de seus três filhos.

Segundo Piaget, "as crianças não apenas raciocinam de modo diferente dos adultos, mas têm uma visão de vida totalmente diferente". Com o passar do tempo, a qualidade do pensamento delas evolui, seguindo adiante por "estágios" de conhecimento, cada qual caracterizado por mecanismos de pensamento diversificados.

Não é de surpreender: o fato não é nada estranho em si, antes, é totalmente coerente com a idéia de desenvolvimento como obediência a um programa predefinido em termos de prazos, seqüências e resultado final. Mas aqui se trata de algo diferente: não de "saltos" de amadurecimento geneticamente controlado (num contexto cultural "primitivo" esse "desenvolvimento" pára antes disso), mas da aquisição de instrumentos interpretativos, cada um deles fruto da experiência, fornecendo uma nova interpretação do mundo. Por sua vez, esses "saltos" do pensamento implicam um rearranjo dos microcircuitos cerebrais; assim, é o próprio cérebro que "muda", "amadurece", "adapta-se a seu próprio pensamento". Assim como para o sistema imunológico, "a função faz o órgão" ou ao menos o molda. Mas somente ao cérebro pode acontecer de se remoldar, materialmente, com relação ao modo de pensar dos outros. Espírito e matéria, humanidade e homem, encontram-se e permeiam-se; são uma só coisa.

a) *O primeiro estágio de desenvolvimento dura cerca de um mês: é o estágio dos reflexos hereditários, das primeiras tendências instintivas, das primeiras emoções.* O principal desses reflexos é o de sugar; outro será o de experimentar a própria capacidade motora sob impulsos que, de início, são somente internos; outro, fundamental, será o de sorrir. Cada um deles também é um "exercício do aprender"; toda aquisição prepara outra. Sensação e motricidade são uma coisa só, e definem-se os esquemas de comportamento como sensório-motores.

b) *O segundo estágio termina entre o final do primeiro e o segundo semestre: é o estágio das primeiras experiências motoras.* Basta que por uma série de tentativas casuais um movimento qualquer do lactente alcance um resultado "interessante" para que ele tente se apossar desse movimento, repetindo-o até aprendê-lo e introduzi-lo no próprio esquema corpóreo; constituem-se assim esquemas motores que aos poucos vão substituindo os esquemas congênitos que constituíram o primeiro apoio.

c) *O terceiro estágio desenvolve-se dos seis meses aos dois anos.* A criança já tem uma identidade própria, ainda que não a reconheça; tem relações afetivas interpessoais bastante vivas; seus esquemas motores organizam-se progressivamente em ações direcionadas.

Não tem uma "verdadeira" inteligência, no sentido de que não possui "compreensão", mas antes uma capacidade intuitiva prática, da qual o domínio do corpo e do olhar também fazem parte, e por conseguinte a coordenação do mundo visual com o mundo tátil — já evidente a partir dos seis meses — e depois a aquisição da linguagem, por meio da qual a criança receberá da mãe, aos poucos, uma garantia quanto à existência e à natureza do mundo exterior. É por volta dos nove ou dez meses que a criança aprende a olhar, a "fazer entrar e sair as imagens no campo visual, conforme sua vontade", a agarrar ou empurrar os objetos que percebeu com o olhar, enfim, a formar para si um conceito estável do objeto, a reencontrar o objeto escondido debaixo de um pano, a "errar" a busca se o objeto for colocado sob um pano de cor diferente do habitual (um erro que é um progresso de capacidade de reconhecimento) e a distinguir uma pessoa de outra.

d) *O estágio seguinte é denominado "pré-operacional".* É o estágio da inteligência instintiva, dos sentimentos individuais espontâneos, das relações sociais de subordinação ao adulto. Corresponde aproximadamente à idade pré-escolar: dos dois aos sete anos.

É a linguagem que governa essa fase. Se as primeiras palavras começam por volta de um ano de vida, a capacidade de elaborar processos ou jogos simbólicos (por exemplo, o conceito geral de uma categoria — cachorros, pássaros, xícaras —, ou seja, a capacidade de simular uma ação, como dormir ou comer, ou de brincar com as bonecas) amadurece somente no decorrer do segundo ano. Será a partir de então (ao completar dois anos), quando a criança adquire consciência de si, reconhecendo-se no espelho, e tem capacidade de compreender as ordens, que ela também se tornará capaz de expressar sua vontade, opondo-se freqüentemente ao adulto.

Mas seu nível de compreensão ainda é peculiar: o pensamento é pré-lógico, é mágico. A Lua se move para nos seguir, as nuvens estão vivas, o Sol existe para nos iluminar. Se o farol muda de cor diante de seus olhos, a criança atribui aquela mudança a seu olhar. Não demonstra, afirma; segue adiante por intuições, e com elas substitui a lógica. Se um recipiente é mais estreito que outro e o nível das bolas que contém for mais alto, vai pensar, contra qualquer prova, que há mais bolinhas; ver é crer; o mundo é o que nos parece.

Após os sete anos, no entanto, esse erro das bolinhas já não é possível; deu-se, entre os quatro e os sete anos, uma revolução cognitiva: o mundo da criança de sete anos responde a uma conceitualização, a uma teorização. Inconscientemente foi elaborado um aparelho-imagem-do-mundo, um mapa interpretativo, de modo que o número de bolinhas é o número de bolinhas, independentemente do nível que elas alcançam em virtude do formato do copo. A criança adotou uma teoria, ainda que não saiba expressá-la explicitamente.

e) *Por esse motivo, o quinto período é denominado de "estágio das operações intelectuais concretas"*, e corresponde ao período que vai dos seis ou sete aos onze ou doze anos. Durante essa fase, a criança "sabe fazer cada vez mais coisas", mas "ainda" não sabe contá-las; não sabe explicar-se a si próprio. "Sabe sempre mais do que compreende." Antes de agir, pensa; seus jogos têm regras; seu comportamento para com os outros também responde a regras que podemos definir como morais; tem capacidade de colaborar inteligentemente. Aliás, o mundo adquiriu objetividade e também é regulado por leis, ainda que não sejam completamente compreendidas; tempo e espaço já se tornaram categorias de pensamento. Mas nessa idade ainda poderá ter dificuldades para se convencer da conservação do volume: por exemplo, poderá não reconhecer que uma bolinha de argila amassada e deformada tem a mesma quantidade de matéria de quando ainda estava intacta.

f) *A última fase é a das operações formais e do pensamento abstrato.* O adolescente é um indivíduo que constrói sistemas e teorias. A criança não edifica sistemas: enfrenta concretamente problemas que a realidade lhe coloca; o adolescente, por sua vez, também se interessa por aqueles problemas que não tocam diretamente seu mundo real.

O pensamento formal transforma substancialmente o conhecimento de tácito em explícito; torna-o comunicável; constitui a base da realidade científica, aliás, do método científico. Fornece um instrumento para a compreensão de si próprio. Torna as conclusões passíveis de generalização, permite a construção de mapas para a compreensão do universo.

O pensamento formal, que é a conquista do adolescente, é do tipo hipotético-dedutivo, ou seja, tira conclusões de hipóteses, até poder se emancipar das verdades de fato (é o caminho da filosofia pré-científica). Essa "onipotência da reflexão", que isenta o adolescente do confronto com o mundo exterior (confronto para o qual ele é inadequado), pode levá-lo a desprezar o que existe e a querer trocá-lo a qualquer preço.

Permitam-me um adendo. Todos percebem que esse processo, que marca a história pessoal de cada indivíduo, corresponde, ponto por ponto, à história do gênero humano, aliás, de sua cultura: o pensamento mágico na infância da humanidade, a inteligência concreta durante as últimas fases da época pré-histórica e em boa parte da época histórica, e o pensamento abstrato, ao menos de Platão em diante (no que diz respeito ao Ocidente), até o desenvolvimento do pensamento científico. Essa correspondência faz-nos pensar na humanidade como uma entidade concreta, em progresso. E só pode constituir mais uma confirmação do fato de que, tanto no que se refere à cultura como no que diz respeito às características biológicas, a ontogênese, ou seja, o desenvolvimento do indivíduo, repete e resume a filogênese, isto é, a história da espécie. Como teremos de repetir ao falar de desenvolvimento moral.

4.2. A evolução dos afetos. Freud

A percepção, e depois a compreensão, de que boa parte da mente humana está fora do controle da consciência se devem a um judeu da Morávia, graduado em medicina em Viena: Sigmund Freud.

Temos dificuldades para reconhecer o quanto há de automático em nosso comportamento motor: andamos, corremos, dirigimos, gesticulamos sem pensar. Falamos até sem pensar, e não apenas porque articulamos a palavra fazendo uso dos servossistemas em que não há necessidade de nosso controle, mas também porque freqüentemente acontece que um pensamento ainda sem forma na mente venha se materializar somente mediante a palavra proferida. Acabamos de compreender, com Piaget, que isso é verdade até para o que se refere à esfera cognitiva, à do conhecimento: a criança — certamente o adulto também — sempre sabe mais do que compreende. Imagine então no que diz respeito a desejos e sentimentos, aos afetos. Freqüentemente, mas nem sempre, nós os percebemos de modo confuso; muitas vezes os reprimimos; rarissimamente sabemos de onde provêm. Freud explorou o próprio inconsciente partindo da análise dos sonhos, e o inconsciente de muitos pacientes a partir de suas histórias, de suas associações livres, da hipnose, de suas áreas de resistência. Reconheceu a natureza ambivalente dos sentimentos: a agressividade que esconde a simpatia, o amor que é limítrofe ao ódio, o desejo de posse que se sobrepõe ao medo da perda, a doçura da saudade. Elaborou uma teoria cujas bases são invalidadas por sua própria natureza intrinsecamente subjetiva, e que deve sua afirmação à possibilidade de cada um se reconhecer nela.

Teatralizou essa teoria identificando personagens, os três mergulhados no inconsciente: o Id, que é o desejo, primariamente desejo erótico — Freud quer dizer sexual —, e que poderíamos identificar com a parte apetitiva do cérebro, o tálamo e o hipotálamo; o Superego, a interiorização da necessidade de aprovação por parte dos pais (Eu-ideal) e do temor de suas punições, que poderíamos colocar no córtex límbico, que é o córtex antigo ou paleocórtex; e por fim o Ego, o personagem real, porque é o que sofre, pena e tem receios, mas também o mais fugidio às definições, aquele que intermedia desejo e Superego, elaborando mecanismos de defesa (recalque, identificação, sublimação, regressão, neurose, histeria e assim por diante) para defender a si próprio da angústia. Desenhou uma história do desejo de amor (que Freud nunca desiste de considerar francamente sexual) que pode até não ser verdadeira, mas já é tão parte do imaginário coletivo que se tornou uma chave de leitura obrigatória, um mapa interpretativo do qual não se pode abrir mão.

Numa primeira fase, "oral", o primeiro ano de vida, a zona erógena da boca (a sucção do mamilo) tem particular importância; a uma "fixação" nessa fase vai se seguir uma "dependência" afetiva da criança (chupeta) e depois do adulto; a uma insatisfação, uma agressividade verbal. Nessa fase a criança ama somente a si própria, e aquele apêndice de si própria que é a mãe (*narcisismo primário*).

Na segunda fase, *"anal"*, que caracteriza o terrível segundo ano, a zona erógena principal deslocou-se para o ânus: deriva daí o conflito com o penico, entre retenção (prisão de ventre) e incontinência (conflito que mais adiante se tornará encoprese); no adulto, em caso de "fixação" pode-se chegar (de acordo com Freud, mas é difícil acreditar nisso) à estruturação de um caráter anal coercitivo (avaro, enjoado, escrupuloso) ou, em caso de conflito, haver um caráter anal expulsivo (sujo, perdulário).

A terceira fase é a "fálica", caracterizada pela masturbação e pela pulsão incestuosa dirigida ao genitor de sexo oposto (mais fácil de compreender para o menino, para o qual o apego à mãe, o primeiro objeto de amor, e a rivalidade com o pai são imediatamente compreensíveis; mais complexo para a mulher, a cujos sentimentos tende-se inevitavelmente a atribuir uma maior bivalência). É o complexo de Édipo, para Freud o centro de todos os conflitos.

Essa fase (no menino) esgota-se diante do "temor de castração" (uma espécie de pré-superego?) e abre a fase seguinte: *a fase de latência*, durante a qual o filho geralmente se identifica com o genitor do mesmo sexo, introjetando seus valores (o Superego).

A fixação edipiana, sepultada na fase de latência, e a identificação com o genitor do mesmo sexo (que é a regra, mas com exceções) vão reemergir no momento da adolescência, quando a afetividade receberá uma forte conotação sexual.

4.3. O desenvolvimento do senso moral no gênero humano

Esta seção, cujo título talvez não agrade, coloca-se no centro deste livro, escrito para os pais para que entendam o significado de serem pais. Por isso gostaria muito que vocês não o pulassem; prefiro, antes, simplificar ao máximo uma idéia que fui amadurecendo durante anos e anos de profissão, de leituras, trocas, polêmicas.

Não é um pensamento original, de modo algum, pois começa com Aristóteles, prossegue com Vico e Kant, e termina com Konrad Lorenz.

Apesar dessa geneologia, ou melhor, por isso mesmo, trata-se de um pensamento extremamente simples: a ética não nasce do raciocínio, mas dos sentimentos, que são algo mais que os instintos, mas pertencem à mesma esfera. Esses sentimentos são muito fortes e, apesar disso, como todos os "sentidos" do homem, e como muitos dos comportamentos instintivos, que também são próprios dos animais, necessitam ser reconhecidos e cultivados.

A ética é exclusividade do homem, pois deriva de sua capacidade de autoconsciência, ou seja, da capacidade de ver, ordenar, dar razão às próprias inclinações naturais; mas se desenvolve no homem a partir de dois poderosos instintos naturais, que também podem ser reconhecidos nos animais: os cuidados dos pais (um instinto altruísta que beira o heroísmo) e o instinto de bando (mais complexo, pois inclui quer o sentimento de pertencer ao bando e a obediência a suas regras, quer a responsabilidade para com o bando — sentida com mais força pelos líderes, mas também pelos gregários —, quer a posição hierárquica dentro dele, que é causa de competição interna mas é funcional para a sobrevivência do próprio bando).

A competição pelo próprio papel — que também é uma busca de responsabilidade — constitui o componente agressivo, mas necessário, da índole humana; quanto ao altruísmo, que numa leitura simplista pode ser interpretado como "atração da espécie", constituiu a grande carga evolutiva dos mamíferos superiores com relação aos outros animais e a enorme força do homem. "Tomar conta", "preocupar-se com o outro", é o traço mais humano da humanidade.

Aristóteles não colocou a virtude (mais precisamente a necessidade de virtude, ou seja, o impulso para o comportamento ético) entre as funções racionais, mas sim entre as funções apetitivas do homem, portanto entre aquelas que o homem compartilha com os animais. A virtude para ele é um instinto, o instinto que leva o homem superior — Aristóteles era um aristocrata — a buscar a *eudaimonia*, ou seja, o demônio bom que está em nós, e que personifica a paz conosco mesmos, inalcançável fora de um comportamento "ético".

A etologia ajuda a compreender melhor, a dar o sentido correto às palavras. Aproximar as palavras *ética* e *etologia* pode ser iluminador: *ethos* é o comportamento; a etologia é o estudo do comportamento baseado na observação, primeiramente do animal e em seguida do homem; a ética é a filosofia do comportamento, ou seja, a colocação de perguntas e a busca de respostas sobre como devemos nos comportar e por quê.

O animal é governado por apetites. Os apetites (*ad-petitum,* em direção ao que é pedido) não são apenas fome, sede, necessidade de sexo; são tudo aquilo que se faz *porque se deve fazer,* mesmo que seja muito trabalhoso: chocar os ovos, alimentar a cria, protegê-la, lutar contra os rivais, migrar, tecer a teia (como a aranha), cortar a cabeça do parceiro (como o louva-a-deus), atravessar o mar, fugir, obedecer às leis do bando. O animal faz todas essas coisas, até heroicamente, *sem saber por que*, impelido por apetites, instintos.

O homem é "também" animal, e como os animais compartilha muitos instintos; quase todos os que foram mencionados, deixando de lado a teia de aranha e a cabeça do parceiro. Entre esses instintos, já vimos, Aristóteles coloca a necessidade de se comportar eticamente (poderíamos traduzir "de acordo com a justiça"?) para alcançar a harmonia.

Mas esse é um instinto difícil de seguir, porque a sociedade do homem é mais complexa e confusa que a sociedade do animal, e diversas "fidelidades" podem produzir conflitos, de maneira que é necessário que alguém reconheça a razão desse instinto e lavre a sua lei. Foi o que fizeram os legisladores, introduzindo uma lei escrita em toda sociedade avançada.

A passagem do instinto à lei, do sentimento à razão (que porém tem o sentimento como guia), é apreendido com poderosa (e poética) intuição por Vico, o grande filósofo italiano nunca suficientemente reavaliado, grande e desconhecido adversário do frio Descartes: "os homens antes sentem sem perceber, depois percebem com o ânimo perturbado e comovido, finalmente refletem com a mente pura".

Dois mil anos após Aristóteles e cem anos após Vico, Kant repete as mesmas coisas ("o céu estrelado acima de mim, a lei moral dentro de mim") e, ultrapassando as legislações sociais, muito mais "práticas" que "éticas", enuncia os princípios de uma lei moral universal, que batiza de *imperativo categórico* (um imperativo incondicional, um instinto, uma necessidade, um apetite): "age de modo a querer que a máxima que guia tuas ações se torne lei universal"; "age de modo a tratar o homem que há em ti e nos outros como fim, e nunca apenas como meio"; "age de maneira que tua vontade possa instituir uma legislação universal". Muito antes que ele, Jesus havia dito: ama o teu próximo como a ti mesmo."

Veremos em breve, ao tratarmos do desenvolvimento do sentido ético da criança ao adulto, que cada homem reproduz essas fases da sociedade: de uma ética instintiva a uma ética convencional, baseada no respeito das leis, e daí a uma ética superior, universal, que só pode ser alcançada como decorrência de um aprofundamento interior.

Aqui gostaria de repropor-lhes outro tipo de aprofundamento, mais francamente etológico, um aprofundamento da tese inicial sobre a naturalidade do "senso" ético: um "senso" não diferente daquele da visão e do tato, uma capacidade "genética" de perceber o justo.

Vou remeter-me ao ensino de outro "grande", Konrad Lorenz.

Lorenz chega pouco mais de cem anos após Kant e uns cinqüenta após Charles Darwin. De Lorenz recebemos uma série de dados fundamentais, bastante interligados: a) não são inatos (genéticos) apenas a cor das plumas ou o esqueleto dos membros, mas também os módulos comportamentais, próprios de cada espécie, e sua manifestação no decurso da vida; b) tais comportamentos, embora inatos, freqüentemente necessitam de um aprendizado dirigido (epigenético, sobreposto ao gene), e cabe em primeiro lugar aos pais, e numa segunda fase ao bando, à sociedade dos congêneres, guiar esse aprendizado; c) a evolução da cultura — um fato epigenético, mas que, por sua vez, condicionou as mutações genéticas do encéfalo — é um fenômeno extraordinariamente similar ao da evolução da espécie: se as modificações do genoma, transmissíveis e irreversíveis, podem ser consideradas "a memória do gene" que foi se acumulando ao longo de bilhões de anos, a cultura do homem, também transmissível e irreversível, que foi se acumulando em algumas centenas de milhares de anos, pode ser considerada a "memória do espírito", com a qual depois ela se identifica; d) o espírito, este produto super-humano (ou sobre-humano? talvez seja a mesma coisa, talvez sejam duas coisas diferentes), é a outra dimensão do homem, um verdadeiro "aparato-imagem-do-mundo", um instrumento para se interpretar o mundo, que está acima de sua mente e a invade; de suas variações depende o modo de sentir das épocas (o "espírito do tempo"); e) este "aparato-imagem-do-mundo" é fruto do pensamento coletivo e o condiciona; cada um é, em sua criança, responsável por essa cultura, por essa vida espiritual, que interessa a todos (essa é a única justificativa para escrever um livro, até mesmo este, portanto, ou para lê-lo); f) trata-se do sistema vivo mais fortemente integrado e invasivo que existe no planeta, e portanto foge a uma objetivação científica; no entanto, é necessário que a espécie humana exercite, com relação a essa cultura (que é seu próprio espírito), um esforço de autoconsciência, assim como cada homem fez e faz com relação a seu próprio sentir.

4.4. Desenvolvimento da empatia e raciocínio ético na criança

Dedicamos muito espaço a essa história filosófico-biológica da ética, cujas últimas linhas talvez sejam as únicas a exceder a finalidade deste livro. Essa história adquire um sentido pregnante se pensarmos na lei universal à qual já nos referimos ao falar do desenvolvimento cognitivo, dizendo que a ontogênese (o desenvolvimento do indivíduo) resume a filogênese (a evolução da espécie). No desenvolvimento da consciência ética da criança deveríamos reconhecer os rastros do desenvolvimento da dimensão ética na espécie homem.

A ética começa, no filhote do homem, pelo reconhecimento de si próprio (*autoconsciência*) e pelo reconhecimento de si próprio nos outros (*empatia*). Em outras palavras, começa, de um lado, pela capacidade de reconhecermos a nós próprios como pessoas ("o nascimento do Eu"); do outro, com a capacidade de compreender o que pensam e o que sentem os outros, com a capacidade de nos reconhecermos nos outros e de reconhecermos os outros como o próprio próximo, que é justamente a empatia. Empatia é o sentir-padecer (*pathos*) dentro de si (*en*) o que sentem os outros. E é a única justificação (inata) para a aplicação das regras kantianas ou, se quisermos, do ensinamento cristão que, fora da filosofia e remetendo-se à revelação, permanece o ensino fundamental da sociedade ocidental.

Esse início coloca-se no segundo ano de vida. A primeira coisa a surgir na criança é a capacidade de prever a ação do outro (e para prever é preciso saber, ou ao menos "sentir", o que o outro pensa) e de sofrer pelo outro (chorar se o outro chora) e consolá-lo. É quase incrível que seja assim, mas é: há um "mimetismo motor" — esse chorar se o outro chora, esse olhar para o próprio dedo se o outro machuca o dele — que alguns etólogos do comportamento humano souberam distinguir na criança pequena, e que desaparece à medida que a criança vai adquirindo consciência do próprio eu, isto é, lá pelo final do segundo ano. A empatia, no entanto, não desaparece; talvez aos poucos vá se tornando um sentimento mais consciente se os pais a introduzirem — por pouco que seja, e mesmo que inconscientemente — em seu sistema educacional ("não percebe que você o machucou?").

Sabemos essas coisas por serem elas fruto de pesquisa empírica.

E antes? Não sabemos tão bem o que acontece antes, porque a observação é mais difícil, e nunca é isenta de preconceito. É difícil pensar que antes haja uma dimensão que seja pré-moral. É muito natural pensarmos numa vida essencialmente vegetativa e apetitiva. No entanto, ainda do ponto de vista da observação, chegamos a entender que a criança aprende a sentir em sincronia com a mãe e deduzimos que dali se origina essa famosa empatia. E teorizamos ainda, mas trata-se de pura suposição, que ao receber os cuidados dos pais a criança introjete o instinto de cuidar, que é o complemento ativo da empatia.

Não estamos totalmente certos de que haja uma fagulha de sentido moral nos animais. A dedicação à cria, o senso de pertencer ao bando, a ajuda ao mais fraco e a colaboração certamente eles têm; ainda que os devamos compreender como resposta instintiva a sinais "predispostos pela natureza". Mas, ao menos para o chimpanzé (ou para alguns chimpanzés), descrevem-se comportamentos sugerindo a existência de regras éticas, de aprovação e desaprovação social.

E depois? Depois há uma vida inteira: há ensinamentos em cada canto da rua, há os encontros, os modelos, os acontecimentos, o pensamento autoconsciente; e há o espírito do tempo que trabalha sobre as pessoas, retocando ininterruptamente o desenho inicial. Mas talvez — eu não sei, ninguém sabe — quase tudo já tenha acontecido; está quase tudo ali, naqueles dois primeiros anos de vida. E é ali que o Eu se exercita à escuta dos outros. O resto chega quase por si.

Mas também o resto é interessante. Lawrence Kohlberg* esquematizou, como se segue, o desenvolvimento do sentido moral, com maior atenção ao "raciocínio moral" do que às motivações profundas que ficam por trás do comportamento, e que tentei perseguir à luz do ensino dos mestres do pensamento.

Num primeiro nível, que Kohlberg denomina "pré-convencional" e que poderíamos chamar "egoísta", o raciocínio moral é determinado pelas conseqüências das ações (punição ou recompensa). Passa-se de uma fase de obediência automática, ou condicionada pelo temor de punições, a uma atitude antes de mais nada coerente com idéias de reciprocidade (você faz isso para mim, eu faço isso para você) e de conveniência. Ainda importa o resultado da ação (a entidade do dano, a entidade do benefício) antes que a qualidade da intenção. Esta emerge no nível seguinte.

No segundo nível, que Kohlberg denomina "convencional" e que poderíamos chamar "dos direitos", o raciocínio moral é guiado pela idéia da existência e da conveniência de uma ordem social, pelo interesse para com os outros e pelo interesse em manter seu respeito e apoio. Um ato se torna importante não apenas pelo resultado, mas também pelas motivações, tanto para o bem como para o mal; as decisões são tomadas com a intenção de termos prazer e darmos prazer aos outros; emergem o sentido de dever e o desejo de aliança. Nesse nível "convencional" não se prescinde, ou apenas timidamente, das ligações familiares, étnicas, nacionais.

O terceiro nível, "pós-convencional", ou seja, "dos princípios", é o nível adulto, mas poucos o alcançam. É o nível dos princípios universais, que transcendem as fronteiras e os vínculos ainda fortes no segundo nível. Caracteriza-se primeiramente pela interiorização do conceito

---

* Psicólogo e filósofo americano (1927-1987), contemporâneo do suíço Jean Piaget (1826-1980) e adepto de sua epistemologia genética, em especial, do modelo de desenvolvimento moral da criança, do qual partiu para conceber sua teoria sobre a formação e desenvolvimento da consciência moral no ser humano. (N.E.)

de contrato social e pela responsabilidade de cada um para com a (sua) sociedade, para desembocar numa moralidade que ultrapassa a lei escrita.

Teria mudado algo desde os tempos de Kohlberg, ou estou me iludindo?

Sua descrição do primeiro nível parece sentir o efeito de uma sociedade e de modelos educacionais mais rígidos e mais antigos, cujo eixo era mais representado pelo castigo do que pelo prêmio. Embora exercendo a profissão de pediatra, como já disse, meu "verdadeiro" conhecimento das crianças diz respeito somente a poucas delas: meus filhos e meus netos. Não posso negar que meus filhos tenham passado pelo primeiro nível; mas acho que meus netos não.

No entanto, não há dúvida de que os três níveis de Kohlberg correspondem a diversos momentos da evolução da sociedade: da sociedade de castas, da opressão, da punição e da escravidão (o primeiro nível moral), à sociedade do contrato social e da democracia (o segundo nível), à sociedade solidária e "global" (um terceiro nível ainda não alcançado e que, acredito, o homem deveria alcançar para não morrer, e deveria talvez fazer parte de um projeto educativo universal).

5. Tornamo-nos homens, tornamo-nos mulheres

O crescimento das gônadas — testículo e ovário — tem início quando o sistema imunológico e o sistema nervoso central estão chegando ao fim de seu percurso de amadurecimento. Antes da puberdade, as gônadas não sofrem modificações em sua função nem aumento significativo de tamanho. Mal funcionam, pondo em circulação aquele mínimo de hormônios necessários (junto ao hormônio do crescimento e ao hormônio tireóideo) para sustentar o aumento de estatura e conferir ao menino ou à menina aquele mínimo de caracteres peculiares que permitem distinguir, nem sempre de imediato, um sexo do outro, mesmo não se tratando do comprimento dos cabelos ou do tipo de roupa.

De certo ponto em diante, por volta dos dez anos na menina e dos onze no menino, mas com grande variação individual, algo de novo acontece: o testículo e o ovário aumentam discretamente seu volume (no menino pode ser apalpado, na menina podemos observar no ultra-som), eleva-se o nível dos hormônios sexuais — testosterona e estrógenos —, e alguma coisa muda no corpo, mais rapidamente na menina, mais devagar no menino.

Na garota, em média entre os dez e os onze anos (após os 9,5 e até os 14,5), a estatura dá um salto (o "estirão pubertário" é o primeiro sinal visível da puberdade que se inicia); quase ao mesmo tempo aparecem dois brotos mamários; alguns meses depois surgem os primeiros pêlos pubianos. No menino, o estirão do crescimento acontece aproximadamente um ano depois do primeiro desenvolvimento testicular, e cerca de dois anos depois do estirão da menina. Numa primeira fase, portanto, tudo pode ser reduzido ao aumento minimamente visível do volume dos testículos; só alguns meses depois aparecem os pêlos pubianos. Algumas vezes também podemos observar no menino o broto mamário, e no final, entre os doze e os treze anos na média (em regra, após os 10,5 e antes dos 16), a estatura "dispara", e com ela começa o desenvolvimento do pênis.

Durante o estirão pubertário, o crescimento passa de 5 a 6 cm ao ano para 10 cm ao ano aproximadamente (de 8 a 12 cm); e como o pico do crescimento dura pouco menos de três anos, nesse período pode-se ganhar até 30 cm de estatura. Depois, nos dois ou três anos seguintes, o crescimento continua muito mais vagarosamente.

Na menina, a primeira menstruação encerra a fase do crescimento rápido; após a menarca, há ainda um ganho de estatura, numa média de 6 cm, mas pode-se chegar a 12 (em geral, quanto mais precoce for a menarca, mais prolongado será o crescimento pós-menarca).

No menino, o fim da puberdade não é marcado por nenhum evento crítico; o pico dura pouco mais que para a menina, cerca de três anos e meio, findos os quais o crescimento prossegue em ritmo bastante reduzido por mais dois ou três anos, até se concluir entre dezesseis e dezenove anos.

Por trás desse aumento de estatura está a interação entre o hormônio do crescimento e os hormônios sexuais, testosterona e estrógenos, produzidos pelas gônadas. Por sua vez, essa "arrancada" de amadurecimento e de tamanho das gônadas deve-se a uma modificação crítica na função neuroendócrina do hipotálamo e da hipófise: mais uma vez é o cérebro (o hipotálamo) que "decide" o momento do desenvolvimento, assim como "decidiu" a hora do nascimento. Essa sua decisão, ele a expressa enviando à hipófise a mensagem de mudança de ritmo e de quantidade de produção dos hormônios estimulantes das gônadas. Antes da puberdade, a produção era mínima e continuada: a puberdade é promovida pelo fato de que esses hormônios são agora produzidos em ondas, como já dissemos, de modo "pulsátil".

No menino, a coisa é simples: a cada onda de hormônio hipofisário estimulante (gonadotrópico) segue-se uma onda de hormônio gonádico, a *testosterona*.

Na menina as coisas são mais complexas. Já dissemos que a testosterona, no período pré-natal, diferenciou "para sempre" os cérebros do menino e da menina, especialmente no hipotálamo, que está junto da hipófise, e que o cérebro masculino perdeu algumas características de ciclicidade que a menina conservou. Eis então que na menina o fluxo hormonal assume um andamento cíclico e se instaura um diálogo da hipófise com os ovários, aliás, com um único óvulo, o óvulo daquele mês. Já falamos disso a propósito do ciclo menstrual e não será preciso repetir (cf. p.186-7).

Além do estirão da estatura, que atinge o esqueleto, a puberdade implica um grande impulso para o aumento de peso, com uma modificação essencial da silhueta, que vai se tornar mais robusta em ambos os sexos: no menino por causa do desenvolvimento vigoroso da massa muscular, e na menina pela participação do tecido adiposo, subcutâneo, glúteo e mamário. A nostalgia pelas formas finas da infância (a Lolita de Vladimir Nabokov) é talvez a causa, ou uma das causas, da anorexia nervosa.

Com tantas modificações da forma do corpo — as novas capacidades motoras (o aumento de estatura), o desenvolvimento dos pêlos (pubianos, axilares, nos membros, no rosto, no tronco), o desenvolvimento laríngeo (com a profunda modificação da voz daí resultante), a mudança de composição do sebo (e a acne, que é a conseqüência quase inevitável) —, a puberdade e a adolescência tornam a desenhar a fisionomia. Pequenas heterocronias fazem que as partes do rosto, o nariz, os lábios, o queixo, os zigomas, estejam reciprocamente um pouco defasados no crescimento, tendo, por conseguinte, modificações ininterruptas que levam o menino a se assemelhar ora ao pai, ora à mãe, ora a nenhum dos dois. Até que, uma vez que essa tumultuosa fase de ajuste termine, venha a se parecer apenas consigo próprio.

Deveríamos falar muito a respeito do que a tempestade hormonal produz sobre os processos mentais. Tanto o "coração" do cérebro — a zona límbica dos sentimentos — quanto sua superfície — a área do córtex, a da razão — foram marcados e diferenciados para sempre, já na época pré-natal, pelo toque da testosterona; e depois, mais sutilmente, foram condicionados em seu desenvolvimento pelos níveis mínimos dos hormônios das gônadas circulando nas idades seguintes. O que acontecerá agora, debaixo dessa tempestade? Se o rosto no espelho já não reconhece a si próprio, que se dirá do pensamento? Muda o próprio esquema de raciocínio, mudam os afetos, intervém o desejo sexual, transformam-se as dimensões do mundo, a estatura dos pais diminui.

11
O PROCESSO EDUCACIONAL E SEUS AGENTES

Depois dos três anos de idade, o mundo da criança já não parece ter fronteiras. Ampliou-se o espaço da exploração; seu pequeno grupo social aumentou; após a mãe, ingressaram em seu espaço o pai, os irmãos — se houver, ou alguma criança filha de amigos —, os avós, a empregada, a televisão, através da qual chegam imagens de mundos e pessoas distantes, pelos quais, embora artificiais, é possível criar simpatia. Os sentimentos e as necessidades encontraram palavra: há os instrumentos para compreender e para fazer que até os estranhos nos entendam.

1. A educação dentro da família

A família é o primeiro agente educacional, provavelmente o mais importante, o "fundamental". Durante os primeiros anos de vida, a criança introjeta a figura dos pais, que passam a fazer parte de seu Eu. A educação, predominantemente informal, que antes a mãe, em seguida o pai, e depois o resto da família fornecem à criança é quase inevitavelmente não-programada, inconsciente, mais baseada numa absorção de modelos por parte da criança do que em outros mecanismos.

No primeiro ano de vida, a educação é feita de sincronias, atos e atitudes quase imitativos, em parte antecipadores, em parte despercebidos, que de modo mais ou menos harmonioso ligam mãe e criança. É da tonalidade dessas trocas despercebidas que nascem a confiança da criança no mundo, a consciência de ser amado, e aquele componente positivo da vida social que denominamos *empatia* (cf. p. 249). É do gosto dessas trocas que nasce o estilo de apego, do qual já falamos no Capítulo 7 (cf. p. 147-8), estilo que irá condicionar todas as relações pessoais seguintes. É uma época da vida absolutamente empática (naturalmente aqui também as coisas não são as mesmas para todos: há mães mais capazes e mães menos capazes de empatia, e também filhos mais difíceis e filhos mais fáceis, mais ou menos permeáveis à comunicação não-verbal). Nesse período, assim como aprende a falar, o pequeno aprende (com a parte menos racional de seu cérebro) a amar, *portanto*, a se comunicar.

Nos anos que seguem, os atos educacionais da família se caracterizam por uma maior "premeditação", ainda assim, abaixo do patamar da consciência. Tanto o pai quanto a mãe tendem a reproduzir, em sua família, o modelo da família de origem (a re-representar a própria história, os estilos e os modelos que por sua vez absorveram). *Grosso modo*, a educação assume uma tonalidade tolerante ou prescritiva, em virtude das escolhas inconscientes dos pais, do modelo educacional que prevalece na sociedade da qual fazem parte, da qualidade da relação que já se estruturou entre os pais e entre os pais e a criança (que certamente também tem um temperamento "seu"), e de seu nível cultural e econômico.

Acreditou-se identificar três estilos educacionais: o *permissivo*; o *autoritário*, rígido, prescritivo, em que a educação se dá por meio de regras impostas; e o *autorizado*, em que a educação se dá pela credibilidade, pelo exemplo positivo, pela afetuosa sensatez das escolhas (o que não implica necessariamente a "explicação" verbal do porquê dessas escolhas, mas, antes, na comunicação não-verbal do afeto e do cuidado que estão contidos *também* na negação, ou na recusa de reciprocidade, ou seja, na frustração de alguns pedidos manifestados pela criança).

O último, obviamente, é considerado o estilo "ideal" e aparece como o que dá os melhores frutos em termos de "resiliência" (ou seja, de estabilidade da pessoa) e de sucesso existencial.

Como é fácil compreender, a ocasional negação de si, e portanto a ocasional frustração do desejo da criança, são parte integrante da educação, da formação da personalidade, da construção do Eu, da passagem do princípio do prazer ao princípio da realidade — para usarmos termos de Freud —, que constituem outros tantos momentos de crescimento. É por isso que a educação hiperpermissiva está "errada". Ao passo que a educação autoritária está "errada" por produzir dependência, defeituosa introjeção do sentido de dever (no sentido de impulso a "cuidar"), defeituosa introjeção de um sentimento de recíproca empatia, portanto da natural confiança nos outros.

Mas não basta querermos ser competentes para que o sejamos; isso requer uma constância de comportamento, uma "resiliência" já presente na personalidade dos pais, uma determinada qualidade de sua relação, motivo pelo qual podemos dizer, ou recear, ou esperar, que as coisas terão o andamento que devem ter, em lugar de ter o andamento que os pais gostariam que tivesse.

O que acabei de dizer, no entanto, não é totalmente verdade. Se, como acredito, cada qual se modifica (se constrói?) até o dia da própria morte, se ninguém é o que é "para sempre", então significa que uma pessoa, um casal, uma família, podem conseguir mudar, podem "querer" educar a si próprios.

O nascimento de uma criança é em si um evento revolucionário que, mesmo que não queiramos, modifica violentamente o equilíbrio familiar. E, mesmo que não queiramos, ao redor dessa criatura, que fabricamos juntos, da qual cuidamos juntos, e na qual se pode re-conhecer e re-amar a si próprio, ao outro, e aos outros, nasce algo de novo, em parte imprevisível, mas geralmente atraente. Basta querer, buscar, reconstruir em si próprios uma atitude "de ouvir" o outro: uma atitude empática. Os filhos são — antes inconsciente, depois conscientemente — um poderoso instrumento de educação para os pais. E os pais podem (devem?) aproveitar essa formidável ocasião de mudança.

De todo modo, a família constitui um sistema, com uma hierarquia própria e vínculos invisíveis de alianças; um sistema dotado de vida própria, que, dia a dia, elabora um inconsciente próprio, um estilo próprio: *rígido*, "emaranhado", com hierarquias e papéis inflexíveis, ou então *caótico*, "descompromissado", desestruturado, com vínculos fracos entre seus componentes, ou, enfim, *equilibrado*, "conexo", elástico, com ligações interpessoais não forçosas, mas suficientes para dar apoio no momento da necessidade. E, nesse cenário, cada componente desempenha seu papel. Freqüentemente, nesse *script*, a criança (ou uma das crianças) desempenha o papel de bode expiatório que com suas fraquezas sustenta o equilíbrio familiar.

Mas pode haver coisas piores: uma inconsistência ou uma patologia do sistema; pode não haver pai, ou ele estar ausente; a cultura, a moralidade, o afeto podem não ter lugar ali, ou simplesmente pode haver excesso de pobreza; a criança pode ser objeto de negligência, de abuso, de violência.

Como é fácil compreender, a família é, para a criança em crescimento, um apoio insubstituível; ao mesmo tempo um poderoso instrumento de condicionamento e certamente também um perigo potencial.

É também por isso que a partir de certa idade (os três anos?) a família já não é suficiente para desempenhar o papel de educadora, e outros agentes de socialização e educação intervêm. Antigamente o ambiente doméstico tinha condições de desempenhar essa função: a fazenda, a rua, o quintal, os avós, os irmãos, o mundo dos pequenos, os animais, ofereciam um universo de relações suficientemente familiar e diversificado para permitir à criança o exercício das próprias e naturais qualidades de inteligência social, para aprender, mediante tentativas e erros, ou melhor, mediante sucessos e confirmações, a comportar-se em circunstâncias sempre novas.

Esse espaço experimental ampliado, dentro de certos limites, pode salvar a criança das imperceptíveis constrições das "quatro paredes" das relações familiares; oferece vias de escape para os sutis vínculos hierárquicos, para a repetição das relações e para as alianças ocultas que regulam o equilíbrio familiar.

2. Socialização e educação

A educação é tradicionalmente um processo de socialização: o caminho guiado através do qual um indivíduo adquire a cultura de sua sociedade. Ao lado, por trás e além desse aprendizado mais ou menos formal, a educação também implica outro: a formação de um caráter, a introjeção de alguns valores, a construção de si próprio e a identificação de algumas finalidades. Essa função está entregue em parte à família, em parte à sociedade.

Tudo isso era verdade nos tempos primordiais e continua verdade ainda hoje; com algumas diferenças significativas. A primeira diz respeito à extensão do fenômeno. Até o início do século XX, o processo educacional era, para a maioria dos jovens, breve e informal; uma educação formal era reservada para poucos. A maioria das pessoas era educada e socializada dentro da família (a família do caçador, a família camponesa, a família do artesão, a família do pianista, a família do castelão); poucos recebiam uma aprendizagem fora de casa (no ateliê de um pintor, como escudeiro de um cavalheiro, como grumete num navio); e menos quando jovens ainda recebiam uma educação formal por parte de um preceptor, ou dentro de um seminário, ou então, mais raramente, numa instituição escolar. Mas hoje a educação se democratizou, o estudo é considerado um direito de todos, e isso coloca uma primeira ordem de problemas.

A segunda diferença diz respeito à finalidade desinteressada da educação: isto é, a educação como instrumento para o aprimoramento do espírito. Esse tipo de educação, que era a educação na época de Platão e de Aristóteles, tornou-se parte da educação escolar (identificando-se predominantemente com o ensino "humanístico") e é considerado preliminar ao ensino profissional.

A terceira diferença refere-se a um aspecto estritamente conseguinte ao anterior: se a educação escolar pode "mudar" as pessoas, ou "realizá-las", fazer emergir seu potencial oculto, agora que a educação foi estendida para grande parte da população, como poderemos deixar de pensar em transformá-la num instrumento de transformação do mundo?

Tudo isso fez que o problema da escola se tornasse uma preocupação universal, motivo de insatisfação, de escolha política, objeto de teorização (ver Apêndice, p. 303).

3. Os degraus da educação: a passagem da família à escola obrigatória

Se vocês quiserem me acompanhar, vou traçar esquematicamente o percurso do processo educacional, acompanhando a chave interpretativa de Parsons*, os estudos de Bales e as intuições de Freud.

a) *A família é a estrutura de socialização primária.*

b) *A família é um subsistema da sociedade.* Isto implica que seus componentes também têm uma tarefa na sociedade: motorista ou médico, professor ou funcionário, jornalista ou operário. Isto lhes permite serem *também* mediadores entre família e sociedade. No âmbito da família, pai e mãe dividem dois papéis, o da eficiência ou instrumentalidade (dizemos o "saber fazer") e o da expressividade ou comunicação (dizemos o saber se colocar com relação aos outros, que poderia ser também um "saber viver" ou um "saber ser"). Tradicionalmente, a primeira tarefa é do pai e a segunda é da mãe, mas trata-se de uma distinção artificial, e a separação das tarefas é hoje, no mínimo é questionada.

c) *A mãe é o primeiro agente socializador.* Ela participa da realidade da criança, mas também tem um papel na sociedade dos adultos; isso lhe permite ser mediadora entre os dois mundos; no mundo específico, a função é de intermediária entre a criança e o pai. Com relação à criança, ela vai exercer simultaneamente (em degraus) um papel permissivo que deixa a criança expressar sua necessidade, um papel de apoio que a ajuda a passar de seu mundo "inferior" a um degrau "superior", e por fim uma recusa da reciprocidade que evita que ela permaneça no mundo inferior. Com relação ao pai, a mãe tem a função de intérprete (explica ao pai o quanto a criança é criança, faz que ele entenda sua fraqueza e suas necessidades).

d) *Toda passagem para um estágio superior se dá por meio de um mecanismo de amor e interiorização de um personagem-chave, o denominado "objeto de orientação" ou "objeto situacional".* Em termos mais

---

* Talcott Parsons (1902-1972), importante sociólogo americano, é responsável pela construção dos alicerces da perspectiva funcionalista, através da qual analisa a natureza dos sistemas sociais (a família, por exemplo) e suas formas de interação: funcionamento, interrelações sistêmicas e impactos sociais. Com Robert F. Bales, psicólogo social americano, voltado para o estudo dos processos grupais, escreveu, em 1953, relevante trabalho sobre a família americana e a socialização. (N.E.)

simples, a criança interioriza primeiramente a mãe (aquela que cuida), depois o pai (aquele que guia a família). Essa é apenas a primeira de uma série de passagens, cada qual em razão dos "agentes socializadores que encontrar".

e) *No âmbito da família,* o primeiro passo é aprender a ser amado: introjetando a si próprio como objeto de cuidados, mas também a mãe como fonte de cuidados e como exemplo de responsabilidade. O segundo passo é reconhecer a si próprio (o nascimento do Eu) separado da mãe, por meio do jogo do pedir, dar, não dar, receber, não receber. O terceiro passo é (talvez) confrontar-se com o pai.

f) Na fase anterior havia um único papel que a criança poderia assumir: justamente o de criança — assexuada, como o eram, para ele, seus pais. *Agora pode decidir assumir o papel "instrumental" do pai ou aquele "expressivo" da mãe,* e é o condicionamento social, além, provavelmente, do "sussurro do gene", que o levará a escolher o papel correspondente a seu sexo. Para alguns já no segundo ano de vida, para outros até o quarto, a criança identifica com segurança o próprio sexo.

g) *As etapas seguintes implicam saída da família.* A criança construiu uma personalidade mais rica, feita de um "eu" e de vários "nós": nós, eu-e-os-irmãos (o primeiro grupo de similares); nós, eu-e-a-mamãe; nós, eu-e-o-papai; nós, eu-e-o-avô, etc., sem querer negligenciar ninguém. Todas essas figuras e relações — cada qual com a própria especificidade — já são parte da criança e não a deixarão mais (assim como ela permanecerá "dentro" de seus pais e não os deixará mais, porque já, e para sempre, se tornaram uma "mãe" e um "pai").

Esse "não se deixar mais" é descrito como fenômeno totalmente mental e simbólico de introjeção; mas pode constituir um modo de expressão realista para uma família arredia a fim de facilitar a socialização de seus membros.

Os agentes de socialização serão portanto, desse ponto em diante, a escola e o grupo dos similares. Num primeiro momento, aparentemente, será mais importante a instituição escolar, tanto mais quanto a criança mantiver a subordinação com relação ao adulto; porém, aos poucos, o grupo assumirá maior importância.

h) *A instituição escolar acentua os elementos comuns aos dois sexos* e contribui para o mito da "paridade" e das "mesmas oportunidades" (na realidade, a escola premia as moças, socialmente mais habilidosas, intelectualmente mais precoces, naturalmente mais dedicadas e mais flexíveis do que os meninos); desenvolve os aspectos "instrumentais", os que servem para integrar na sociedade não apenas a criança, mas também sua família (o aluno é, de fato, *também* um representante da família, para a qual ele pode ser ou não um motivo de "orgulho").

Nessa fase, o objeto situacional interiorizado é o melhor professor, que se sobrepõe à figura do pai (como detentor de conhecimento, como líder técnico, mas por vezes também como modelo humano).

i) *O grupo dos similares, ao contrário, acentua os elementos de diversidade entre os sexos*: de fato, no início o grupo tende a ser isossexual (com um mínimo de nuança homossexual); nessa fase — que Freud ainda denomina "de latência", mas talvez impropriamente, porque ela já se caracteriza por um pequeno fluxo hormonal serpenteando no sangue, e também por uma ambivalente atração-recusa intersexual —, a definição sexual é fortemente reforçada pelo grupo.

O grupo exalta as funções expressivas, a amizade, a lealdade recíproca, a colaboração. O líder do grupo (mas também simplesmente o amigo admirado-amado) ainda pode se sobrepor à figura do pai, mais como guia social (aquele-que-sabe-se-virar) do que como guia técnico.

j) Em seguida a composição dos grupos se modifica: dois grupos isossexuais se fundem ou se reajustam, para formar um grupo composto dos dois sexos. A essa altura, a fase de latência cede lugar à fase genital; o interesse pelo sexo oposto torna-se dominante, até a fragmentação do grupo e a formação do casal; ali cada um trará todas as relações, todos os "objetos situacionais" interiorizados e que já se tornaram próprios, aliás, que já se tornaram o eu. E também cada um trará a penúltima relação, aquele "nós dois", de onde a história partirá novamente.

3.1. A creche

Não é raro a criança já sair da família antes dos três anos. Ampliando seu mundo muito antes de isso ser necessário, ou seja, já com poucos meses de vida, ou então no segundo ano, quando a mãe teve de entregá-la à creche para ir trabalhar. Não acredito que essa solução, que evidentemente tem aspectos positivos e às vezes é inevitável, seja a melhor escolha. Ainda assim, ocasionalmente, até esta saída precoce do núcleo familiar pode constituir uma autêntica salvação para a criança.

Dissemos em outra parte deste livro (cf. p. 150-1, 241-2) que a conquista da palavra (no momento certo) é o irromper de uma revolução cultural, necessária para a constituição da personalidade. Vimos (cf. p. 50) como as crianças lingüisticamente subdesenvolvidas por falta de cuidados dos pais, ou por serem filhos de pais intelectualmente subdotados, podem facilmente permanecer abaixo dos limites da suficiência intelectiva; e que, vice-versa, podem ganhar dezenas de pontos (sic) de QI se forem inseridas precocemente numa outra estrutura educacional (poderíamos dizer de reabilitação). Isso certamente valeria para os pequenos internos dos orfanatos, privados da relação com a mãe; também é verdade para outras situações, ocultas ou quase, de violência e/ou negligência; também pode ser verdade para situações nem tão extremas, em que simplesmente faltam as possibilidades materiais de cuidado e diálogo contínuo.

Pelo lado oposto, é provável que nada possa substituir a sincronia afetiva e a verbalização empática de uma mãe atenta; e, como segunda escolha, de uma conversa até de mais vozes (mãe, pai, avós, alternadamente). Na essência, podemos considerar que uma boa creche constitui uma excelente complementação para os cuidados dos pais, quando deles houver carência, mas não passará de uma substituição medíocre dos recursos familiares "normais".

No entanto, não há nada de absoluto: se a relação com a mãe é de algum modo "única" e deve ser garantida o mais que se puder no primeiro ano de vida, essa "unicidade" torna-se menos indispensável no segundo e menos ainda no terceiro ano. O ideal, tanto para a mãe como para a criança, poderia ser o pequeno passar algumas horas do dia numa pequena creche.

O custo biológico de freqüentar-se uma creche tradicional, ou relativamente cheia, não é nulo. A entrada para as comunidades, sobretudo as superlotadas, num momento da vida em que a personalidade ainda está se formando, e o equipamento imunológico é imaturo, inevitavelmente vai expor a criança a estresse de adaptação, e também a infecções recorrentes, tanto mais recorrentes e incômodas quanto menor for a criança. Acredito que tive uma boa mãe, embora ela fosse muito jovem e obedecesse a um médico que lhe recomendava não me pegar no colo "para não me mimar". Não tenho lembranças dela (talvez porque era parte de mim) nos primeiros dois ou três anos de minha vida. Não me mandaram para uma creche: naquela época ou não existiam creches ou não havia o hábito de deixar as crianças nelas; por outro lado, minha mãe não trabalhava fora e portanto não haveria motivo para isso. Mas me lembro do nome (Virgínia), do xale preto (morávamos em Veneza) e do perfil severo de minha babá, com quem eu passava boa parte de meu dia (e que, a despeito do médico e de minha mãe, me pegava no colo). Não lembro de mais nada; mas sei que me amava muito e que eu a amava muito; e sei que a lembrança daquele amor tão distante ainda é para mim importante.

3.2. A escola maternal

A conveniência de fazer a criança socializar-se nos primeiríssimos anos de vida é questão discutível; no entanto, com a chegada do quarto ano, já não há dúvidas. Nessa idade, a família nunca foi — nem sequer no passado — suficiente para conter e sustentar a necessidade de novos contatos, especialmente com as crianças da mesma idade.

A escola maternal, portanto, é uma necessidade de todas as crianças; especialmente daquelas que vivem num ambiente cultural ou afetivamente deficitário, que poderão encontrar um caminho de apoio e de fuga no novo agente educacional. De todas as crianças, dissemos: porque é bom para todas iniciar aquele lento caminho de emancipação que, desde o início da história do homem, sempre principiou por volta dessa idade.

Socializar significa aprender a estar junto, a compreender e a fazer que nos compreendam, a construir alianças inconscientes, e a exercitar, mediante artes inconscientes, a própria capacidade de "colocar-se" na sociedade. Essas artes inconscientes são chamadas *inteligência social*, que vai premiar a criança "simpática" ("empática"), que sabe ficar em seu lugar, que não é excessivamente invasiva nem excessivamente solitária, que sabe colaborar, tomar iniciativas, "dar" e, portanto, naturalmente, "receber".

Mas cuidado: o verdadeiro sucesso não reside em ter sucesso. O verdadeiro sucesso é consigo próprio. Um êxito social excessivo nos expõe ao risco de dependência: uma necessidade de sucesso cada vez maior, uma pretensão, até violenta, que nos distancia do caminho certo, que é, justamente, o da empatia ("querer bem", não "vencer"; por conseguinte, ter um olhar *também* dirigido para o interior, para que se encontre — sem se procurar — uma "correspondência" entre interior e exterior). Por outro lado, um insucesso social constante, uma "incapacidade social" — que por sua vez é fruto de uma falta de sensibilidade ou de uma falta de confiança —, é muito mais destrutivo: destrói tanto a empatia quanto a auto-estima, duas atitudes do espírito que dificilmente podemos separar; tira a motivação, afasta.

A escola maternal não é igual para todos: como diz o Evangelho, quem teve mais — que não é a criança que "sempre ganhou todas" — terá mais; quem esteve em desvantagem durante a fase de educação familiar — por carência, mas também por excesso de respostas positivas — apresenta-se com menos recursos e poderá ser derrotado com mais facilidade, mesmo no futuro.

Se isso é verdade, também é verdade para seu complementar, ou seja, a suposição (que repeti até excessivamente e que, ainda assim, nunca terei repetido o bastante) de que todo encontro produz uma mudança. Há sempre uma *chance*, e a escola maternal é uma *chance* poderosa de recuperação rumo à socialização.

A capacidade de empatia do professor, mas também o encontro com um colega e com a instituição escolar como um todo, são corretivos poderosos das carências ou dos desvios; são âncoras de salvação, oportunidades de "conversão", de redescoberta, de renascimento.

4. A escola obrigatória e o rendimento escolar

A escola maternal não é apenas sede de socialização, mas também um lugar de aprendizado, ou ao menos de pré-aprendizado, de preparo ao aprendizado. Mas ainda não contém uma medida formal do rendimento; ainda não se fala em "rendimento".

4.1. Sucesso e insucesso escolar

Com o início do ensino fundamental começa o "dever", mede-se o "rendimento", começa a "comparação". Isso tudo baseia-se num conhecimento formal: ler, escrever, contar (os instrumentos para as próximas conquistas); e depois decorar, para armazenar informações (que constituem a base para aquela famosa "máquina espiritual", que tanto mencionei, para a compreensão do mundo), mas também para o exercício de funções diversificadas da mente.

O julgamento da escola obrigatória é impiedoso: discrimina com muita força quem terá ou não sucesso social, sendo o sucesso social aquele que a sociedade aprova, e que é, em boa medida, sustentado pelo sucesso acadêmico.

O fato de a instituição escolar basear-se na aprendizagem formal, que tem mais a ver com o conhecimento do que com o saber fazer, acaba privilegiando largamente, embora de forma não-absoluta, aquele componente da inteligência que se mede com os testes de *desempenho* e que se expressa em termos de quociente de desenvolvimento (QD = idade à qual correspondem as provas superadas, dividida pela idade cronológica) ou do quociente de inteligência (QI = porcentagem das provas superadas com relação à média para aquela determinada idade; cf. p. 50). Ambos medem-se em porcentagem; para ambos a cifra 100 corresponde à média, e, para ambos, os limites da norma correspondem a 70 e 130. Como podemos observar, um intervalo bastante significativo. Setenta corresponde ao terceiro percentil, de modo que três pessoas (três crianças para cada cem *devem* ter uma inteligência inferior à norma, cf. p. 227). Sem dúvida, em todas as sociedades, mas especialmente na atual, elas têm uma enorme desvantagem. Mas há também poucas dúvidas de que os que possuem um QI abaixo de 100 terão desvantagem, em geral, com relação aos que apresentam um QI superior a 100. Estatisticamente, os primeiros (que pertencem, na média, às classes mais pobres) desempenharão os trabalhos menos remunerados.

Já mencionamos (cf. p. 49-50, 265) os conflitos que esses números e essas afirmações contêm em si. Para alguns, apenas pensar que existem diferenças genéticas entre os homens (condenações genéticas), não apenas para a estatura ou a força física, mas também para a inteligência e as possibilidades de afirmação, é uma infâmia; para outros — estou entre eles — é simplesmente impensável que tais diferenças não existam. Não sabemos exatamente qual é a extensão das diferenças ligadas à genética: no entanto, sabemos que certamente (e isso poderá ser lido como uma espécie de compromisso político, mas na realidade é simplesmente um fato) uma quota não pequena da diferença está ligada a fatores ambientais (avaliações confiáveis, que se baseiam no estudo de gêmeos adotados por famílias diferentes, mostram que esses fatores ambientais têm uma incidência de 40%; isso parece pouco, mas não o é). Uma criança que não recebe estímulos verbais e nutrição adequados nos primeiríssimos anos de vida terá à sua disposição um pensamento "pobre". Terá portanto um QI mais baixo, até muito mais baixo que aquele que a genética lhe teria atribuído. Uma intervenção na hora certa (da sociedade, até através da guarda da criança) pode produzir rápida e extraordinária recuperação. Não temos provas suficientes para o contrário: ou seja, não consta que um sujeito normalmente dotado e normalmente estimulado possa melhorar seu QI se superestimulado.

Um QI fraco é certamente causa de insucesso escolar, e um QI brilhante é um bom pré-requisito para o sucesso. Mas um fator igualmente importante é a motivação ("o menino até conseguiria, mas não se aplica"). Essa observação banal talvez seja muito óbvia para poder ser compreendida em sua óbvia verdade: não pode haver aprendizado sem motivação e não há motivação sem afetos; isto é, não se pode aprender se não se quer aprender, se não formos impelidos pelo desejo de saber, ou pelo desejo de agradar, ou pelo desejo de conseguir; podemos dizer que a emoção guia a inteligência.

A motivação não é um acessório e está fortemente ligada (muito mais que o QI) à interação com os outros: ao significado que família e ambiente social a que se pertence atribuem à cultura; à importância que a família atribui à cultura, condicionando seu comportamento e sua linguagem diária; ao valor que se atribui à aquisição de novos conhecimentos, mesmo antes do ingresso na escola (é desse modo, e não somente por via genética, que se transmite o "sucesso acadêmico"); à interiorização, por parte da família, do trabalho (o estudo) como valor, antes que a idéia da promoção como um direito; à interação que o professor estabelece com a criança; à simpatia e à hiper ou hipovalorização por parte do professor; à aprovação e desaprovação dos colegas; à aliança entre professor e pais; à densidade de significação dos conteúdos do ensino para o aluno; à gradatividade e acessibilidade aos primeiros degraus da aprendizagem, no conjunto e para cada "matéria" (os primeiros passos, para alguns, são insuperáveis).

Essa observação sempre é válida, até fora da escola, e é uma das "barreiras arquitetônicas" que com mais facilidade podem ser eliminadas na comunicação da cultura. Estudante "brilhante", fiquei "fora" da matemática durante muitos anos, como se estivesse ouvindo uma conversa em chinês, da qual repetia, mecanicamente, algumas frases sem compreendê-las, até o momento em que me deparei com um professor "normal", que tornou compreensível a matéria simplesmente colocando-se no lugar de seus alunos, e me apaixonei devotamente pela matemática, da qual ainda lembro com afeto.

A experiência-experimento de Barbiana* — de dom Lorenzo Milani —, recuperando para o sucesso escolar, para a sociedade, e especialmente para si próprias, crianças rejeitadas pela escola e que viviam em situações de isolamento cultural e de carência econômica e afetiva, remoldando para elas os conteúdos e as formas do ensino e levando para sua escola a força de sua motivação pessoal — é ao mesmo tempo exaltante e

---

* Projeto de reforma educacional operada na Itália pelo educador italiano, falecido em 1967, don Lorenzo Milani. De uma pequena escola, fundada em 1954 na paróquia de S. Andréa, em Barbiana – Toscana, que atendia em período integral crianças pobres do entorno, em sua maioria filhos de camponeses, órfãos, muitos deles semi-analfabetos, chegou-se ao Centro Formazione e Ricerca don L. Milani e Scuola di Barbiana, que hoje atende 12.000 alunos/professores por ano.
Seu método de ensino, que refuta a indiferença e a passividade, incorporando no ambiente de aprendizagem o universo cotidiano do aluno para motivá-lo a aprender, levando-o ao desenvolvimento da autonomia, reflexão crítica e comunicação, tornou-se referência educacional no país. Para mais informações, consultar: http://www.barbiana.it/progetti.html. (N.E.)

deprimente: exaltante porque mostra a força revolucionária da indignação moral e o poder do espírito; deprimente porque o mundo está cheio de tais situações e não se encontra um dom Milani em todo canto.

4.2. O efeito Pigmalião: o aprendizado através de sucessos e confirmações

Pigmalião é, no mito, um famoso rei de Chipre que se apaixonou por uma estátua que representava uma mulher, e conseguiu ressuscitá-la e transformá-la numa mulher de carne e osso.

"O efeito Pigmalião", escreve Visalberghi, em *Pedagogia e scienze dell'educazione* [Pedagogia e ciências da educação], "consiste na capacidade de auto-realização da predição relativa ao sucesso escolar. Se um professor considera que um aluno tem boas capacidades de sucesso, é provável que esta predição se torne verdade, assim como é provável que se torne verdade a predição no sentido contrário. Um papel fundamental na formação das esperanças é o dos julgamentos de avaliação: o acúmulo de pareceres positivos acaba gerando novos julgamentos desse tipo, assim como o acúmulo de julgamentos negativos é causa de insucesso e, ao mesmo tempo, de abandono ou rejeição do sistema escolar".

Na essência (esse é o experimento de onde derivam essas conclusões, em si óbvias), indicando-se a um grupo de professores alguns alunos, escolhidos ao acaso, como portadores de qualidades intelectuais particularmente brilhantes, no final do ano verificou-se que estes se sobressaíam por causa de um acúmulo de sucessos decorrentes da automotivação e da auto-estima, induzidas no aluno mediante uma atitude semi-inconsciente de benquerença e de grande expectativa por parte do professor.

Em experiências realizadas com animais, obtêm-se ratos "feitos para vencer" se os colocarmos, desde o início, em condições de grande vantagem sobre os *sparring partners* (por exemplo, fazendo-os lutar com ratos de patas amputadas). "Quem aprende a vencer, vence para sempre."

Tudo isso nos revela três coisas bastante simples:

a) que a motivação para o aprendizado pode ser induzida "artificialmente";

b) que se avança, normalmente, não por "tentativa e erro", como se costuma dizer, mas por "sucessos e confirmações"; ou seja, o reforço positivo é um estimulador muito mais eficaz do que a punição;

c) que o insucesso é causa de desmotivação e estabelece um círculo vicioso negativo.

Fica bastante óbvio, a essa altura, que o sucesso e o insucesso escolar constituem entidades complexas, dependem de muito mais fatores além do mero QI, e que quem começa com o pé errado vai se encontrar numa situação que requer um esforço cada vez maior para recuperar-se de desvantagens que o tempo tende a acentuar e não a apagar.

5. As causas "fortes" do insucesso escolar

As causas de insucesso escolar de que falamos mais ou menos diretamente — falta de motivação, *deficit* cultural e econômico, preconceito negativo do professor, obstáculos "no primeiro degrau" da abordagem ao conhecimento — não devem ser consideradas menos "fortes" que as causas de que falaremos nesta seção; elas são causas "predominantemente extrínsecas", ou seja, não diretamente ligadas ao denominado "Eu biológico" do sujeito e portanto teoricamente (só teoricamente) mais removíveis.

As causas das quais falaremos agora, ao contrário, são "intrínsecas" ou "predominantemente intrínsecas", ligadas a "causas naturais", e portanto parecem indicar um "destino biológico". Na verdade, essa "predestinação" pode ser vencida, uma vez que o *deficit* seja identificado.

5.1. O retardo mental leve

Utiliza-se habitualmente o termo "retardo" como o menos estigmatizador. Na realidade, trata-se de um eufemismo: o "retardo mental" não se recupera, e uma vez concluída a idade do desenvolvimento — durante a qual a criança mostrou uma idade de desenvolvimento menor que a idade cronológica —, o "retardo" (se não era um falso retardo devido a causas ambientais) se torna "defeito".

Como já dissemos, a lei dos números coloca *a priori*, por necessidade, ou melhor, por definição, cerca de 3% da população sob o terceiro percentil. São os "últimos" e, a despeito de toda a sacrossanta indignação moral que nos impõe a crença de que "os últimos serão os primeiros", nesta terra sempre há um último. Existem. Então, uma das tarefas dos primeiros é a de fazer que os últimos não sejam também os mais infelizes.

Desses 3%, a maioria (85%) situa-se na faixa mais alta do defeito, entre 70 (ou 75) e 50 pontos de QI. Abaixo de 50 situa-se o retardo grave, os últimos dos últimos, que constituem outro problema, diferente, que deixaremos de lado.

Nossos "retardados leves" colocam-se às margens da normalidade; seu defeito mental não é perceptível de imediato e manifesta-se socialmente apenas diante de provas a serem superadas. Essas provas estão na escola e, quanto mais leve for o defeito, tanto mais vai demorar para se tornar evidente: incapacidade de superar os primeiros anos da escola obrigatória, incapacidade de passar para a segunda parte do ensino fundamental, incapacidade de concluir do ensino fundamental. Na realidade (como sempre, basta prestar atenção), as primeiras dificuldades, mesmo que sejam apenas de comportamento, de relacionamento, de linguagem, percebem-se já na escola maternal; mas podem ser confundidas com dificuldades de outro tipo (comunicativa, social, de caráter); ou então, mais simplesmente, o olho não enxerga aquilo que não quer. Vice-versa, distúrbios setoriais do aprendizado ou distúrbios da atenção, ou até defeitos menosprezados, auditivos ou visuais, podem ser interpretados como retardo pelos professores.

Fazer o diagnóstico com os testes de desenvolvimento é simples; comunicar esse diagnóstico ou recebê-lo é infinitamente mais difícil; enfrentar concretamente o problema, para os pais, leva uma vida toda: desde uma reavaliação das expectativas à identificação e ao reforço dos interesses de aprendizado e dos objetivos existenciais da criança-menino-adolescente-adulto.

5.2. A dislexia

A dislexia é uma dificuldade isolada — isto é, não se deve a retardo mental, mas a um distúrbio seletivo dessa habilidade específica — de reconhecer e/ou compreender a palavra escrita. Em geral, é acompanhada por uma dificuldade de escrita (a *disgrafia*) e não é uma situação rara, que se torna evidente com o início da escola, mas que não é identificada imediatamente. Há, aliás, uma espécie de acordo em se proferir um diagnóstico de dislexia somente quando se tem certeza absoluta, ou seja, depois de passado algum tempo e a criança não ter saído daquele ponto. Isso é compreensível, tanto para não estigmatizar quanto para não empenhar excesso de recursos em crianças que conseguiriam evoluir sozinhas.

No entanto, hoje sabemos que a dislexia é uma daquelas "barreiras arquitetônicas" da mente que impedem a subida "dos primeiros degraus" do aprendizado, estando portanto na base de um potencial insucesso escolar que o tempo freqüentemente agrava, e que, mesmo depois de superado o obstáculo da leitura, pode ocorrer (aliás, é mais regra do que exceção) que nunca mais se recupere.

Naturalmente, a dislexia não é uma situação do tipo tudo-ou-nada: existem pequenas dificuldades que se corrigem sem intervenções profissionais, e essa correção será tanto melhor e mais rápida quanto melhor for a pontuação no QI, um elemento que facilita a criação de estratégias de compensação.

A incidência da dislexia "verdadeira", ou seja, da dislexia inequívoca, primária, isolada, severa, atinge cerca de 1,5% das crianças do primário; dessas, quatro em cada cinco terão um insucesso escolar, no sentido do abandono precoce do estudo. A incidência dos que simplesmente são "leitores ruins" é dez vezes maior (15%). Nenhum leitor ruim se tornará em algum momento um ótimo leitor, e isso poderá constituir uma desvantagem, ainda que não uma verdadeira deficiência, durante todo o decorrer dos estudos. Existem, ao contrário, os leitores muito rápidos, hiperléxicos, capazes de apreender, muito rapidamente, os textos escritos; essa, evidentemente, é uma vantagem. Mas o caráter, a motivação, a perseverança, constituem vantagens muito mais importantes.

Provavelmente a dislexia não apresenta uma identidade pura, e há pelo menos duas dislexias: uma ligada a uma relação ruim entre retina, córtex visual e movimentos automáticos do olho (uma verdadeira dificuldade de registro dos sinais gráficos); e outra ligada a uma relação ruim entre o córtex visual e os centros da linguagem (uma dificuldade para decodificação dos signos). Ambos os tipos de distúrbio têm um substrato microestrutural encefálico demonstrável, tanto com técnicas de imagem quanto com técnicas funcionais. Pode-se suspeitar de ambos ao se ouvir a leitura de um trecho e a sucessiva interpretação desse mesmo trecho, ou então procurando os erros de grafia numa tarefa, ou observando a escrita durante o ditado. Ambos podem ser submetidos à reabilitação por meio de exercícios específicos, que serão tão mais complexos (profissionais) quanto mais severo for o distúrbio.

5.3. A discalculia

É um distúrbio específico de aprendizado da matemática em crianças de outro modo sadias e inteligentes. Há uma incidência de aproximadamente 5% na escola obrigatória. É mais difícil de ser categorizada, se comparada ao distúrbio de leitura ou de escrita, porque o pensamento matemático é um pensamento complexo, que tem a ver com cálculo, com memória a curto prazo, com raciocínio lógico, com compreensão de símbolos e figuras. Apesar disso, como efeito de deficiência, é menos relevante que a dislexia, seja porque, na nossa sociedade e na nossa escola, as dificuldades em matemática são menos estigmatizadas e mais aceitas, seja porque, especialmente, é mais fácil de ser superada com a ajuda de instrumentos idôneos.

5.4. O *deficit* de atenção com hiperatividade

Esse *deficit* constitui o modelo mais comum de "criança-problema" e de "aluno-problema". As dificuldades escolares acentuam as dificuldades sociais já intrínsecas do distúrbio e representam um fator de risco para insucesso e em seguida para a dessocialização.

A hiperatividade é o distúrbio de comportamento e aprendizado mais comum nos Estados Unidos, onde é a maior causa de mau rendimento escolar e cuja abrangência está estimada em nada menos de 6% da população escolar. É indicada geralmente com a sigla ADDH (*Attention Deficit Disorder with Hyperactivity*). Vamos nos deter nesse distúrbio, não apenas por sua relevância estatística ou porque os diferentes modos como foi compreendido nas diferentes épocas e contextos é muito instrutivo, mas também porque implica um empenho pedagógico bastante comprometedor em termos quantitativos, embora em termos de qualidade não seja diferente do empenho que se deveria ter para com uma criança normal.

O ADDH caracteriza-se por uma incapacidade de concentrar a atenção, durante um tempo e com uma intensidade suficientes, numa atividade qualquer; por uma marcada impulsividade de comportamento e de resposta, sem uma inibição suficiente e com pouca atenção para as possíveis conseqüências; e por uma hiperatividade motora que pode ou não se revelar no ambulatório médico, para onde a criança é levada por ser "insuportável" ou então por ser incapaz de acompanhar o currículo escolar.

O diagnóstico é estabelecido com base numa pontuação obtida a partir de um questionário preenchido pelos pais e pelos professores. É curioso o fato de que, ficando no mero dado das pontuações, a incidência desse distúrbio é bastante similar nos Estados Unidos, na Grã-Bretanha e na Itália, mas nos Estados Unidos, em geral, é tratado farmacologicamente, ao passo que na Itália passa quase despercebido, ou percebido somente nos casos mais severos. Há dois medicamentos amplamente utilizados nos Estados Unidos para essa condição, mas o primeiro deles, o metilfenidato, não é comercializado na Itália e o outro, a pemolina, existe apenas em associação, e praticamente nunca é utilizada pelos pediatras. Um exemplo, assim ao menos parece, de tolerância e atitudes social e médica diferentes em relação a um distúrbio que, afinal, poderia parecer quase imaginário.

Essa contradição está na base de um primeiro "escândalo" ideológico que remonta à década de 1970. O problema atravessou o oceano para chegar à Itália, levado por um livro que provocou muito falatório, publicado numa coleção então famosa, "Medicina e Poder", coordenada por Giulio Maccacaro, intitulado, com a evidente intenção de simplificar, *O mito da criança hiperativa*. Na verdade, hoje podemos afirmar isso com bastante convicção: não se trata de um mito, mas de uma verdadeira patologia. De que tipo?

Durante muitos anos falou-se da síndrome ADDH como de um *Minimal Brain Damage* (MBD), ou dano cerebral mínimo. Na onda da contestação, e em busca de uma maior "correção política", substituiu-se *damage* por *disfunction*, e o dano cerebral mínimo (MBD) tornou-se disfunção cerebral mínima. A diferença entre dano e disfunção é quase inapreensível num período histórico em que até os sentimentos se tornaram moléculas; de todo modo foi documentado, mediante técnicas de neuroimagem, que adultos, ex-crianças portadoras de MBD, apresentam sinais de utilização defeituosa do açúcar em algumas áreas do córtex frontal. Demonstra-se, além disso, ainda com técnicas da neuroimagem, que as crianças com ADDH apresentam alterações de irrigação, de função, e em algum caso até microdanos anatômicos, em alguns grupos de neurônios, organizados em estruturas encefálicas muito antigas (o "núcleo estriado"), intensamente envolvidos nos processos da emoção e intimamente ligados ao córtex frontal (que é a sede das operações cerebrais associativas).

Portanto, *disfunction* torna a ser *damage*.

E, entre as causas do dano, uma após a outra, emergem provas apontando fatores genéticos de predisposição, causas hormonais (defeito dos receptores para os hormônios tireóideos), fatores perinatais (entrada reduzida de oxigênio nas estruturas mesencefálicas que observamos estarem envolvidas no ADDH, durante o parto), danos tóxicos pós-natais irreversíveis (lesões encefálicas por poluição ambiental ocasionadas pelo chumbo, uma patologia quase exclusivamente americana).

Há também uma literatura específica, parcialmente controversa, sobre o efeito, dessa vez reversível, de "poluentes alimentares" (corantes e conservantes) e sobre as vantagens de uma dieta (dieta de Feingold) "depurada" dessas substâncias e de outros alimentos suspeitos; e, por fim, mais uma série de observações, algumas das quais muito rigorosas e convincentes, parcialmente correlacionadas às observações sobre a dieta de Feingold, quanto à ação nociva de alguns alérgenos alimentares (leite, ovos, amendoim, frutas cítricas, trigo).

Essa hipótese "dietética" do ADDH é outro argumento "escandaloso" que levou a conflitos até ideológicos, do mesmo modo que a abordagem terapêutica farmacológica, pela qual se optou nos Estados Unidos, contraposta à abordagem relacional e educacional que prevalece na Europa.

Isso não é tudo. Observações que digam respeito à importância dos fatores do ambiente familiar, tanto na manifestação do ADDH quanto em suas conseqüências, sempre incendeiam a discussão sobre os efeitos patogênicos da sociedade: entram em cena o tamanho numérico da família, as famílias com um único genitor, a presença de outros elementos problemáticos no ambiente doméstico, como a pobreza ou o alcoolismo, que produzem uma situação educacional e existencial "caótica", sem regras.

Tudo isso pode parecer contraditório e confuso: todavia, na medicina, a verdade de uma hipótese nunca anula totalmente as outras; e, na minha opinião, tudo o que foi dito é verdade: que existe uma ADDH causada por uma utilização defeituosa do açúcar em algumas áreas cerebrais específicas, que essa disfunção pode até ser induzida por mediadores liberados por alérgenos alimentares (e nesse caso ser transitória), que em alguns sujeitos a disfunção, ao contrário, é sustentada por um defeito microestrutural (congênito), por um distúrbio da ação circulatória ou ainda por um dano cerebral adquirido na época perinatal.

Em síntese, podemos pensar que o distúrbio — quer desejemos chamá-lo de MBD ou ADDH — existe; que na realidade não se deve a uma única, mas a diversas condições, todas elas dizendo respeito à mesma estrutura encefálica, ou seja, a estruturas estritamente ligadas entre si, constituindo o que os médicos denominam síndrome; e que a relevância clínica e existencial dessa síndrome é fortemente influenciada por fatores ambientais e sociais, mas também pela opinião médica, pela própria opinião pública, pela atitude mais ou menos tolerante da família ou da escola.

Concluindo, a ADDH constitui um exemplo de como o funcional e o orgânico são limítrofes; de como doença e saúde *também* podem ser uma opinião; de como organismo e ambiente podem interagir entre si, anulando-se ou fortalecendo-se reciprocamente; de como a predisposição, genética ou adquirida, não é um destino inevitável.

A ADDH representa para o educador (família, escola, pedagogo, médico, psicoterapeuta) um desafio de maior ou menor dificuldade, dependendo da gravidade e dos recursos à disposição. Trata-se de uma "desarmonia" que envolve sentimento, comportamento, e por fim socialização, e para a qual é necessário encontrar, caso a caso, as estratégias mais úteis para reconstituir a "harmonia" entre interior e exterior. A identificação de eventuais causas elimináveis (alérgenos, conservantes); a recomposição de situações conflituais (com os irmãos, os amigos, os professores); a reorganização dos períodos de aplicação ao estudo (que serão necessariamente breves e entrecortados); uma atenção, maior que a habitual, para os mecanismos educativos baseados no reforço positivo; uma maior estabilidade no comportamento dos pais e um cuidado com o ambiente doméstico; uma reabilitação "cognitiva", ou seja, o ensino programado, para a criança, de estratégias de comportamento (por exemplo, contar antes de agir); a utilização (naturalmente por profissionais) de técnicas de psicoterapia familiar ou de relaxamento para o paciente; eventualmente, e muito mais raramente (pelo menos segundo minhas convicções pessoais), o recurso ao fármaco, constituem diversos tipos de expedientes, complementares entre si.

O componente "defeito de atenção", à medida que a pessoa fica mais velha, tende a atenuar-se, um pouco devido à menor necessidade de concentração, uma vez que se ultrapassou o currículo escolar, e um pouco devido às estratégias compensatórias que, mesmo inconscientemente, acaba-se utilizando ("o indivíduo aprende a se virar").

Em geral, também a hiperatividade atenua-se bastante (por causa do desenvolvimento inconsciente de mecanismos inibidores), perdendo o caráter quase compulsivo que se nota na criança menor.

Na maioria das vezes permanece a impulsividade como um elemento temperamental. Como a impulsividade é um dos componentes do comportamento anti-social (ou até mesmo delinqüencial); como a ADDH produz um rendimento escolar fraco; como o pouco sucesso, ou insucesso, ou até mesmo o abandono e a evasão escolar são uma possível sala de espera do desemprego, da dessocialização, do alcoolismo e da dependência, as crianças com ADDH são consideradas de risco: ainda mais se, como costuma acontecer, pertencerem a famílias já em si de risco.

6. Escola e vida: bons professores e maus colegas; a intimidação

A escola é muito mais do que uma instituição didática: é grande parte do mundo do menino, quase sempre a fonte principal de suas afirmações, de suas preocupações, de seus sofrimentos e conflitos.

Boa escola e bons professores significam a garantia de um ambiente de trabalho favorável, onde os submersos serão a exceção e os sobreviventes a regra. Estudos sobre a população londrina demonstram que os garotos que freqüentaram escolas não seletivas, mas reconhecidas pela qualidade do corpo docente e pela atenção voltada aos aspectos formativos do ensino, tiveram muito menor evasão escolar, menos problemas com a Justiça, melhor colocação profissional em relação aos que, com o mesmo *status* sociocultural, haviam sido inscritos em escolas do mesmo nível, mas com um corpo docente menos motivado e empenhado.

Numa "boa classe" é provável encontrar bons colegas. Mas, em geral, o valor positivo dos colegas de escola não é nada garantido. Podem se verificar casos de opressão do colega forte sobre o companheiro fraco e da maioria sobre os indivíduos isolados ou grupos menores. Às vezes, esses fenômenos estragam uma ou mais vidas, marginalizando da escola a vítima, prefigurando um futuro desencaminhado para o perseguidor e difundindo a impressão de uma moralidade desviada e essencialmente desumana.

O tema da violência na escola, sob o título de "intimidação", tem sido, nos últimos anos, objeto de uma vasta literatura pediátrica, sociológica e jornalística. Sua incidência, levantada mediante investigações com as quais não se pode concordar completamente no plano metodológico, resultou ser muito alta (até 40% dos garotos declararam ter sido vítimas de perseguição, uma cifra inaceitavelmente alta); mas mesmo que a porcentagem dos perseguidos fosse um décimo daquela cifra (4%), ainda assim tratar-se-ia de um problema pediátrico e escolar muito sério; e mesmo que fosse um centésimo dela (0,4%), ainda seria um tema pediátrico digno de atenção e preocupação. Em minha vida profissional, encontrei algumas tragédias abafadas: garotos "incompreendidos" ou não ouvidos pela própria família, que haviam perdido toda vontade de viver, toda confiança na sociedade e todo amor pela escola por terem virado o que chamamos de "o saco de pancadas" dos colegas. Estes, por sua vez, no conformismo um tanto covarde que pode crescer nas comunidades fechadas (prisão, alojamento, classe), submetidos por um líder sádico, punem no bode expiatório tanto as tentativas de rebelião, como a excessiva submissão. O estudo psicológico do "intimidador" reconhece nele freqüentemente o estigma da carência de empatia (que talvez seja a base do comportamento anti-social), e na "vítima" o de um certo "desajeitamento social" (a incapacidade de assumir as atitudes "certas" no momento "certo"). Deve-se suspeitar que a criança está na condição de "vítima" diante de uma queda repentina do rendimento escolar, de manifestações de "depressão" (insônia, falta de apetite, dores abdominais, vômito, cefaléia, fobia escolar, entristecimento, choro injustificado); o garoto revela facilmente o *script* durante um diálogo olho no olho com o médico. Intervir é difícil: a coisa mais simples a fazer (e é o mínimo que se deve ao perseguido) é a mudança da escola; a coisa mais certa é romper o círculo da indiferença e do silêncio, indo a fundo dentro da escola.

Comunidades escolares inteiras foram alertadas sobre esse problema, com projetos de prevenção baseados na combinação da "revelação" (informação programada, denúncia dos casos de perseguição, condenação da lei do silêncio), mediante a educação coletiva de alunos e de professores, com a vigilância ativa; o projeto mais conhecido é o que leva o nome da cidade de Göteborg, na Suécia.

7. "Pertencer": associacionismo, escotismo, clubes esportivos

Existe mais um mundo, mais um possível caminho de fuga, com relação aos valores opressivos e repressivos da escola e a estreiteza emocional da família, uma outra escola de vida, com suas regras, seus sofrimentos, seus conflitos, às vezes reparadores, às vezes patogênicos.

A prática de esportes, que com certa freqüência implica uma associação (num clube de futebol, de alpinismo, de ginástica, de vela, etc.), provavelmente seja mais disseminada: o culto do corpo e a exaltação da competição fazem parte do espírito da época.

Nada a dizer; mexer-se é uma coisa extremamente sadia e não há nenhuma doença que possa contra-indicar o esporte; a competição tem aspectos exaltantes, o preparo esportivo é também um treino formativo para o caráter. Mas nem tudo é igual para todos, nem todos os esportes têm os mesmos efeitos, nem todos os treinadores têm a mesma humanidade, sequer todos os pais têm o mesmo bom senso. Motivo pelo qual pode acontecer de a tensão esportiva, o desejo de vencer ou o medo de perder produzirem uma patologia psicossomática até forte; ou que a (insensata) pressão dos pais quanto à condição de vencedor possa corromper a virilidade do enfrentamento ou o sabor da amizade. Eu incentivo a participação em qualquer atividade esportiva que o garoto escolha. Mas incentivo os jogos de equipe — futebol, *rugby*, voleibol, handebol —, que exaltam a cooperação, a camaradagem, o sentido de pertencer, mais do que a competitividade individual. Quanto maior for o time, mais o trabalho será do grupo, mais o esforço será levado adiante (para mim, o máximo é o *rugby*, no qual, natural e gloriosamente, militei) e maior será o rendimento.

Nesse sentido, o escotismo é algo a mais: exercício físico sem competição senão consigo próprio, vida ao ar livre com um leve sabor de aventura, exercício dos valores sociais, sentimento de pertencer, amizade. Mais do que o time esportivo, o grupo de escoteiros pode constituir uma verdadeira comunidade terapêutica.

Mas também há outros lugares, outros exercícios. A igreja. A música. E mais do que a música, o conjunto (*band* e não *gang*); mais fácil que a banda, para quem tem um tantinho de voz, o coral: outro esplêndido exercício coletivo, sublimação artística e harmonia emocional, alcance de uma liberdade "diferente". E assim por diante.

Casa e escola são lugares fechados; a cidade tem percursos difíceis. A saída de casa necessita de muito mais cuidados que outrora. As atividades coletivas, de qualquer tipo, abrem horizontes, oferecem oportunidades de liberdade (ainda que "vigiada", ou melhor, "protegida") e ao mesmo tempo representam sedes educacionais formidáveis, soluções fáceis, nas quais os pais talvez não pensem o bastante.

12
O FINAL DA ADOLESCÊNCIA

O período final da adolescência (passou a puberdade, a criança já não é criança, mas ainda não é adulto, ainda vai crescer alguns centímetros, uma musculatura ainda a estruturar, um cérebro que não se restabeleceu do aturdimento das próprias modificações) é uma idade esquisita.

Mais esquisito é como os médicos vêem essa idade de passagem; especialmente os pediatras, que, talvez com razão, ainda não se acostumaram, a não ser nas palavras, a considerar essa idade como de sua alçada.

Em geral, a adolescência é vista como um momento de vida perigoso, misterioso, insondável. Na verdade, todos os adultos — até os pais, até os pediatras (que de fato nunca se tornam totalmente adultos) — já foram adolescentes e saíram da adolescência sem quase se dar conta, carregando apenas algum arranhão e uma lembrança não exatamente feliz, uma lembrança de insegurança e perturbações. Sendo assim, todos sabem, no fundo, que a adolescência não é nada de especial e que passa depressa.

No entanto, olhamos para o adolescente com uma mistura de respeito e receio: pelo modo como ele pode se revoltar contra você e por aquilo que pode lhe acontecer. Atitudes de ânimo em parte excessivas (se for verdade que a grande maioria das pessoas saem da adolescência com poucos arranhões) e em parte justificadas (se for verdade que esse é o momento da revolta, da ideologia, das posições radicais e extremas, que é o momento em que queremos nos pôr à prova a toda hora, e que, em alguns casos, é o momento do desespero e da derrota).

1. As necessidades de saúde do adolescente

Da patologia específica do adolescente já falei. Falar mais sobre isso não é de muita serventia, até porque o espaço para essa intervenção é limitado. De fato, o adolescente — embora a tendência de hoje seja a de permanecer-se "filho" o mais longamente possível, sustentado e protegido — recusa o mais que puder todo cuidado, fugindo da preocupada atenção dos pais; geralmente faz o oposto do que os pais lhe propõem.

Mas há também outro motivo que me torna arredio ao falar do período final da adolescência. A idade do desenvolvimento já está terminando; há pouco que possamos ainda acrescentar ou tirar. O rumo que a história individual assumiu aos poucos está próximo de se completar, a assumir a direção, se não o desenho definitivo; o fruto está no final de seu amadurecimento, já não há tempo para se adubar.

Ainda assim, vou falar mais um pouco sobre isso. Porque, como sempre, o que eu disse é verdade, mas o contrário também o é. Até que a vida termine, toda mudança é possível. E embora aos pais já não seja permitido nada, a não ser pouco mais que uma observação de longe — e uma preocupação, inevitável mas já rejeitada e não apreciada —, esse "pouco mais" pode ser muito, e essa preocupação "rejeitada e não apreciada" pode ser, em segredo, desesperadamente desejada. E a ajuda concreta, acompanhada por aquele tipo especial de compreensão que somente um genitor pode dar, em casos isolados pode se revelar indispensável.

No fundo, há motivos para se temer a adolescência. Cometi poucos erros graves na minha vida profissional, mas esses foram cometidos justamente com adolescentes. E o erro pelo qual nos culpamos, no final, como sempre, é um *deficit* de participação, uma falta quase desejada conscientemente, uma falta de amor, pois é difícil oferecer amor ao adolescente se não temos a mesma idade que ele.

A adolescência é uma época de poucas doenças físicas. O sistema imunológico está maduro e mais sólido; a patologia alérgica não aumenta, e até mesmo diminui; o risco de infecção está distante (e se refere especificamente à esfera sexual); as doenças auto-imunes são raras; os tumores típicos da infância já ficaram para trás e os do adulto ainda não chegaram. O adolescente vai ao médico muito raramente, e muito mais raramente é hospitalizado: muito menos do que acontece nas idades mais propriamente pediátricas e menos do que o adulto.

Os problemas específicos da puberdade (retardo na estatura, retardo púbere, ginecomastia), em geral mais falsos problemas que problemas de fato, situações em que explicar e tranqüilizar é o quanto basta, já foram superados naquela primeira parte da adolescência que é a puberdade.

Naquela etapa em que o desenvolvimento se conclui, ou seja, no estágio pós-púbere da adolescência, menos da metade das consultas se devem a problemas físicos que, em ordem de freqüência, são: ortopédicos (medicina do esporte, acidentes, distúrbios do crescimento esquelético, escoliose e cifose dorsal, erosão das cartilagens articulares, colapso de algumas cartilagens de conjunção, como na epifisiólise do quadril), oftálmicos (a mudança de tamanho do olho, particularmente o alongamento do diâmetro ântero-posterior do bulbo ocular, que faz aflorar um defeito de refração: a miopia), dermatológicos (acne), ginecológicos (distúrbios do ciclo menstrual, métodos contraceptivos, doenças venéreas). Já falamos disso no Capítulo 8 (cf. p. 191).

Um aspecto nada irrelevante dos problemas do adolescente está ligado às doenças crônicas (veja no Capítulo 8, e parcialmente, para as doenças genéticas, no Capítulo 2, à página 42), já em tratamento antes do amadurecimento sexual (diabetes, artrite reumatóide, fibrose cística, talassemia), que nesse momento atravessam uma fase crítica, em parte por causa do crescimento, em parte por causa da "perda de paciência" para com os médicos e a doença.

Cerca da metade das consultas não está ligada a doenças físicas, mas a problemas de ordem psicossocial ou comportamental, que também são os problemas mais "verdadeiros" e mais graves dos adolescentes: depressão, tentativa de suicídio, abuso de substâncias tóxicas, anorexia nervosa, violência que se sofreu ou que se impingiu. Quanto aos problemas da dessocialização e da violência, mais adiante vamos nos deter um pouco sobre eles.

Mencionaremos aqui, como *lembrete*, um longo acrônimo que contém a síntese dos problemas que devem ser indagados durante a consulta de um adolescente, para conhecer, corrigir, intervir: *Safe Times*. S, de sexualidade (*sexuality*); A, de afeto e abuso (*afect and abuse*) (rendimento escolar, preocupações, conflitos com os pais, predisposições aos acidentes e comportamento agressivo, relação com os pares, depressão, tabaco e álcool); F, de família (*family*) (com quem você vive?); E, de exame (*examen*) (dos seios, dos testículos, da pressão arterial); T, de tempo de desenvolvimento (*time of development*) (estado do desenvolvimento sexual, da estatura, do peso — como você é e como você se sente); I, de imunização (*imunization*) (completou-se a totalidade do calendário das vacinas? Lembrar que a vacina antitetânica e antidiftérica devem ser repetidas a cada dez anos, que a vacina contra rubéola, sarampo, caxumba é aconselhada, nessa idade, para os indivíduos não imunizados); M, de minerais (*minerals*) (ferro e cálcio merecem um suplemento para a quase totalidade dos adolescentes, especialmente as meninas); E, de educação/emprego (*education employment*) (histórico da vida escolar ou de trabalho); S, de segurança (*safety*) (cuidados com a segurança na direção).

2. Depressão, violência, fuga da sociedade

Sinais de alarme ("bandeiras vermelhas") de um distúrbio emotivo importante, que em geral expressa um problema, a ser resolvido materialmente, e por vezes um problema psíquico, a ser resolvido com palavras e mais raramente com fármacos, são os seguintes:
- isolamento, recusa da companhia habitual;
- queda repentina do rendimento escolar;
- longas ausências da escola, qualquer que seja a causa;
- "somatização" (cefaléia, dores, febrícula constante, cansaço, náusea).

Esses sinais podem ser lidos como "depressão", porém, mais genericamente, são o sinal de "algo errado"; que não raro é algo bem definido, reconhecido pelo indivíduo, acerca do qual ele gostaria de falar, se lhe dermos a oportunidade para tanto, e que por vezes pode ser concretamente eliminado. Algumas vezes o mal-estar tem raízes mais profundas.

Depressão é um termo do qual até se abusa para indicar uma situação de péssimo humor que se prolonga no tempo.

Geralmente, a depressão é acompanhada por uma redução da capacidade de aplicação ao trabalho ou estudo, por insônia, falta de apetite, choro fácil, excesso de responsabilização, baixa auto-estima. A depressão é causa, mas pode também ser efeito, de isolamento do grupo dos colegas, de uma condição estigmatizadora (obesidade, raça, comportamento) ou até de uma situação de perseguição habitual (intimidação), ou de uma disposição negativa, verdadeira ou presumida, por parte de um professor; por vezes, de abuso por parte de um familiar, ou até somente de insucesso ou de tensão excessiva, escolar ou esportiva.

A depressão pode estar na base de comportamentos de desvio (abandono da escola, dependência de drogas, como escolha de "automedicação"), mas também de suicídio (a terceira causa de morte entre os adolescentes). Outras manifestações de desvio (a fuga de casa, com a freqüente prostituição como único meio de sustento econômico); a pequena delinqüência e a delinqüência organizada; a gravidez indesejada; a violência em todas as suas manifestações, predominantemente dentro de uma gangue; a condução perigosa, o risco pelo risco; o alcoolismo como manifestação de virilidade ou como rito de passagem; todos esses são fenômenos que encontram um terreno privilegiado na falta de equilíbrio própria da adolescência, mas que também expressam o que costumamos chamar de "mal-estar da sociedade". Em muitos países, os processos judiciais contra menores de idade, que são a evidência mais mensurável desse mal-estar, aumentaram bastante nas últimas décadas.

3. Os fatores de risco

Todos estão expostos a esse tipo de risco: mas generalizar é um erro de compreensão e demonstração de falta de esperança.

Antes de tudo, é preciso dizer que o risco não é igual em todas as sociedades, e que em algumas delas os índices de desvio são menores que em outras. Reconhecer níveis diferentes de mal-estar nas diversas sociedades pode significar escolher linhas de desenvolvimento mais humanas para a nossa. Parece uma afirmação insensata: como se de fato pudéssemos escolher as linhas do desenvolvimento. No entanto, quem a não ser nós? Acreditamos realmente que tudo seja predeterminado? Então, o que torna cada sociedade tão diferente uma da outra e o que condiciona nelas a evolução no tempo senão as escolhas — ao menos parcialmente conscientes — de seus componentes?

Além disso, precisamos identificar os riscos específicos no âmbito de nossa sociedade para enfrentá-los.

A grande maioria dos "fatores de desvio" mais graves é assim desde o nascimento: um filho de mãe solteira, adolescente, desempregada, fumante, tem uma probabilidade cerca de vinte vezes maior de vir a ter problemas com a Justiça que a média das pessoas de sua idade. É a mesma criança que terá uma excessiva freqüência em prontos-socorros, que não freqüentará o consultório médico, que não se apresentará às chamadas das vacinações, que abandonará a escola. A sociedade tem mil oportunidades de se ocupar dela; tem não apenas a obrigação, mas a conveniência de fazê-lo.

Um dos fatores de risco que acabei de mencionar, a evasão escolar, chama-nos para outro dever, em parte social, em parte pessoal: o empenho na qualidade da escola. A escola, até diversificada em razão dos interesses e das capacidades, é a principal agência de recuperação dos jovens que vivem na área limítrofe, e a freqüência escolar após a escola obrigatória é, para o adolescente, um dos meios de ter um apoio durante a passagem para a idade adulta. A qualidade do sistema escolar, da relação entre os alunos e da preparação humana dos professores (mas também a capacidade de colaboração da família com a escola), constituem igualmente fatores mensuráveis, positivos ou negativos, de discriminação entre os que se salvarão e os que submergirão.

Além disso, há os fatores de risco no âmbito familiar. A forma dos cuidados dos pais, o modelo estrutural da família, o grau de atenção (ou de violência) que a criança recebe, as margens de liberdade que lhe foram concedidas para que fosse se acostumando aos poucos à vida, têm efeitos mensuráveis em sua "solidez". Não é fácil, talvez nem seja possível, modificar a si próprios, a dinâmica familiar, o estilo educacional, porque cada um de nós carrega outros dentro de si. Mas um filho é uma responsabilidade, e crescer com o próprio filho, modificar-se a partir do próprio filho, aprender para o próprio filho, talvez seja a última (ou a penúltima) possibilidade de mudança que temos à disposição em nossa vida.

4. A saída da família e a passagem do mar Vermelho

Sugerimos, ao falar da escola (cf. p. 260, 263, 267), que a integração escolar para uma criança que vem de uma família *coesa*, em que o conjunto garantiu solidariedade a todos sem que houvesse coerção da experiência existencial do indivíduo, é relativamente fácil. Mais fácil ainda, mas com os riscos da falta de apoio familiar, é a inserção da criança que sai de uma família *descompromissada*, em que cada um dos membros tem a própria vida e o próprio destino; e pode ser, ao contrário, difícil se ele sair de uma família *emaranhada*, na qual os sentimentos são um fato coletivo, de conjunto, em que a separação dos afetos é quase contra a natureza.

Um dos conflitos da adolescência, talvez o determinante para o rompimento da casca da crisálida, novamente é o da separação da família. Mas dessa vez trata-se de um fato definitivo. O conflito está entre necessidade de proteção e necessidade de autonomia, entre necessidade de estabilidade e impulso para a exploração. É claro que este conflito será mais bem superado na saída de uma família *coesa*, que possa garantir a satisfação de ambos os desejos que estão em conflito; que esta saída poderá ser "historicamente" já preparada, mas também vista com receio e talvez com rancor pelo filho de uma família *descompromissada*; e que se torne difícil e quase impossível pertencer a uma família *emaranhada*, onde ninguém é totalmente dono de si próprio.

Não sei se essa descrição, válida até ontem, ainda o é para as famílias de hoje, reduzidas ao mínimo — uma mãe, um pai, um filho —, e na qual, quaisquer que sejam as relações entre os pais, até conflituosas, a tendência é que o filho esteja preso na armadilha de um papel heterodirecionado, hiperprotegido, mantido a distância das experiências formativas que, como tais, sempre contêm um componente de risco. A tal ponto que, talvez mais facilmente do que em outros tempos, acaba caindo — despreparado para a vida — em um novo papel rígido (pertencer a um grupo político extremista, enrijecer no comportamento anoréxico, ter fixação emocional por uma pessoa ou ser dependente de álcool ou de drogas), precipitado no vazio sem ordem de um comportamento patológico (fuga, destrutividade, delinqüência, prostituição) ou até mesmo numa fuga de caráter psicopatológico.

Aqui é útil a "resiliência" (a capacidade de manter a própria forma, como o aço inoxidável) do Eu. Essa resiliência depende dos modelos que foram introjetados no decorrer da vida: modelos de si mesmo, de pessoas, de estruturas. Os pais, o professor, o amigo, o grupo, o time esportivo, a banda musical, o coro, os escoteiros. Os componentes "positivos" da própria pessoa.

Dissemos que cada etapa do desenvolvimento da socialização pressupõe a aceitação e a introjeção do sistema de referência anterior. Desses sistemas, o da própria família, que nunca é abandonada completamente (só aos poucos, um pedacinho para cada fase do desenvolvimento), é o que mais estavelmente se introjeta, e as figuras dos pais permanecerão como parte de nós, como modelo e como papel, para sempre.

Nesse momento de passagem, os pais podem ser recusados e rejeitados, como um modelo criticável no plano cognitivo (o pensamento), como um obstáculo na busca da liberdade no plano emotivo (o ser), ou até como um empecilho para a ação (o fazer). Essa contraposição crítica — com relação aos pais reais, mas também aos pais introjetados, portanto até com relação a si próprio — é a própria essência do conflito da adolescência. Superar positivamente esse conflito, aceitando o novo sem recusar o velho, mantendo a continuidade e conquistando a separação, corresponde a alcançar a condição adulta.

Do pai e da mãe nunca poderemos nos libertar totalmente, e permanecerão conosco, como pedra de comparação (ou melhor, como salva-vidas), durante aquela travessia do mar Vermelho que é a adolescência, e por todo o tempo de nossa vida. Eles e os "bons companheiros" de caminho que o acaso ou as escolhas de nossos pais, e um pouco nossas próprias escolhas (cada vez mais autônomas à medida que o nosso Eu for se formando), terão nos doado.

Apêndice

Sobre o apêndice

Este apêndice contém alguns instrumentos; poderíamos considerá-los instrumentos do tipo "faça você mesmo" (confira o crescimento de seu filho, confira o desenvolvimento psicomotor de seu filho, veja o que ele come, eduque-o segundo a ciência). Na realidade, esses instrumentos também são os que o médico tem de usar para fazer uma avaliação e para prescrever. No entanto, não há nada de mais distante do desejo deste autor do que o propósito de transformar os pais em médicos.

Se este livro tem um objetivo, é o de ajudar a compreender, fornecendo chaves de leitura muito simples. Mesmo o que se segue — esses esquemas e essas tabelas que proponho neste Apêndice para os mais cheios de boa vontade — são chaves de leitura, só que menos genéricas, mais específicas do que aquelas contidas no texto, mais próximas da realidade, mais aptas a nos levar a perceber objetivamente essa realidade.

A seção sobre as teorias educacionais tem o mesmo tipo de justificação: fornecer ao leitor os elementos para se dar conta de um antigo debate (aliás não encerrado, e provavelmente impossível de sê-lo), para compreender que a realidade está além das palavras e das teorias, para percebê-la mesmo quando permanecer vaga, para fugir à tentação das conclusões fáceis.

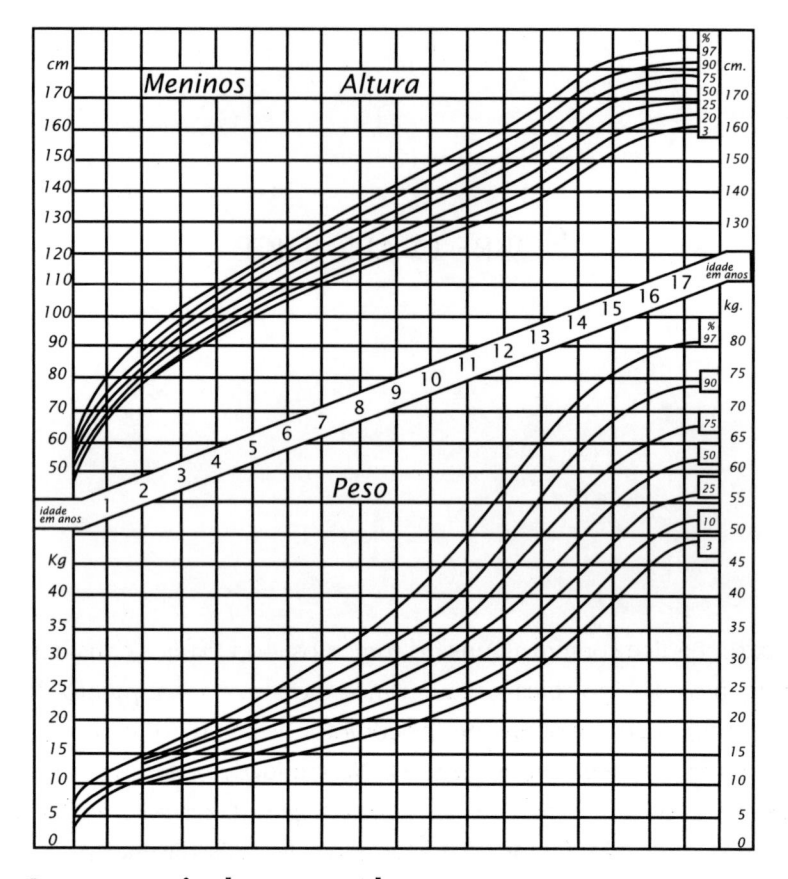

1. Os percentis do peso e da estatura

Sem dúvida, as curvas de peso e de estatura representam o instrumento diário mais usado pelo pediatra depois do estetoscópio e do otoscópio. Elas descrevem o crescimento (também chamam-se "curvas de crescimento") desde o nascimento até a idade madura, separadamente para os dois sexos e por peso e estatura.

Como podemos observar, as curvas têm uma primeira fase de rápido aumento, que se esgota entre os dois e os três anos de idade, uma fase de crescimento linear, que termina ao redor dos dez ou doze anos, que é seguida por um segundo estirão, o da puberdade. A maioria das crianças segue de perto a curva central, a do 50º percentil; os menores seguem mais ou menos de perto uma das curvas inferiores (o 25º, o 10º ou o 3º percentil); os maiores uma das curvas superiores.

APÊNDICE

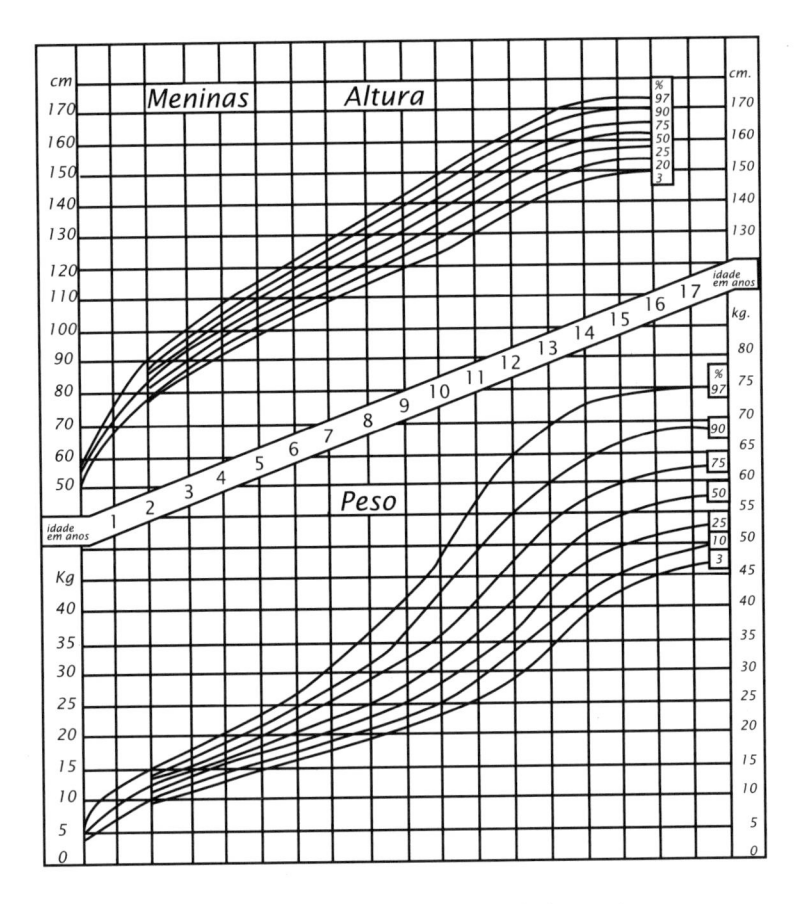

A leitura das curvas é simples. Para cada idade podemos ver:

a) se a estatura ou o peso do sujeito em exame está dentro da norma (entre o 3º e o 97º percentil);

b) se a estatura corresponde à prevista a partir da estatura dos pais (normalmente, uma criança se coloca numa curva intermediária entre o percentil da mãe e o do pai, também avaliados no mesmo gráfico dos percentis, mas, naturalmente, no final do crescimento);

c) se a estatura (e o peso) mantém uma curva de crescimento constante (isso requer que se repitam regularmente as mensurações ao longo do tempo, a cada três, quatro ou seis meses no primeiro ano, a cada um, dois ou três anos em seguida);

d) se o peso e a estatura estão em harmonia ou não entre si (se o peso estiver no 25º percentil para aquela determinada idade e a estatura no 75º, é claro que a criança é magra demais; se a estatura está entre o

50° e o 75° e o peso estiver acima do 97°, é claro que estamos nos encaminhando para a obesidade);

e) qual é o intervalo entre o peso real e o ideal (o que corresponde ao percentil da estatura do mesmo indivíduo), ou seja, quantos quilos devem ser perdidos ou então ganhos para voltarmos a estar em forma.

2. O teste de Denver

É uma tabela (p. 298-9) na qual há referência a uma série de aquisições que uma criança deve alcançar dentro de determinadas idades. Uma comparação entre o desenvolvimento real e o desenvolvimento esperado baseia-se tanto na simples observação (pegar um objeto com a mão inteira, permanecer sentado, pegar um objeto com dois dedos, amarrar os sapatos) quanto numa série de testes simples a serem superados.

Consideram-se quatro grupos de capacidades: as que dizem respeito ao comportamento pessoal e social (sorri, responde ao sorriso, cumprimenta com a mãozinha, etc.), à atividade motora fina (acompanha com o olhar, agarra um chocalho, bate dois cubos que está segurando na mão, etc.), à linguagem (ri, imita os sons de uma conversa, diz algumas palavras, menciona uma cor, etc.), à atividade motora grossa (mantém a cabeça ereta, consegue se sentar, anda bem, sobe escadas, etc.). Para cada idade, é bom examinar três desempenhos para cada tipo de capacidade: as que correspondem às da respectiva idade, às da imediatamente anterior e às da imediatamente posterior; portanto, para cada idade, consideram-se doze itens de referência.

Tomemos, por exemplo, uma criança de seis meses. Podemos nos perguntar se resiste à tentativa de lhe tirarmos o brinquedo (se o fizer, está perfeitamente alinhada com sua idade), se come uma bolacha sozinha (se comer, talvez esteja um pouco adiantada), se tem preensão palmar (faz o que é preciso já desde os cinco meses, portanto, se houver um atraso, este é mínimo).

No que se refere à atividade motora fina, avaliamos se a criança se põe a olhar um caroço de uva ou uma bola (está alinhado); se o pega (aí está um pouco adiantado); se não fizer essas coisas, mas acompanha com o olhar a 180 graus, trata-se de um atraso que não merece atenção.

Do mesmo modo no plano verbal (quase certamente já sabe gritar; se estiver de lado ela se vira ao toque de uma campainha; se estiver ligeiramente adiantada ela se volta ao ouvir uma voz).

Do mesmo modo no plano da motricidade grossa (ergue-se nas perninhas, sustenta o tórax nos braços, rola: são três funções que se alcançam quase simultaneamente).

O teste de Denver certamente tem seus limites, mas, com a mesma certeza, pode-se dizer que é a grade de observação do desenvolvimento psicomotor mais completa e mais experimentada. Mais do que para reconhecer um eventual atraso, é útil para compreender e desfrutar das contínuas aquisições que marcam as etapas do desenvolvimento.

2.1. Instruções para o uso do teste de Denver

1. Procurar fazer a criança sorrir, sorrindo para ela, falando-lhe ou gesticulando. Não tocá-la.
2. A criança deve fixar a mão durante alguns segundos.
3. O pai ou a mãe podem ajudá-la a usar a escova de dentes e a pôr nela a pasta.
4. A criança não deve conseguir amarrar os sapatos ou fechar o vestido nas costas (com botões ou zíper).
5. Mexer devagarinho um barbante como num arco de um lado a outro a cerca de 20 centímetros do rosto da criança.
6. O teste foi superado se a criança tocar o chocalho com os dedos ou a ponta dos dedos.
7. O teste foi superado se a criança procurar ver onde acaba o barbante. O examinador deve deixar o novelo cair no chão sem mexer o braço.
8. A criança tem de transferir um cubo de uma mão para outra sem o auxílio do corpo, da boca ou da mesa.
9. O teste foi superado se a criança agarrar o objeto com qualquer parte do polegar e dos dedos.

Teste de Denver

EXAMINADOR:
DATA:

NOME:
DATA DE NASCIMENTO:

Percentual de crianças que superam o teste
25 50 75 90

Os números referem-se às instruções para a execução

R: Superável basicamente ao referido pelos pais

MÊS · ANO

COMPORTAMENTO PESSOAL-SOCIAL — **ATIVIDADE MOTORA FINA (ADAP**

Itens (comportamento pessoal-social e motora fina):

- fixa os vultos
- 1 responde aos sorrisos
- R sorri espontaneamente
- R 2 fixa as suas mãos
- resiste se lhe tiram o brinquedo
- R come biscoitos sozinho
- R bebe no copo
- R cumprimenta a mãe (faz tchau)
- R mostra aquilo que quer
- R brinca de "bater palmas"
- R imita as tarefas domésticas
- R usa colher e garfo
- R ajuda em casa
- R remove suas roupas
- cuida das bonecas
- R 3 escova os dentes com ajuda
- R lava e enxuga as mãos
- R veste-se sozinho
- R veste o agasalho
- chama os amigos pelo nome
- R joga com as cartas, jogo de tabuleiro
- R escova os dentes sozinho
- R 4 veste-se sozinho
- R prepara os cereais
- 13 reconhece a linha mais comprida
- 15 copia quadrado (após demonstração) 86%
- 16 desenha um homem em 6 partes
- 16 copia quadrado
- 16 desenha um homem em 3 partes
- 14 copia +
- 12 copia círculo
- 11 move os polegares
- 10 imita linhas verticais
- torre de 8 cubos
- torre de 6 cubos
- torre de 4 cubos
- torre de 2 cubos
- mostra e depois joga as bolinhas
- rabisca espontaneamente
- coloca um bloco no copo
- R bate 2 cubos que tem nas mãos
- 9 agarra com o polegar e outro dedo
- segura 2 cubos
- 8 passa um cubo de mão em mão
- ajunta bolinhas
- 7 procura com o olhar um novelo de lã
- 25 define 7 palavras
- 26 relações (2) opostas
- 23 conta 5 quadrados (cubos) 88%
- 21 conhece 3 adjetivos
- 25 define 5 palavras
- nomeia 4 cores
- 24 entende 4 preposições
- faz-se entender completamente
- 23 conhece 4 ações
- 22 conhece o uso dos objetos
- 23 conta 1 quadrado (cubo)
- 22 conhece o uso de 2 objetos
- nomeia uma cor
- 21 conhece 2 adjetivos
- 20 conhece 2 ações

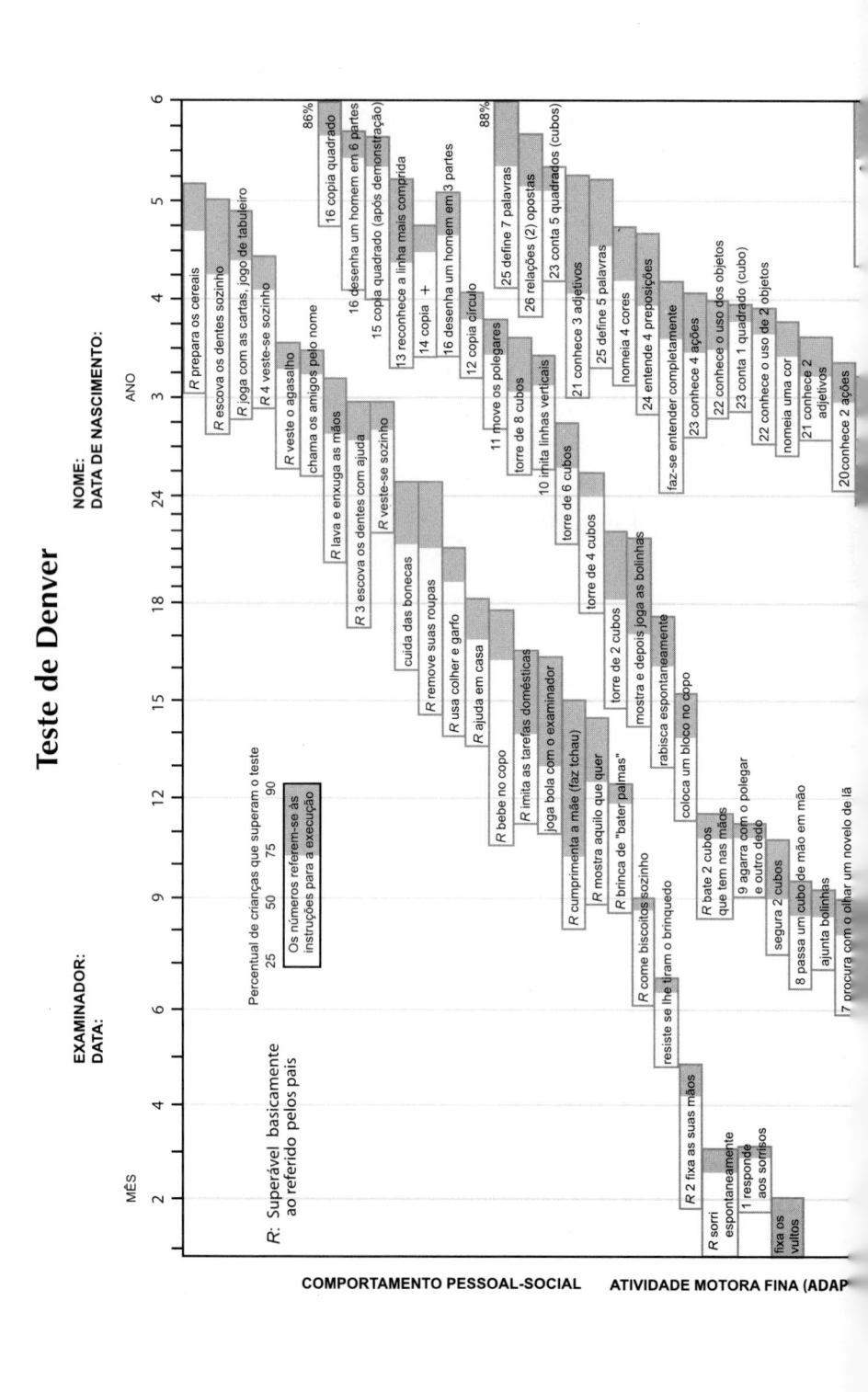

298

INSTRUÇÕES PARA A EXECUÇÃO

Assinalar nas casas para o 1º, 2º e 3º testes

Normal   1   2   3
Sim
Não

Adaptabilidade (ver nota 31)   1   2   3
Adapta-se sempre
Adapta-se muito
Adapta-se raramente

Interesse pelo ambiente   1   2   3
Atento
Às vezes desatento
Freqüentemente desatento
(desinteressado)

Timidez   1   2   3
Nenhuma
Média
Extrema

Duração da atenção   1   2   3
Atento
Às vezes distraído
Muito

EVOLUÇÃO DA LINGUAGEM

- levanta a cabeça a 45°
- levanta a cabeça
- imita os movimentos
- vocaliza
- reage ao som da campainha
- R grita
- R ri
- R imita os sons de uma conversa
- R simples sílabas
- volta-se em direção a um som
- 17 volta-se em direção a um som
- R balbucia alguma palavra
- R combina sílabas entre si
- R papai/mamãe não específicos
- R papai/mamãe específicos
- R uma palavra
- R 2 palavras
- R 3 palavras
- R 6 palavras
- 18 nomeia uma figura
- R combina 2 palavras
- 18 indica 2 figuras

ATIVIDADE MOTORA GROSSA

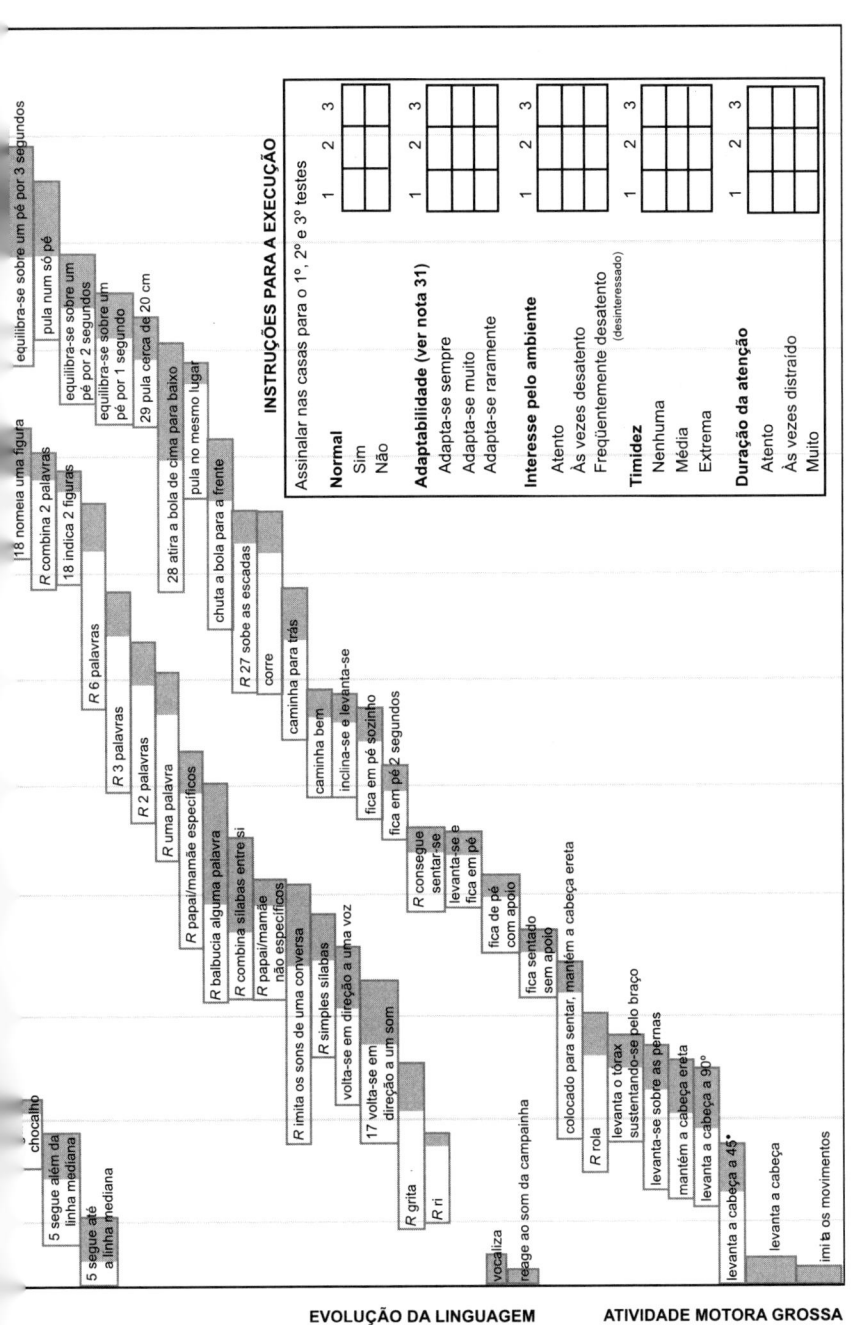

- imita os movimentos
- levanta a cabeça
- levanta a cabeça a 90°
- mantém a cabeça ereta
- levanta-se sobre as pernas
- levanta o tórax sustentando-se pelo braço
- R rola
- colocado para sentar, mantém a cabeça ereta
- fica sentado sem apoio
- fica de pé com apoio
- levanta-se e fica em pé
- R consegue sentar-se
- fica em pé 2 segundos
- fica em pé sozinho
- inclina-se e levanta-se
- caminha bem
- caminha para trás
- corre
- R 27 sobe as escadas
- chuta a bola para a frente
- pula no mesmo lugar
- 28 atira a bola de cima para baixo
- 29 pula cerca de 20 cm
- equilibra-se sobre um pé por 1 segundo
- equilibra-se sobre um pé por 2 segundos
- equilibra-se sobre um pé por 3 segundos
- pula num só pé
- 5 segue até a linha mediana
- 5 segue além da linha mediana
- chocalho

Fonte: Este esquema e as "Instruções para o uso do teste de Denver" são reproduzidos de R. A. Hoeckelman et al., *Pediatria*, Turim, Centro Scientifico Editore s.r.l., 1993, p. 298-301.

10. A linha pode variar em 30 graus ou menos com relação à do examinador.
11. Fechar a mão em punho com o polegar voltado para o alto e mover apenas o polegar. Teste superado se a criança imitar o gesto e não mexer nenhum outro dedo a não ser o polegar.

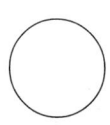

12. Teste superado se desenhar qualquer forma fechada. Teste falhado no caso de movimentos circulares contínuos.

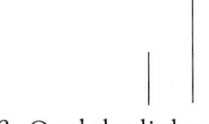

13. Qual das linhas é mais comprida? Virar a folha de cabeça para baixo e repetir (teste superado com três em três ou cinco em seis).

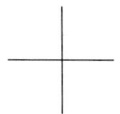

14. Teste superado para cada linha que cruzar próximo do centro.

15. De início, fazer copiar. Se errar, demonstrar-lhe como deve ser feito.

Nos pontos 12, 13 e 14, não pronunciar o nome das figuras. Não demonstrar como se desenham as figuras 12 e 14.

16. Ao dar a pontuação, cada par (dois braços, duas pernas, etc.) conta como uma parte.
17. Colocar um cubo numa xícara e chacoalhar delicadamente perto do ouvido da criança, mas fora do alcance visual. Repetir para o outro ouvido.
18. Apontar as imagens da página seguinte e fazer que a criança as mencione (não se consideram válidos seus ruídos). Se forem mencionadas corretamente menos de quatro figuras, fazer que a criança aponte a figura enquanto o examinador a nomeia com sua voz.

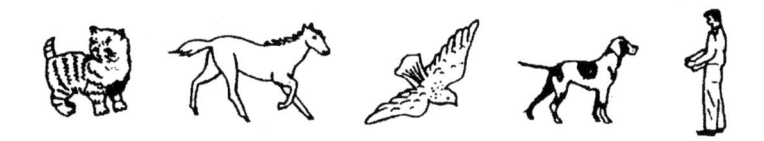

19. Usando uma boneca, dizer à criança: mostre-me o nariz, os olhos, as orelhas, a boca, as mãos, os pés, a barriga, os cabelos. Válido seis em oito.
20. Usando algumas figuras, perguntar à criança: qual delas voa? Qual delas mia? qual delas fala, late, galopa. Válido dois em cinco, quatro em cinco.
21. Perguntar à criança: o que você faz quando tem frio? E quando está cansada? Está com fome? Válido dois em três, três em três.
22. Perguntar à criança: o que você faz com uma xícara? Para que serve uma cadeira? Para que usamos um lápis? As palavras que ela exprimir por mímica devem ser incluídas nas respostas.
23. Teste superado se a criança colocar e disser quantos cubinhos há na folha (1,5).
24. Dizer à criança: coloque o cubo *sobre* a mesa, *debaixo* da mesa, *na minha frente*, *atrás* de mim. Válido de quatro em quatro (não ajudar a criança, apontando, mexendo a cabeça e os olhos).
25. Perguntar à criança: o que é uma bola? Um lago? Um banco? Uma casa? Uma banana? Uma barraca? Um muro? Um teto? Válido se forem descritos em termos de uso, de forma, de materiais de que são compostos ou de categoria geral (como banana é um fruto, não apenas amarela). Válido cinco em oito, sete em oito.
26. Perguntar à criança: se um cavalo é grande, um rato é...? Se o fogo é quente, o gelo é...? Se o Sol brilha durante o dia, a Lua brilha durante a...? Válido dois em três.
27. A criança tem de se apoiar numa parede ou numa barra e não numa pessoa. Não pode engatinhar.
28. A criança deve jogar a bola para o alto a até um metro do examinador.
29. A criança deve dar um salto além da folha do teste (20 centímetros aproximadamente).
30. Dizer à criança que ande para a frente, colocando um pé na frente do outro, e o calcanhar de um a menos de 2,5 centímetros da ponta do

outro. O examinador pode fazer uma demonstração antes do teste. A criança deve dar pelo menos quatro passos seguidos.
31. No segundo ano de vida, metade das crianças normais não colaboram.

3. Tabelas dietéticas

Eis uma tabela muito simples (hipersimplificada, sem levar em conta as diferenças entre um queijo e outro, entre uma carne e outra, entre uma fruta e outra), útil para avaliar "aproximadamente" (ainda assim, é suficiente) quando e como a qualidade e a quantidade da dieta da criança, do garoto ou do adolescente afasta-se do ideal. Para uma avaliação confiável é preciso conhecer com boa margem de aproximação o peso efetivo dos alimentos ingeridos: quanto macarrão há num prato? 40, 60, 75, 100 gramas? O que quer dizer "um sanduíche"? Quanto tempero a mãe coloca na sopa?

Se quisermos usar esses dados, é preciso pesar as porções fornecidas e ingeridas.

ALIMENTO	unidade de medida	calorias g	proteínas g	gorduras g	açúcares mg	cálcio mg	ferro mg
pão	100 g	260	9	0,5	60	13	1,4
macarrão	100 g	350	10	0,5	82	17	1,3
arroz	100 g	360	6	0,5	87	6	0,5
fruto	1	50	0	0	12	10	0,5
laranja	1	40	0	0	10	50	0,2
batata	100 g	100	0	0	20	10	0,5
legumes	100 g	110	8	1	20	44	3,0
leite	100 g	70	3,5	3,5	50	100	0,1
queijos	100 g	300	20-30	20-25	5	500-1000	1,0
carne	100 g	120	20	3	1	10	3
fígado	100 g	140	22	5	15	35	8
ovo	1 ovo	80	7	6	0,5	25	1,5

4. As teorias da educação

As idéias sobre a educação da criança representam algo fortemente ligado à política, à moral e à religião; sem querer ofender ninguém, pode-se dizer que estão interligadas com ideologias e que a atitude predominante modifica-se com o tempo, em virtude dos modelos que prevalecem nos diferentes períodos.

Ainda assim, no conjunto, poderíamos desenhar com facilidade uma curva de tendência: quanto mais recuarmos no tempo, mais estaremos lidando com uma abordagem essencialmente *aristocrática* (apenas parte da população tem acesso à educação propriamente dita; para os mais pobres existe apenas aquela educação vital que consiste em aprender a linguagem, um ofício e as normas elementares da convivência), *direcionada* (a mente da criança é uma *tábula rasa*; a criança é o objeto de um desenho educacional administrado desde o alto), *conservadora* (a educação é funcional para a conservação do *status* social existente), *baseada na punição* (ai daquele pai que não tiver usado o cinto com o filho); quanto mais nos aproximarmos de nosso tempo, mais a educação será *democrática* (direito ao estudo), *centrada na criança* (ensino e aprendizado como elementos indivisíveis), *progressista* (voltada à modificação da sociedade), *baseada na premiação*.

Essa evolução não significa automaticamente que nos princípios da educação "antiga" (que na verdade ainda prevalece) não haja elementos irrenunciáveis ou inevitáveis; na realidade, acredito que tenhamos de considerar a abordagem conservadora e a liberal como dois pólos inseparáveis de uma dialética ainda irresolvida.

As diferenças nos modos e nas finalidades da educação em razão da classe social são pertinentes com as idéias de Platão (*República, Teeteto*), o primeiro a ocupar-se "filosoficamente" da educação, mas também o mais aristocrata dos educadores.

O homem de classe inferior, o homem "feito de bronze", é guiado pelos apetites; seria inatural fornecer-lhe mais do que o necessário para sua socialização e sobrevivência pacífica; aliás, é melhor não confundirmos excessivamente suas idéias. É somente o homem "feito de metal precioso" (ouro e prata) que pode ter a pretensão de entrever a verdade, o bem, a forma pura, a harmonia da natureza, interpretando suas aparências mas se inspirando na matemática, fazendo brotar as sementes que "desde antes" jazem em sua mente, fazendo que venham para a luz, como uma criança do útero (esta é a maiêutica socrática, ou seja, a arte da parteira). É a ele, ao homem de ouro, que cabe o governo da cidade, o cuidado com a justiça e com o bem público.

Segundo Platão, portanto, as idéias já estão nas mentes e delas devem ser extraídas durante o processo educacional; mas só nas mentes dos eleitos, aos quais cabe o direito e também o dever de governar conforme a justiça e a harmonia, incluindo-se nelas a proteção da plebe.

Aristóteles, o outro grande teórico da educação (*Ética a Nicômaco*), pensa de modo diferente e está muito mais próximo de nós. O homem — talvez não todos os homens, mas aqueles dignos de tal nome, isto é, os legisladores e os guerreiros (os trabalhadores e os escravos não são considerados) — é um animal racional: une as funções vegetativas (que as plantas também têm) e as apetitivas (que os animais também têm) às funções intelectivas. Mas entre seus apetites também há o do bem-estar interior, *eudaimônia*, que só pode ser obtido pela virtude, a *aretè*, a virtude moral que é o verdadeiro, o específico apetite do homem. O que o homem apreende com o intelecto, ele o apreende das coisas: delas ele tira as idéias gerais, por indução; a mente do homem, ao nascer, é uma *tábula rasa*; a ciência deriva da experiência; o ensino consiste em fornecer as habilidades necessárias e as cognições para a compreensão da natureza. As virtudes intelectuais aprendem-se com a educação, as virtudes morais com o exercício. O Estado deve ocupar-se da educação, e a educação deve ser igual para todos e moldar o cidadão ideal.

Aristóteles considera com o mesmo interesse a educação (moral) e a instrução (intelectual). Especialmente à primeira dedica os sete anos iniciais da vida, incluindo ali a adaptação ao frio, o jogo e o exercício físico, as histórias e a música; confia ao Estado a direção dos anos seguintes até a puberdade, durante os quais devem ser adquiridas, em conjunto, as habilidades necessárias à socialização e às virtudes cívicas; e dedica a vida toda, da puberdade em diante, à educação liberal: matemática, lógica, metafísica, ética, política etc.

Entre Aristóteles e a época iluminista não se registram modificações essenciais na teoria da educação. Esta, passando da Grécia a Roma, e de Roma aos monastérios da Alta Idade Média, e desses para as universidades da Idade Moderna, mantém os conteúdos e os ideais clássicos, aos quais, com diferente peso em virtude da época e dos lugares, se sobrepõe a exegese cristã.

No século XVIII tudo muda. O genebrês Jean-Jacques Rousseau resume e exemplifica essa mudança, no que se refere à visão da sociedade e portanto da educação. Os homens nascem iguais, livres e bons. O contrato social, com o qual os cidadãos limitam seus direitos em troca de regras e proteção, acaba tornando-os diferentes e escravos; as ciências e as artes corrompem sua ética, em vez de melhorá-la. Não é tão relevante *o que* se aprende, mas *quem* aprende. A educação, portanto, está centrada não nas matérias, mas no aluno. A educação tradicional curva o homem ao interesse alheio, não o faz crescer de acordo com suas necessidades; este é o defeito principal da educação pública, que deve ser substituída por uma educação individual.

Nos primeiros dois anos de vida, a educação deve ser confiada à mãe, e consiste em fornecer à criança as oportunidades de experiências.

O período da meninice, dos dois aos doze anos, é utilizado "não para aprender a virtude e a verdade, mas para preservar o coração do vício e a mente dos erros" (a educação, baseada na confiança na substancial bondade da criança, é mais "negativa", ou seja, voltada a preservar a criança dos desvios e dos maus hábitos, do que "formativa", isto é, voltada a construí-la segundo um modelo qualquer); as obrigações e a obediência têm efeitos negativos; deve-se aprender a depender dos fatos, não dos outros homens. Aprende-se a falar, a cantar, a desenhar, a medir; não se acumulam conhecimentos.

A primeira adolescência, dos doze aos catorze anos, é dedicada à experiência do mundo que nos cerca e é guiada pela curiosidade natural e pela técnica da resolução de problemas (*problem-solving*); o único livro permitido é *Robinson Crusoé*; o garoto pode aprender atividades artesanais (como a do carpinteiro, na família de Jesus).

Será apenas entre os quinze e os vinte anos que Emílio (o menino órfão que Rousseau imagina estar educando) receberá, por já ter alcançado a maturidade do intelecto, uma educação formal (história, geografia, letras, artes, línguas, sociologia, política) e moral (baseada no direito natural e no imperativo ético mais do que em ritos e dogmas).

Fica bastante claro que esse Emílio, em nossa sociedade (mas talvez também na sociedade aristocrática francesa do século XVIII), ter-se-ia transformado num vadio mimado no utópico e antiquado modelo rousseauniano; mas isso não tira nada do vigor da "nova" visão educacional centrada na criança, que encontramos reinventada na mais recente utopia de Summerhill (ver p. 310). É certo que o próprio Rousseau, em suas tardias *Considerações sobre o governo da Polônia*, invoca antes uma educação pública nacional (que torne os filhos de cada nação diferentes dos de nações diferentes) bastante próxima à de Platão, tendo como principal e natural diferença a "democraticidade", impensável para Platão.

A revolução teórica e democrática de Rousseau tem prosseguimento, na virada dos séculos XIX e XX, no Novo Mundo — com uma abordagem pragmática mais franca —, com John Dewey, um dos primeiros a se formar em filosofia pela Johns Hopkins University, de Baltimore.

A escola era sempre a mesma, isto é, a que podia ser, e que em grande medida é ainda hoje, apesar das críticas de Jean-Jacques: o lugar de aquisição de instrumentos de trabalho, como ler e escrever, do treinamento para o uso das funções cerebrais, do hábito à disciplina e à aceitação de princípios morais conformes, e por fim do acúmulo de noções, em boa parte inúteis, sob o efeito de técnicas simples de punição e recompensa.

De acordo com Dewey, assim como segundo Rousseau, essa educação imposta é uma educação de escravos: imposta de fora, autoritária, voltada para a mente e totalmente esquecida do corpo, não baseada na experiência e na crítica, e que não atende ao desenvolvimento e às necessidades psicológicas do jovem. Segundo Dewey, a educação deve ser um processo de constante verificação científica do que tradicionalmente se considera verdade; um laboratório de pesquisa do verdadeiro, baseada na resolução de problemas e não na erudição. Deve-se incentivar a criança a seguir suas tendências naturais, a explorar, a adaptar-se, a mudar; as coisas que se aprendem devem servir para a ação futura. A escola deve ser adequada à civilização do presente. Na classe não há nem cátedras nem carteiras, mas sim mesas de pesquisa; os jovens se mexem, falam juntos, raciocinam; aliás, não raciocinam (porque a razão não é uma entidade separada), mas resolvem, agem.

Platão e Aristóteles — os conservadores — de um lado, Rousseau e Dewey — os liberais — do outro, marcam os dois pólos dialéticos do sistema educacional: a) *de fora para dentro*, da realidade conhecida em cima da *tábula rasa* da mente; b) *de dentro para fora*, do homem inteiro, com suas inclinações e suas necessidades, à realidade a ser experimentada e moldada.

Não podemos afirmar que depois deles não tenha havido progressos; aliás, em muitos sentidos, o século XX, o século de Freud, da etologia e das neurociências, do desenvolvimento científico e tecnológico, da globalização e da guerra total, não podia deixar de ser também o século mais rico de debates e experimentações sobre o tema da educação. Teses e antíteses no entanto não mudaram, demonstrando, no fundo, a validade de ambas.

É oportuno determo-nos sobre dois neoconservadores, bastante diferentes entre si, Skinner e Makarenko (americano o primeiro, russo o segundo), e sobre dois neoprogressistas, Neill e Illich (escocês de Forfar o primeiro, nascido em Viena o segundo).

Burrhus Frederick Skinner, o famoso psicólogo comportamental, nasceu na Pensilvânia em 1926; provavelmente é o teórico mais lúcido, e aquele cujos dados experimentais e ensino prático pesaram mais, condicionando o pensamento dos professores (e também dos escritores de ficção científica).

Seu princípio fundamental é o do condicionamento operante: daquele reflexo condicionado produzido, não desde fora (como nos experimentos de Ivan P. Pavlov), mas da própria atividade do sujeito, com base no sucesso e no insucesso. Trata-se de uma lei etológica que Edward Thorndike* individualizou no animal, e trata-se também daquela "remoldagem dos circuitos neuronais", daquela operação de *pruning* ou "poda" de que falamos a propósito do desenvolvimento do cérebro (cf. p. 62-3), a qual reforça as vias (*sinapses*) repetidamente utilizadas e as vias da satisfação, e cancela as vias que se tornaram obsoletas pelo

---

* Educador e psicólogo americano (1874-1949), um dos precursores da psicologia comportamental, com destacado trabalho sobre inteligência animal. (N.E.)

insucesso e pelo desuso. O ratinho esfomeado colocado no *Skinner box,* que aprende a usar a alavanca que lhe fornece comida, é seu símbolo. As *teaching machines*, elaboradas por Skinner (instrumentos de auto-aprendizado em que se vai adiante com base em tentativas e erros, como aquelas do tipo "aprenda sozinho" para as línguas estrangeiras), são uma aplicação prática disso.

Observado em termos redutivos, seu *Ciência e comportamento humano* parece reduzir o homem em máquina condicionável, e sua vida num "comportamentalismo" sem conteúdos; mas o título da última obra de Skinner, *Para além da liberdade e da dignidade,* revela-lhe o substrato utópico e filantrópico, ainda que rigorosamente positivista. A idéia é a de reeducar a sociedade; corrigir, por meio de uma educação cientificamente conduzida, a deriva social, hoje oscilando entre os pólos da intolerância e da dependência, da miséria e do desperdício, com a finalidade de construir uma sociedade em que o homem seja condicionado por si próprio a ficar satisfeito somente com ações que correspondam a um interesse geral (como o autômato "bom" do escritor Isaac Asimov, cuja "primeira lei da robótica" é a de não causar prejuízos a outros seres humanos). No entanto, a utopia skinneriana pretende (ponto realmente fraco!) identificar quais poderiam ser os detentores das chaves desse imenso desenho — os legisladores, os educadores do mundo — com critérios científicos (voltamos assim, "naturalmente", a Platão, e o círculo se fecha).

Paradoxalmente, mas nem tanto assim, o "inimigo" soviético, o ucraniano Anton Semionovitch Makarenko tornou-se educador antes da Revolução de Outubro; foi confirmado em seu papel após a vitória dos bolcheviques e em seguida dedicou-se à recuperação de jovens delinqüentes institucionalizados. Ele é movido pelas mesmas utopias e pela mesma idéia de Skinner: poder "construir" o homem (aliás o homem "novo") trabalhando numa *tábula rasa,* na qual se possa escrever o que quisermos, usando os instrumentos de recompensa e da punição. Para Makarenko, a condição educativa ideal é poder agir no material humano liberto o mais possível dos condicionamentos familiares (de fato, órfãos, abandonados, filhos de divorciados, mas, hipoteticamente, todas as crianças, reunidas em escolas maternais soviéticas e retiradas da influência maléfica da família, que somente no final de sua vida Makarenko reconsiderará como um dos possíveis agentes educacionais). Em suas colônias, e dentro de suas teorias — como para Skinner —, o crescimento moral das pessoas se dá mediante um sistema de prêmios (reforço positivo) que expressam preponderantemente a aprovação da comunidade. Esse sistema portanto tem por objeto principal o bem da microcomunidade — e naturalmente também da macro. Condena-se a punição física: quem erra, antes de qualquer coisa, deve compreender por que errou, e, se não errar novamente, deve ser premiado com o devido reconhecimento.

Os dois progressistas, aliás, os dois "rebeldes", Neill e Illich, que atuaram por volta da década de 1950, são tão conhecidos — se não mais — quanto Skinner e Makarenko; como para estes, o modelo educacional corresponde a um modelo de sociedade ideal, que para Illich é uma sociedade desescolarizada mas globalizada; para Neill, uma sociedade boa, livre e feliz.

Ivan Illich foi um padre católico, depois suspenso *a divinis*, que desempenhou a maior parte de seu sacerdócio na América Latina, onde criou e dirigiu o CIDOC (*Center for Intercultural Documentation*), especialmente dirigido aos países subdesenvolvidos. Para ele, assim como para Rousseau, o homem é bom (ingênuo, curioso, maleável, com predisposição natural ao aprendizado) e a escola é um mal (um monopólio de certificados, uma "pista para corridas de cachorros", um percurso anti-humano, uma penitenciária coercitiva, submetida, por sua vez, a um rígido controle social).

Illich foi inimigo tanto da escola quanto das reformas escolares que disfarçam a intenção massificadora e o caráter iniciático e opressor. Seu modelo ideal de sociedade é a aldeia, em que a vida individual, a familiar e a pública convivem e se completam sem conflitos. Seu modelo de escola são as "redes de aprendizado" (*learning webs*), abastecidas por quatro mananciais: as coisas, os modelos, os pares e os idosos; essas redes de aprendizado se tornam mais eficientes a cada novidade do progresso tecnológico (como deixar de pensar na internet e nos *web sites*?), facilitando o acesso de cada um a elas; seu modelo de educação é o do compromisso na vida, sem valores preconceituais.

Diferente, menos revolucionária, mais doméstica, mas não distante das de Illich e de Rousseau, é a idéia basilar (mas também a história pessoal), de Alexander Sutherland Neill. Mais do que o seu, é famoso o nome da pequena escola experimental, com cerca de quarenta alunos, onde ele, junto com sua mulher, desenvolveu seu pensamento e seu trabalho de educador durante quase quarenta anos: *Summerhill*. Summerhill é mais uma utopia: a "ilha-que-não-existe"; a cidade dos garotos, onde os garotos não são obrigados a aprender e aprendem impelidos apenas pelas próprias necessidades internas; a escola da *nova era*, a primavera daquela época cheia de promessas que foi o pós-guerra; a realização, ainda que para poucos alunos, da idéia de que se deve permitir às forças interiores de desenvolvimento que se exercitem sem obrigações, alcançando, apesar disso, conhecimento e nível moral. A tarefa do professor, como a de um psicoterapeuta, é de, com discrição, observar e guiar o estudante na realização de si próprio.

Outras experiências educacionais, outras utopias foram se sucedendo dentro ou fora das instituições, dentro ou fora da teorização: desde a educação comunitária dos *kibutzin* à escola de Barbiana de dom Milani, à miríade de projetos educacionais americanos contra a violência, ao grande projeto de educação coletiva na Nicarágua, que caracterizaram a segunda metade do século XX. Mas há pelo menos vinte anos, com o denominado fim das ideologias, diminuíram bastante as discussões sobre teorias da educação.

Por outro lado, não parece que um processo educacional "verdadeiro" possa abrir mão quer da primeira quer da segunda polaridade que ilustramos. Parece óbvio que a educação entendida como viagem, como desenvolvimento do Eu, a educação informal, livre, centrada no aluno, nem sequer guiada mas apenas acompanhada pelo professor (tanto mais num mundo em que, se houver vencedora, esta parece ser a educação profissionalizante em detrimento da educação humanística), representa antes um sonho para poucos do que um ideal realizável para todos. É também óbvio que o risco de conformismo e de normalização provém antes das forças econômicas da sociedade do que da escola, e que, ao contrário, a cultura, conseguida não importa de que modo, representa o único recurso pessoal contra o nivelamento por baixo.

Em contrapartida, parece mais que fundamentada a recomendação didática de deixar espaço à pesquisa, aos interesses e também à iniciativa do indivíduo; melhor (como teorizou, ainda nas décadas de 1950 e 1960, Richard Stanley Peters) fazer do ensino e do aprendizado uma viagem a dois, na qual tanto o docente quanto o aluno "compartilham a experiência de explorar um mundo comum". Na realidade, em minha opinião, esta é a própria essência da didática; saber e sentir que não se ensina sem, ao mesmo tempo, aprender, sem descobrir a cada vez um pouco de realidade, sem um interesse humano bastante forte pelo aluno, sem criar um sistema de *feedback*. Tal afirmação e tal sentimento, aliás, têm direito à cidadania em qualquer momento didático, e, em si, não são suficientes para "construir" um sistema escolar.

Essa dissertação toda não pode referir-se somente à escola. Dissemos que a educação é um fato global, em que o aprendizado inconsciente da linguagem, o ensino de boas maneiras e a transmissão de um modelo de vida por parte dos pais têm o mesmo peso, se não mais, que o ensino formal, oferecido e consumido nas instituições. Portanto, não poderemos deixar de mencionar a filosofia da educação familiar (apenas mencionar, de outro modo um livro não bastaria; e mesmo um livro correria o risco de se tornar mais pernicioso do que útil).

Para este componente do processo educativo também podemos afirmar que houve uma evolução ao longo do tempo que foi da coerção à persuasão, do castigo ao prêmio. Mas podemos afirmar também que estamos longe de termos alcançado uma compreensão real do que significa educação. Particularmente, não podemos deixar de lembrar que o segundo pós-guerra caracterizou-se pelo mito da liberdade e pela má leitura da obra de Freud, com a fixação por parte de muitos pais (despreparados) sobre a necessidade de evitar-se "traumas", "complexos", "frustrações", como se a personalidade pudesse se desenvolver sem experiências negativas, sem obstáculos, sem derrotas ou "frustrações", sem uma direção.

Não é possível deixar de se deter neste mal-entendido. O permissivismo que derivou daí, tanto na escola (em 1968 e no pós-68) como na família, foi simplesmente um ato de rendição por parte dos docentes e dos pais diante da liberdade excessiva. Que é coisa totalmente diferente da harmonia de uma verdadeira educação não-repressiva, educação esta que necessita de uma segurança, uma dedicação, um empenho, um planejamento e — se quiserem me conceder mais uma vez o uso desta palavra — um amor muito mais atentos e muito mais fortes do que a educação tradicional requer.

Por outro lado, é dúbio que exista um espaço para uma educação realmente liberal. À sociedade coercitiva sucedeu-se uma sociedade persuasiva; o permissivismo, mascarado de progressismo, tanto na escola quanto na educação familiar, é funcional para o individualismo e para o consumismo da sociedade, que não permite que se fuja de suas prescrições. Uma educação liberal, tanto hoje como na época de Rousseau e como na recente utopia illichiana, em si é revolucionária. Como tal, não pode ser escolhida levianamente.

Não tenho a pretensão de esgotar um problema tão complexo e envolvente com umas poucas afirmações. Gostaria, sim, de concretizá-las e fornecer pontos de reflexão por meio de alguns *flashes* na experiência de Summerhill, que é quase o símbolo (e o manifesto) da educação progressista.

Summerhill foi uma longa experiência educacional coletiva, portanto quase familiar, numa espécie de antecipação do *kibbutz* israelita. Os fantasmas de Neill eram a autoridade, obediência, disciplina, religião, pureza, boas maneiras, dinheiro, lucro, sucesso individual (causas de ansiedade, ódio, medo, infidelidade, hipocrisia, complexos, pornografia, conformismo). Seus ideais: co-educação, comunidade, grupo, responsabilidade, consciência, generosidade, amor, humorismo, liberdade. Suas linhas guias: 1) confiança na bondade da criança; 2) trabalhar com alegria e encontrar felicidade no processo educacional; 3) adaptar-se às capacidades e às necessidades do garoto, sem esperar coisas que ele só poderia demonstrar de forma hipócrita (o altruísmo, este emergirá apenas em seguida); 4) lembrar que a disciplina imposta dogmaticamente e as punições provocam medo e do medo brota hostilidade; 5) lembrar também que disciplina não significa licenciosidade; que o respeito deve ser recíproco; que se o professor não tem direito de usar a força para com a criança, esta também não tem direito de usá-la com o professor; que uma criança não deve impor-se a um adulto só porque é criança, nem deve usar os muitos meios de pressão que tem à disposição; 6) manter uma sinceridade absoluta nas relações entre professor e aluno; 7) considerar necessário, por fim, que a criança corte as relações primárias que a unem aos pais e aos sucessivos substitutos que a sociedade lhe oferece; 8) evitar os sentimentos de culpa, que têm sobretudo a função de submeter a criança à autoridade e que fazem brotar medo, hostilidade e hipocrisia...

É fácil ler nesta lista um pouco ingênua e um pouco cativante tanto a força da utopia quanto a fragilidade da ideologia (a grande força e a grande fraqueza dos movimentos de 1968). Não tenho mais espaço para meus comentários; deixo que cada um compreenda por si; no máximo ajudando com algumas frases do prefácio de Erich Fromm ao livro *Summerhill*, no qual Neill vertera seu pensamento e suas experiências:

No século XVIII os pensadores progressistas fizeram circular as idéias de liberdade, democracia e autodeterminação, e desde a primeira metade do século XX essas idéias começaram a entrar no campo pedagógico. O princípio básico é o de substituir a autoridade pela liberdade, o de educar o garoto sem recorrer à força, fazendo apelo à sua curiosidade e aos seus desejos instintivos [...].

Os resultados desse método logo se revelaram decepcionantes. A seu respeito, nos últimos anos, foi tomando vulto um crescente processo de reação [...].

Tenho plena convicção de que a idéia de conceder liberdade às crianças não seja errada, mas que quase sempre tenha sido pervertida. Para tratar com clareza do tema, temos antes de compreender qual seria a natureza da liberdade, e para fazê-lo temos de distinguir entre autoridade coercitiva e autoridade anônima [...].

A passagem da autoridade coercitiva, em moda no século XIX, à autoridade anônima do século XX deve se às necessidades organizacionais da sociedade industrial [...]. O operário é somente uma engrenagem da máquina, ininterruptamente dirigido e manipulado [...]. O homem é transformado em consumidor [...]. Nosso sistema deve produzir indivíduos de gostos padronizados, facilmente influenciáveis e de desejos previsíveis [...]. O homem moderno tem necessidade de se iludir de que tudo é feito com seu consentimento e de não perceber que o consenso é arrancado dele mediante um processo sutil de manipulação [...].

Na educação progressista usam-se os mesmos artifícios. Os pais e os educadores confundiram a autêntica educação não-autoritária com a educação pela persuasão e pela coerção oculta. A educação progressista é assim esvaziada de significado, nunca conseguiu se tornar o que desejava ser, nunca alcançou o ponto que queria alcançar.

O método de Alexander Neill enfrenta o problema desde a raiz [...]. Em Summerhill a autoridade não mascara uma forma sistemática de manipulação [...].

Na realidade Neill não procura educar os garotos de modo a inseri-los facilmente na ordem vigente, mas procura fazê-los crescer para se tornarem seres humanos felizes, homens e mulheres convencidos de que o importante é o que somos, e não o que temos e o que consumimos [...].

Aproveito esta última frase de Fromm para frisar como essa tarefa (e, se formos determinados e maduros, também esses métodos radicais) tem de ser atribuída antes à educação familiar, humanizadora e personalizada, do que à institucional, profissionalizante e relativamente anônima. Se deslocarmos o debate entre educação conservadora e educação progressista da escola para casa, vamos nos sentir mais à vontade e mais próximos da possibilidade de compreender o sentido de uma educação não repressora e de captar suas (insuperáveis?) dificuldades objetivas.

De fato, nem mesmo entre as paredes de casa podemos imaginar uma educação "progressista" para todos, tanto porque nem todos têm tempo, capacidade e força para tal, quanto pelo fato de que uma educação "progressista para todos" (portanto igual para todos, portanto padronizada) seria um contra-senso, que acabaria (e acaba) inevitavelmente, como sublinha Fromm, obedecendo à persuasão oculta da sociedade (que neste momento histórico impele ao individualismo e ao hedonismo). É o que aconteceu com o "permissivismo vil" da década de 1970.

Melhor então, como eu disse outras vezes, que nas escolhas educacionais cada qual vá para onde seu coração o levar: mas só depois de ter ouvido o coração com muita atenção, total sinceridade e coerência. E que ninguém acabe se submetendo, entre as pressões da cultura disseminada, àquelas que, pelo fato exclusivo de terem sido mais bem-sucedidas, demonstram ser mais funcionais para os interesses da sociedade do que para as necessidades da pessoa.

5. Calendário básico de vacinação (Brasil)

IDADE	VACINAS	DOSES	DOENÇAS EVITADAS
Ao nascer	BCG - ID	dose única	Formas graves de tuberculose
	Vacina contra hepatite B	1ª dose	Hepatite B
1 mês	Vacina contra hepatite B	2ª dose	Hepatite B
2 meses	VOP (vacina oral contra pólio)	1ª dose	Poliomielite ou paralisia infantil
	Vacina tetravalente (DTP + Hib)[1]	1ª dose	Difteria, tétano, coqueluche, meningite e outras infecções causadas pelo *Haemophilus influenziae* tipo b
4 meses	VOP (vacina oral contra pólio)	2ª dose	Poliomielite ou paralisia infantil
	Vacina tetravalente (DTP + Hib)[1]	2ª dose	Difteria, tétano, coqueluche, meningite e outras infecções causadas pelo *Haemophilus influenziae* tipo b
6 meses	VOP (vacina oral contra pólio)	3ª dose	Poliomielite ou paralisia infantil
	Vacina tetravalente (DTP + Hib)[1]	3ª dose	Difteria, tétano, coqueluche, meningite e outras infecções causadas pelo *Haemophilus influenziae* tipo b
	Vacina contra hepatite B[2]	3ª dose	Hepatite B
9 meses[3]	Vacina contra febre amarela	dose única	Febre amarela
12 meses	SRC (tríplice viral)[4]	dose única	Sarampo, rubéola, síndrome rubéola congênita e caxumba
15 meses	VOP (vacina oral contra pólio)	reforço	Poliomielite ou paralisia infantil
	DTP (tríplice bacteriana)	reforço	Difteria, tétano e coqueluche
6 a 10 anos	BCG - ID[5]	reforço	Formas graves de tuberculose
10 a 11 anos	dT (dupla adulto)[6]	reforço	Difteria e tétano
	Vacina contra febre amarela	reforço	Febre amarela
Mulheres de 12 a 49 anos[7]	SR (dupla viral)	dose única	Sarampo, rubéola e síndrome rubéola congênita
A partir de 60 anos[8]	Vacina contra influenza	dose única	Gripe (Influenza)
	Vacina contra pneumococos	dose única	Pneumonias

(Notas na página seguinte)

1. A partir de 2002, a vacina tetravalente (DTP+Hib) passa a substituir as vacinas DTP e Hib para as crianças menores de 1 ano de idade que estão iniciando esquema de vacinação. Assim, a criança receberá aos 2, 4 e 6 meses de idade uma dose da vacina tetravalente e aos 15 meses fará o reforço com a DTP.

2. Até 2003, a vacina contra hepatite B estará sendo oferecida aos menores de 20 anos. Em todo o país vacinam-se grupos de risco em qualquer idade.

3. A vacinação para os residentes e viajantes à área endêmica (estados do Acre, Amapá, Amazonas, Distrito Federal, Goiás, Maranhão, Mato Grosso, Mato Grosso do Sul, Pará, Rondônia, Roraima e Tocantins) deverá ser realizada a partir dos 6 meses de idade. Para residentes e viajantes à área de transição (alguns municípios da Bahia, Minas Gerais, Paraná, Piauí, Rio Grande do Sul, Santa Catarina e São Paulo) a vacina está indicada a partir dos 9 meses de idade. Uma dose de reforço é necessária a cada 10 anos.

4. Deve ser vacinada toda a população entre 1 e 11 anos de idade.

5. Em alguns estados, esta dose ainda não foi implantada.

6. A dT requer um reforço a cada 10 anos, antecipado para 5 anos em caso de gravidez ou acidente com lesões graves.

7. Mulheres ainda não vacinadas. Além disso, as mulheres desta faixa etária devem manter em dia o esquema de vacinação com a dT (dupla adulto), ver observação 6.

8. As vacinas são oferecidas durante a campanha nacional do idoso, em geral no primeiro quadrimestre de cada ano. A vacina contra pneumococos é administrada nos indivíduos que convivem em instituições fechadas, tais como casas geriátricas, hospitais, asilos, casas de repouso, etc., na ocasião da campanha. A vacina contra influenza requer uma dose a cada ano e a vacina contra pneumococos uma única dose, com reforço após 5 anos.

Fonte: Ministério da Saúde – Fundação Nacional de Saúde (FUNASA).

ESTE LIVRO FOI COMPOSTO EM GATINEAU 10,7
POR 15 E IMPRESSO SOBRE PAPEL OFF-SET 90 g/m²
NAS OFICINAS DA BARTIRA GRÁFICA, EM SÃO
BERNARDO DO CAMPO-SP, EM ABRIL DE 2004